Georg Kirchner
Baunscheidt – Die Akupunktur des Westens

Georg Kirchner

Baunscheidt –
Die Akupunktur des Westens

Gesund durch Hautreizbehandlung

ARISTON VERLAG · GENF

Andere Werke aus unserem Verlagsprogramm finden Sie am Schluß dieses Buches verzeichnet.

Redaktion und Illustration
Dr. E. Pies – Verlagsbüro, Wuppertal

Die Fotos der modernen Baunscheidt-Geräte
wurden von der Firma Kirchner & Wilhelm, Stuttgart,
zur Verfügung gestellt

Copyright © Ariston Verlag, Genf 1976

Alle Rechte, insbesondere des auszugsweisen Nachdrucks, der
Übersetzung und jeglicher Wiedergabe, vorbehalten

Printed in Germany 1976
ISBN 3 7205 1143 X

Inhalt

Vorwort 7

Erster Teil: Lehrmeisterin Natur
1. Phantastische Entdeckung im Sommerwind 12
2. Verteidigungsanlage unseres Lebens: die Haut 17
3. Hautreizung als Heilmittel durch die Jahrhunderte 23

Zweiter Teil: Der „Lebenswecker"
1. Das Nadelgerät 28
2. Das Reizöl 32
3. Die Anwendungsweise 35
4. Hinweise für den Arzt 46

Dritter Teil: Heilung durch Baunscheidtismus
1. Allgemeine leichte Krankheitsfälle 52
2. Allgemeine schwere Krankheitsfälle 89
3. Lebensretter bei Herzkollaps 119
4. Augenkrankheiten 122
5. Ohrenkrankheiten 161

Vierter Teil: Heilende Wirkung durch Schröpfen
1. Vom Aderlaß zum Schröpfkopf 194
2. Schröpfen in der modernen Medizin 207

Fünfter Teil: Schmerzfrei durch YA-YA
1. Die Neuentdeckung einer alten asiatischen Heilmethode 214
2. Therapie durch Kneifen 221

Sachregister 231
Literaturhinweise 237

*Dieses Buch widme ich
meinen Kindern und der
leidenden Menschheit.
Ich hoffe, durch diese Förderung
der Baunscheidt-Therapie
vielen Mitmenschen Hilfe
und Schmerzfreiheit
zu ermöglichen.*

Vorwort

Schon der Vater der abendländischen Medizin, der große griechische Arzt Hippokrates (5./4. Jahrhundert v. Chr.), schrieb in seinem Buch *Die Säfte:* „Bei äußerlich angewandten Reizmitteln richtet sich auch das Innere nach diesen Anwendungen. Alle äußeren Absonderungen, wie beispielsweise Fisteln, sind ein Heilmittel gegen andere Krankheiten."

Tatsächlich hat man schon seit uralten Zeiten versucht, den von Schmerzen gepeinigten Kranken durch Hautreizung Linderung zu verschaffen und die Wurzel des Übels – auch wenn dabei innere Organe eine Rolle spielten – durch die Haut zu beeinflussen. Die ältesten Schutzimpfungen zur Immunisierung gegen bestimmte Infektionen und periodisch wiederkehrende Krankheiten wurden durchgeführt, indem die Urvölker die Haut reizten, an ganz bestimmten Stellen kleine Nadeln einstachen oder die Haut leicht verletzten. Der Körper reagierte mit einer verstärkten Produktion von Abwehrkräften, und die Haut zeigte deutlich an, was im Körper vor sich ging.

Zahlreiche Naturvölker schützen sich noch heute auf die gleiche Weise, indem sie ihre Haut mit schmückenden Narben versehen. Diese Narben sind also nicht allein ein ornamentaler Schmuck, sondern sie dienen auch der Gesundheitsvorsorge. Schließlich beruht auch die chinesische Akupunktur, die jetzt auch in den westlichen Ländern wissenschaftliche Anerkennung gefunden hat, auf demselben Prinzip der Hautreizung. Bezeichnend ist, daß unser aufgeklärtes Zeitalter nach vielen Irrwegen wieder zu den ursprünglichen Heilmethoden zurückkehrt, nachdem diese mit wissenschaftlicher Gründlichkeit analysiert und begründet worden sind. Dabei stellte sich immer wieder heraus, daß die alten Heilmethoden durchaus wirkungsvoll waren und noch heute sind. Vielfach zeigte sich auch, daß mit überlieferten Naturheilverfahren bessere Erfolge erzielt werden konnten als mit „modernen" chemischen Arzneien.

Die Gründe, warum man besonders der Hautreizung wirkungsvolle Kräfte zuschrieb, mögen verschiedene gewesen sein. Da spielte zum Beispiel die Vorstellung eine Rolle, daß eine Krankheit durch Abkühlung hervorgerufen worden sei und diese durch Wärmezufuhr geheilt werden könne. Die primitive Vorstellung in der Zaubermedizin lief darauf hinaus, daß Krankes aus der Tiefe nach außen gezogen werden müßte, um der

Krankheit einen Weg zu bahnen. Andererseits glaubte man aber auch, durch Gegenschmerz dem Schmerz dort beizukommen, wo er fühlbar wird. Die Vorstellungen und Begründungen haben sich inzwischen geändert – sie sind wissenschaftlich nachprüfbar geworden –, die segensreiche Heilwirkung aber ist die gleiche geblieben.

So schrieb der Arzt Christoph Wilhelm Hufeland (1762–1836): „Wir müssen unsere Haut nicht bloß als einen gleichgültigen Mantel gegen Regen und Sonnenschein betrachten, sondern als eines der wichtigsten Organe unseres Körpers, ohne dessen unaufhörliche Tätigkeit und Gangbarkeit weder Gesundheit noch langes Leben bestehen kann. Die Haut ist das größte Reinigungsmittel unseres Körpers. Unaufhörlich verdunstet durch Millionen kleiner Gefäße auf eine unbemerkbare Weise eine Menge verdorbener, abgenutzter und verbrauchter Teile. Diese Absonderung ist mit unserem Leben und Blutumlauf unzertrennlich verbunden, und durch sie wird unserem Körper bei weitem der größte Teil alles Verdorbenen entzogen."

Der erste, der System in die Hautreizbehandlung als Heilmethode brachte, war Carl Baunscheidt, der 1848 das nach ihm benannte Heilverfahren des Baunscheidtismus begründete. Am 16. 12. 1809 auf dem Gut Baunscheidt bei Hagen in Westfalen geboren, sollte er gegen seinen Willen auf Wunsch des Vaters Kaufmann werden. Als dieser starb, studierte Carl Baunscheidt an dem damals berühmten Von Fellenbergischen Institut in Hofwill bei Bern Naturwissenschaften und war anschließend dort noch als Lehrer tätig. Als er nach Deutschland zurückkehrte, widmete er sich vor allem der Mechanik, welche ihn besonders fesselte.

Nach der Absolvierung seiner Militärdienstzeit, in deren Verlauf er ein neues Visier für das Gewehr erfand, ließ er sich in Endenich bei Bonn nieder und arbeitete an der Entwicklung neuer ärztlicher Instrumente. Als Naturwissenschafter hatte er gelernt, die Natur genau zu beobachten. Ohne selbst von den altüberlieferten Heilverfahren mit der Hautableitung zu wissen, veranlaßte ihn ein merkwürdiges Erlebnis, sich mit der Entwicklung eines neuartigen Nadelinstruments zu befassen, das ihn selbst von einer quälenden Gichterkrankung befreite. Der „Lebenswecker", wie Baunscheidt sein Gerät nannte, besteht aus feinen Nadeln, die leicht und äußerlich in die Haut eingeschnellt werden, wodurch Reizvorgänge an vorher genau erkundeten Punkten ausgelöst werden. Verstärkt werden diese Hautreizungen, die eine wissenschaftlich festgestellte Tiefenwirkung auf bestimmte Organe haben, durch auf die Haut aufgetragene Reizöle.

Aufgrund der Empfehlung der Bonner Medizinischen Fakultät trat nun der Baunscheidtismus seinen Siegeszug durch die Welt an, bis er später

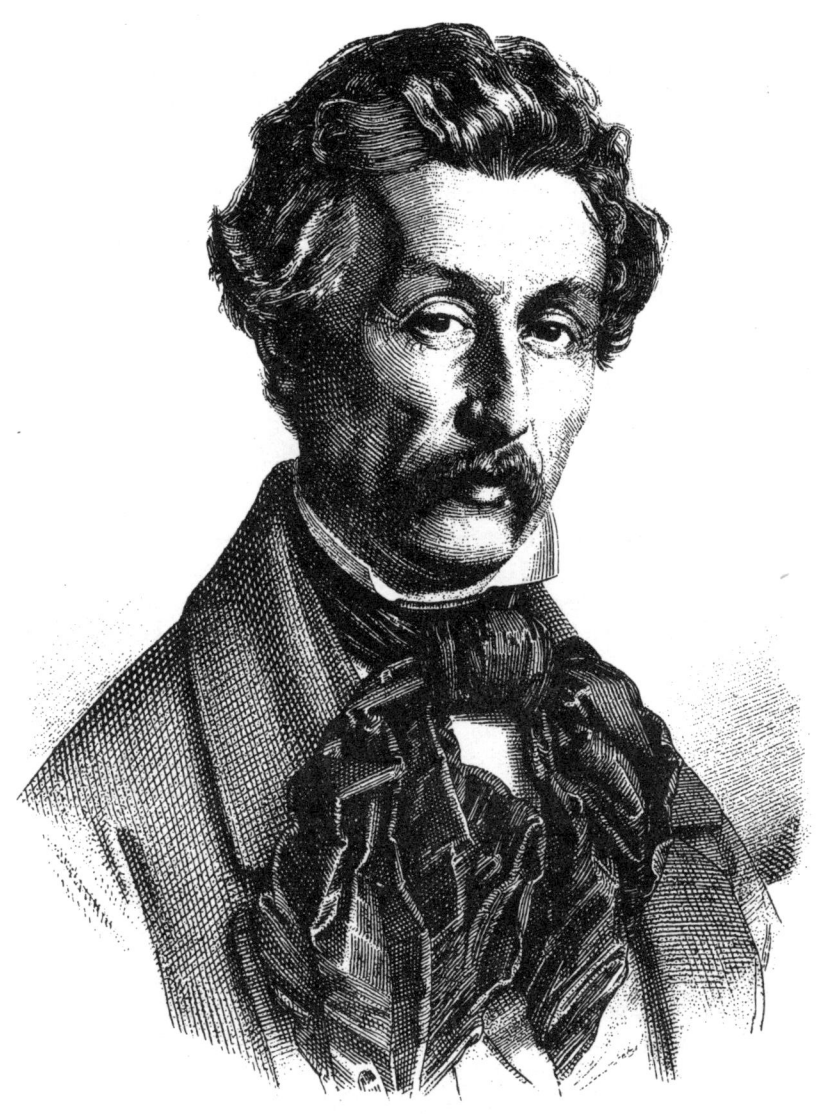

Carl Baunscheidt

dann durch die Chemotherapie verdrängt wurde und fast in Vergessenheit geriet. Kranke, die zu Carl Baunscheidt nach Endenich kamen, behandelte er unentgeltlich. Zu seinen Patienten gehörten hochstehende in- und ausländische Persönlichkeiten, Fürsten, Minister, Generale und klerikale Würdenträger, deren Leiden er erträglicher machen und heilen konnte. Viele Ärzte bekannten sich zu dem neuen Verfahren und wandten es mit großem Erfolg an. So schrieb ihm ein Schweizer Arzt am 18. Februar 1853:

„Durch Ihre Erfindung bin ich gleichsam in eine gewisse Confusion gerathen; nun habe ich wie Hercules am Scheidewege gestanden, nicht wissend: ob ich fernerhin noch Pillen, Pulver, Mixturen usw. oder Ihr neues Heilverfahren anwenden solle, und erfragte also dieserhalb meinen geistlichen Bruder um Rath. Der Pfarrer antwortete mir: ‚Wenn du in dieser Sache beruhigt bist, und dich berufen dazu fühlst, so wirst du dich weder von deinem Bruder, noch von jemand anderem davon abwendig machen lassen; der Herr segne deine Curen mit dem Lebenswecker!' Und es ist wahr, er beweist sich oft als eine gleichsam wunderthätige Kraft; meine Freude war unaussprechlich, auf so äußerst einfache Weise gerade solche Übel zu heilen, die auf anderem Wege gar nicht zu heilen sind."

Aus aller Welt gingen bei Carl Baunscheidt die Bestellungen für seinen „Lebenswecker" ein. 1851 erschien die erste Auflage seines Lehrbuches *Der Baunscheidtismus*, von dem 1923 die 18. Auflage gedruckt wurde. Übersetzungen erschienen in französischer, englischer, holländischer, ungarischer und russischer Sprache.

Als Carl Baunscheidt am 1. Oktober 1872 in Endenich als Schloßherr von Burg Dottendorf bei Bonn starb, führten seine Erben das Vermächtnis weiter. Die englische Regierung hatte die Verbreitung der Baunscheidtschen Heillehre durch einen Schutzbrief unterstützt. In Deutschland praktizierten um die Jahrhundertwende noch über 300 Ärzte ausschließlich als Baunscheidtisten, die zahllosen Laienpraktiker nicht mitgerechnet, und kein Schiffskapitän fuhr ohne „Lebenswecker" und Baunscheidtöl aus. Heute hat es sich die Firma Kirchner & Wilhelm in Stuttgart (Heusteigstr. 70a) zur Aufgabe gemacht, Baunscheidt-Geräte herzustellen, wo diese auch bezogen werden können.

Die Verwendung der Baunscheidt-Methode durch zahlreiche Ärzte in jüngerer Zeit beweist, daß dieses Heilverfahren der wirksamen Hautreizung gerade heute wieder eine große Zukunft hat, um kranken Menschen auf naturgemäße Weise schnelle und anhaltende Hilfe zu bringen. Diesem Zweck soll auch dieses Buch dienen, indem es die Öffentlichkeit über die Möglichkeiten der Hautreizbehandlung informiert.

Georg Kirchner

Erster Teil:
Lehrmeisterin Natur

Phantastische Entdeckung im Sommerwind

Ein Sommertag des Jahres 1848. Es ist schwül. Drohende Gewitterwolken hängen am Himmel. Der 36jährige ehemalige Gewerbelehrer und jetzige Mechaniker Carl Baunscheidt sitzt an seinem Arbeitstisch, umgeben von aufgeschlagenen Büchern und zahlreichen handschriftlichen Notiz-Zetteln. Ein Werkstück ist auf der Drehbank eingespannt. Der geschickte Mechanikus arbeitet wieder einmal an einer neuen Erfindung. Diesmal soll es eine Brustmilchpumpe werden, die auch Frauen mit entzündeten Brüsten befähigen soll, ihre Säuglinge zu stillen – bei gleichzeitiger Ausheilung der Brustentzündung.

Carl Baunscheidt geht an die Drehbank und nimmt eine Feile, um das Werkstück millimetergenau zu bearbeiten. Nach wenigen Augenblicken gleitet die Feile ab und fällt klirrend zu Boden. Mit schmerzverzerrtem Gesicht hält Baunscheidt seine rechte Hand: „Wenn nur dieses rheumatische Übel nicht wäre – dann würde alles viel leichter sein!"

Das Zimmer ist stickig. Er geht hinaus in den Garten, setzt sich auf eine Bank und legt seine schmerzende Hand auf den Tisch. Die Luft scheint ohne jegliche Bewegung zu sein. Unzählige Mücken schwärmen umher. Einige von ihnen setzen sich auf seine Hand. Nach vergeblichen Versuchen, sie abwehren zu wollen, läßt Baunscheidt sie gewähren.

Kaum hatten die Mücken ihren zudringlichen Dienst verrichtet und die Hand zerstochen, als auch mit der kranken Hand eine fast plötzliche Veränderung vor sich ging. Später berichtet Baunscheidt über dieses Erlebnis:

„Einem aufmerksamen Beobachter der Natur konnte nicht lange zweifelhaft bleiben, was diese Veränderung zuwege gebracht hatte, denn durch die Mückenstiche war der Schmerz fast wie weggeflogen. Die Mücke lehrte mich also das Geheimnis: wie auf eine ganz einfache und natürliche Weise die eingefangenen Krankheitsstoffe aus dem leidenden Teile des Körpers herausgezogen und abgeleitet werden könnten.

Durch die Stiche in der Haut entstanden nämlich Öffnungen, die eben groß genug und geeignet waren, der feinen, flüchtigen, aber krankmachenden Substanz unter der Haut zum Auszuge Platz zu machen. Diese Öffnungen waren zugleich klein genug, um das Blut in seinem Kreislauf nicht zu beeinflussen, sondern vielmehr ungestört, ganz ungeteilt zu be-

Phantastische Entdeckung im Sommerwind

lassen, wo es war; diese kleinen Öffnungen aber waren auch groß genug, um die feinsten Blutgefäße mit außerordentlich engen Maschen zu durchbohren, wodurch dem kranken Organismus eine Kraft geliehen wird, krankhafte Ablagerungen zu beseitigen; dieser Reiz dient ähnlich wie dem Fuhrmann die Peitsche. Kurze Zeit nachdem das Einschnellen der Stacheln durch die Haut erfolgt war, zog sich diese zusammen, und es ragten Knötchen hervor, die das Aussehen der sogenannten Gänsehaut haben. Nach Beseitigung der Knötchen zeigten sich diese als hellrote, blutunterlaufene Stellen."

Baunscheidt ist mehr als verblüfft und betrachtet nachdenklich seine zerstochene Hand. Eine leichte Brise bringt etwas Kühlung und mahnt ihn, sich vor dem anziehenden Gewitter ins Haus zu flüchten.

„Hier liegt der Schlüssel zu einer segensreichen Heilmethode, die ungeahnte Perspektiven eröffnet. Die Natur ist unser größter Lehrmeister, wenn wir sie nur ganz genau zu beobachten verstehen. Was aber die Natur auf natürliche Weise bewirkt hat, das müßte doch auch künstlich nachvollziehbar sein ..."

Dieser Gedanke läßt ihn nun nicht mehr los. Von einer schöpferischen Unruhe getrieben, arbeitet Carl Baunscheidt Tag und Nacht an seinem Arbeitstisch im Endenicher Haus. Immer wieder entstehen neue Zeichnungen eines Apparates, dem er insgeheim schon einen Namen zugedacht hat: Dermatobiotikon, eine griechische Bezeichnung, die in der Übersetzung „Hautbeleber" heißt. Dieser wird später als „Lebenswecker" seinen Siegeszug über alle Kontinente der Erde antreten.

Jetzt aber macht sich der Mechaniker daran, seine mit genauen technischen Angaben versehenen Zeichnungen in ein erstes Mustergerät umzusetzen. Auf der Werkbank wird gehämmert, geklopft, gebohrt, gefeilt und gedreht.

Feingespitzte Nadeln werden in größerer Anzahl zusammengestellt, die mittels einer mechanischen Vorrichtung nur wenig in die Haut eingeschnellt werden sollen, um dadurch künstliche Mückenstiche, künstliche Poren, d. h. künstliche Abzugswege zu erzeugen bzw. zu eröffnen. Neben Baunscheidt liegt ein aufgeschlagenes medizinisches Lehrbuch, in dem folgender Absatz mit Rotstift angestrichen ist:

„Untersucht man ein Stück Haut mit Hilfe eines Mikroskopes, so findet man perforierte Öffnungen nicht darin; dennoch scheiden durch das Gefäßsystem sich fortbildende Flüssigkeiten aus, bald in tropfbarer, bald in dunstförmiger Gestalt. Durch die Ernährungsflüssigkeit werden alle Zwischenspalträume zwischen den verschiedenen Elementarteilen ausgefüllt, und dieses ist die erste Bedingung der fortwährenden Umbildung der Stoffe und also des Lebens. Deshalb wird auch eine Bildungsflüssigkeit aus dem Blute fortwährend in ihrer Eigentümlichkeit neu erzeugt und mittels des Kreislaufes infolge von Exhibition (Ausdünstung) oder Exosmose und Endosmose (Austausch von Flüssigkeiten durch die Haut) allen Parenchymen (den für ein Organ charakteristischen Grundgeweben) zugeführt, die früheren dagegen durch Lymphgefäße (blutgefäßartige Röhren, die Gewebsflüssigkeit führen) und Venen hinweggeschafft; sie ist also in stetem Wechsel begriffen."

Einige Tage später ist das erste Muster des „Lebensweckers" endlich fertiggestellt. Baunscheidt grübelt aber weiter. Die Nadeln allein genügen ihm noch nicht. Wie war es doch bei den Mücken gewesen? Ihr Stich mit dem Stachel allein hatte die heftige Hautreaktion sicher nicht bewirkt, sondern ein von ihnen abgesondertes Reizsekret, das nach dem Einstich die Schwellung hervorrief, um dort mehr Blut anzusammeln und dieses weiterhin zu verflüssigen.

Baunscheidt sucht nun nach Naturprodukten, die in flüssigem Zustand eine ähnliche Wirkung wie das von den Mücken und Bienen abgesonderte Reizsekret hervorrufen. In Eigenversuchen gelingt ihm endlich die Herstellung eines Öls, das unter anderem Rainfarnöl, Schwarzpfefferöl, Olivenöl und Knochenöl enthält. Damit war das Oleum Baunscheidtii erfunden.

Mit dem Mustergerät unter dem Arm und einer Flasche Hautreizöl in der Tasche macht sich Carl Baunscheidt bangen Herzens nach Bonn auf. Was werden die hohen gelehrten Herren Professoren der Medizinischen Fakultät über seine neue Erfindung sagen, wie werden sie über den Apparat eines medizinischen Laien urteilen?

Sein erster Weg führt ihn zum Medizinalrat Dr. Rudolf Wurzer, auf dessen Veranlassung er schon einige medizinische Instrumente verbessert hat.

„Na, Baunscheidt, was führt Sie heute zu mir? Kommen Sie als Mechaniker oder als Patient?"

„Eigentlich in meiner Eigenschaft als Mechaniker, Herr Medizinalrat, der Ihren Rat und Ihr Urteil braucht." Und dann erzählt Baunscheidt dem Arzt von seinem Erlebnis, das ihn dazu veranlaßt hat, sein neues Instrument zu bauen. „Hier ist es. Ich habe es an mir selbst ausprobiert – und wie Sie sehen, hat es meiner rheumatischen Hand ausgezeichnet geholfen. Als ich vor einigen Monaten Sie besuchte, konnte ich sie kaum bewegen. Jetzt aber spüre ich praktisch nichts mehr."

„Die Idee scheint einleuchtend, lieber Baunscheidt", äußert sich der erfahrene Mediziner, indem er das Instrument eingehend untersucht. „Wissen Sie was, ich werde es gleich einmal ausprobieren, und zwar an mir selbst, denn auch mein Rheumatismus plagt mich seit Jahren, ohne daß ich mit den herkömmlichen Mitteln mir selbst hätte helfen können."

Schon waren die Nadeln in die Haut geschnellt, worauf Baunscheidt die betreffende Stelle mit seinem Öl einstreicht. Kurze Zeit später zeigen sich die typischen Hautschwellungen wie nach Insektenstichen.

„Baunscheidt, es hilft tatsächlich. Das ist das Ei des Kolumbus! Lassen Sie mir den Apparat gleich hier. Verlangen Sie dafür, was Sie wollen, aber ich muß ihn gleich Geheimrat Dr. Wutzer vorführen!"

„Ich danke Ihnen, Herr Medizinalrat, für Ihr unvoreingenommenes Urteil. Betrachten Sie diesen, den ersten in meiner Werkstatt hergestellten „Lebenswecker' als ein persönliches Geschenk und als ein Zeichen meines aufrichtigen Dankes."

Überglücklich fährt Carl Baunscheidt nach Endenich zurück, um gleich an die Fertigung eines weiteren Apparates zu gehen. Einige Wochen später liest er im Januarheft 1849 einen lobenden Artikel über seinen Lebenswecker in der *Rheinischen Monatsschrift für praktische Ärzte*, verfaßt vom Geheimen Medizinalrat und früheren Direktor der chirurgischen Klinik in Bonn, Dr. C. W. Wutzer, in dem es unter anderem heißt:

„In einem gelähmten oder irgendwie mit gesunkener Nerventätigkeit behafteten Gliede wird die Art des Schmerzes kaum wahrgenommen, und wo die Nervenstimmung eine normale ist, bleibt er wenigstens unbedeutend. In zahlreichen Krankheitsfällen hat sich das Instrument, das der Mechanikus Carl Baunscheidt erfunden hat, hervorragend bewährt."

Schnell spricht sich das „Wundergerät" und seine ausgezeichnete Heilwirkung herum. Täglich kommen immer mehr Menschen nach Endenich zu Carl Baunscheidt, um sich von ihm selbst behandeln zu lassen. Daneben läuft die Fertigung der „Lebenswecker" auf Hochtouren, denn aus der ganzen Welt gehen Bestellungen von Ärzten und Laienpraktikern ein, welche die neue Heilmethode anwenden wollen.

Zu Baunscheidts ersten Patienten, die er – wie in späteren Jahren auch – unentgeltlich behandelte, gehörte auch ein Missionar, der soeben aus Ostasien zurückgekehrt war, wo er lange Jahre gelebt hatte. Sein gichtiger Körper verursachte ihm arge Schmerzen.

„Ihr ‚Lebenswecker' ist in aller Munde, und da dachte ich, daß auch Sie mir helfen könnten."

„Zumindest werde ich es versuchen, Hochwürden. Allerdings werden wir die Behandlung noch mehrere Male wiederholen müssen, ehe sich eine spürbare Besserung einstellen wird."

Neugierig betrachtet der Priester die Prozedur des Nadeleinschnellens, die er kaum spürt.

„Es ist merkwürdig", beginnt er nach der Behandlung, „aber das alles erinnert mich an ein Heilverfahren, von dem ich in Ostasien gehört habe. Dort wird seit Jahrtausenden von den Heilkundigen die sogenannte Akupunktur angewandt, bei der die Haut der Kranken, unter Umständen auch die Muskeln der zu behandelnden tieferliegenden Körperteile, durch Nadelstiche gereizt wird."

„Warum sollten die alten intelligenten Völker nicht schon vor Hunderten von Jahren das gleiche Geheimnis der Natur abgelauscht haben wie ich. Immer ist es die Natur gewesen, die uns die beste Lehrmeisterin war. Allerdings glaube ich die Natur noch genauer beobachtet zu haben, als es die alten Völker vermochten. Denn das Geheimnis meiner Erfindung liegt nicht allein in der Tatsache begründet, daß die Haut durch Nadelstiche verletzt wird, sondern im Zusammenwirken mit meinem der Natur abgelauschten Öl, das den Heilausschlag hervorruft und wesentlich zur Gesundung beiträgt."

Baunscheidt wirkte lange Jahre hindurch zum Wohle der Menschheit, der er den „Baunscheidtismus" bescherte.

Verteidigungsanlage unseres Lebens: die Haut

Die alten Ägypter haben, wenn sie sich begegneten und nach ihrem gegenseitigen Wohlbefinden erkundigten, nicht gefragt: „Wie geht's? Hast du gut geschlafen?" Sie fragten: „Wie hast du geschwitzt? Wie ist deine Ausdünstung?"

Wie in der Naturheillehre noch heute üblich, wurde auch bei Ägyptern, Griechen und Römern der Mensch mit Körper, Seele und Geist als eine geschlossene Einheit angesehen. Diese Einsicht beruht auf der Erkenntnis: Wenn ein Organ oder ein Glied leidet, leidet der ganze Mensch. Die Natur gab dem Menschen zahlreiche Heilmittel in die Hand. Um das gestörte Gleichgewicht wiederherzustellen, wurden diese Naturheilmittel zur Steigerung der Abwehrkräfte und der Reinigung des Körpers von Stoffwechselschlacken angewandt. Auf diese Weise sollte der Körper abgehärtet werden, damit er widerstandsfähiger und unempfänglicher, d. h. immun gegen Bakterien und Viren reagieren konnte. „Heilen kann allein die Lebenskraft in uns", meinten die Römer; sie waren der Ansicht, daß Luft, Sonne, Wasser und richtige Ernährung allein bei einem kranken Menschen das gestörte Gleichgewicht wiederherstellen und seine Gesundung einleiten können.

Damit die angesammelten und schädlichen Stoffwechselschlacken, die sich im Körper befinden, verstärkt ausgeschieden werden, war das Augenmerk der Heilkundigen und Mediziner schon von jeher darauf gerichtet, durch geeignete Maßnahmen die natürlichen Ausscheidungsorgane wie Niere, Darm und Haut zu einer erhöhten Aktivität zu veranlassen. Bald erkannte man, daß die Haut nur ein Spiegelbild für innere Vorgänge im Körper war. Aber nicht nur das! Über die Haut konnten auch aufgetragene Stoffe, Salben etwa, in die Haut eindringen und über die Blutbahn auf bestimmte Organe wirken. Diese Erkenntnis machte man sich z. B. im Mittelalter bei der „Hexensalbe" zunutze, die, wenn man sie auf die Haut rieb, kurze Zeit später Halluzinationen und einen tranceähnlichen Schlaf bewirkte.

Wie wir heute wissen, schafft sich eine Krankheit oft an anderer Stelle Luft oder bildet einen Hautausschlag. Diese Erkenntnis führte erst dazu, Schuppenflechte, chronisches Ekzem oder Akne, die lange Zeit als unheilbar galten, erfolgreich zu behandeln. Der Umkehrschluß ist nur logisch: Wenn Hautleiden durch schlechte Blut- und Säftebeschaffenheit von innen verursacht werden, dann müssen diese auch von außen samt den inneren Organen, die dafür verantwortlich sind, durch Reize oder Heilmittel zu beeinflussen sein. Viele Krankheiten und organische Beschwerden können also durch eine Verbesserung der Säfte, des Blutes und der Lymphe, beseitigt und dauernd geheilt werden.

Um die Bedeutung der Haut für unsere Gesundheit richtig beurteilen zu können, wollen wir uns zuerst einmal über ihren Aufbau informieren. Dabei erkennen wir drei Schichten:

Die Oberhaut (Epidermis): Die der Luft zugekehrte Schicht der Oberhaut besteht aus einer festen, durchsichtigen Hornschicht. Sie enthält weder Blutgefäße noch Nerven und schließt die Haut nach außen ab. Die Zellen dieser Schicht sind mehr oder weniger verhornt, was sich besonders an den Handballen und den Fußsohlen deutlich zeigt. Eine darunter liegende Schicht grenzt an die Lederhaut. Beide schieben sich wie Berg und Tal fest ineinander. Ein feines System von Lymphspalten läßt sich bereits erkennen. Durch diese untere Schicht vollzieht sich die Erneuerung der äußeren Hornschicht.

Die Lederhaut (Kutis): Wie ihr Name schon sagt, besteht sie aus derbem und festem Bindegewebe. Dabei lassen sich zwei Schichten unterscheiden, eine obere, zarte blutgefäßreiche Schicht und eine dickere und derbe Netzschicht.

Das Bindegewebe (Subkutis): Hier verlaufen zahlreiche Arterien, Venen, Lymphgefäße und Nerven, die ihre Ausläufer bis in die obere Schicht der Lederhaut entsenden, wo sie sich in ihre Endäste auflösen und ein dichtverzweigtes Netz darstellen. Auf diese Weise wird die Ernährung der Oberhaut sichergestellt. Je nach der Körperstelle sind im Bindegewebe verschieden stark entwickelte Fettzellen und Pigmente in Form kleiner, gelblich-brauner Körnchen eingelagert, die der Haut ihre charakteristische Farbe geben.

Außer Fuß und Handteller ist die gesamte Hautoberfläche mit *Haaren* besetzt. Zusammen mit ihren Talgdrüsen werden sie Hautfollikel genannt. Gleichgültig ob es sich um feine Körperhaare oder dichtes Kopfhaar handelt, unterscheidet man drei Teile: den sichtbaren Haarschaft, die in der Haut steckende Haarwurzel und die Papille als untersten Teil. Der in der Haut verlaufende Teil des Haares ist in eine doppelte Wurzelscheide eingebettet. Ständig bilden sich neue Haare, wobei das neugebildete Haar das alte von seiner Papille wegschiebt und es so zum Ausfall bringt.

Unsere Haut enthält zwei Arten von *Drüsen.* Die Haarbälge münden in die *Talgdrüsen* und erzeugen als Sekret den Talg, der in den Haartrichter

Verteidigungsanlage unseres Lebens: die Haut

abfließt und die Haut geschmeidig erhält. Über den ganzen Körper sind die *Schweißdrüsen* verteilt, die die ganze Haut von unten nach oben spiralig gewunden durchziehen. In der Achselhöhle, den Handtellern und an den Füßen sind sie besonders dicht zu finden. Berechnungen ergaben, daß ein Mensch rund zwei Millionen Schweißdrüsen besitzt, die neben der Wärmeregulation vor allen Dingen der Schweißabsonderung dienen. Jeder Mensch scheidet täglich zwischen einem halben und einem Liter Schweiß aus. Durch diese Ausdünstung wird der Organismus von schädlichen Stoffwechselrückständen entlastet. Durch schwere körperliche Arbeit oder durch Schwitzkuren mit Schweißausbrüchen können bis zu zwei Liter am Tag ausgeschieden werden.

An die Hautfollikel schließt sich die *Hautmuskulatur* an. Die Muskelschläuche, die aus glatten Muskelfasern bestehen, setzen mit einem Ende am Haarbalg an, das andere verzweigt sich fächerartig in der oberen, blutgefäßreichen Schicht der Lederhaut. Die Hautmuskulatur gehört zu dem Nervensystem, das dem menschlichen Willen nicht untergeordnet ist. Das Bild der sogenannten Gänsehaut entsteht dann, wenn sich bei einem starken Kältereiz die Muskelfasern zusammenziehen, wodurch die Haare im Haartrichter aufgerichtet werden.

Die Aufgaben und Funktionen unserer Haut sind vielfältig. Nach außen hin wird unser Körper durch das größte Organ, das wir besitzen, abgegrenzt: die Haut, die als *Schutzhülle* zugleich Kontakt mit der Außenwelt aufnimmt.

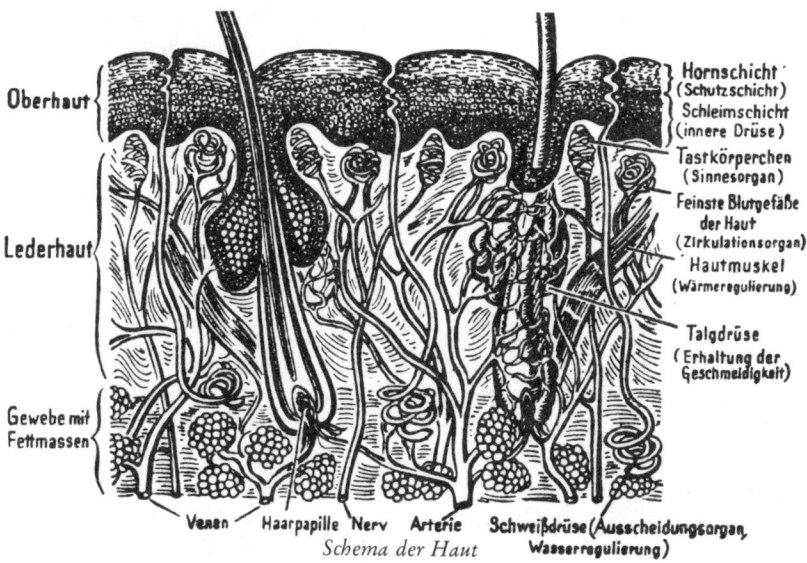

Schema der Haut

Außer der Schutzfunktion regelt die Haut auch unseren *Wärmehaushalt* und den *Wasserstoffwechsel*. In gesunden Tagen besitzen wir als Warmblütler eine durchschnittliche Körpertemperatur zwischen 36,7 und 37,3 Grad Celsius. Die gleichmäßige Körpertemperatur wird durch Vorgänge im Stoffwechsel bewirkt und ist für die Erhaltung des Lebens ein wichtiger Faktor. Im ständigen Auf- und Abbau von Stoffen in den Körperzellen erkennen wir das wichtigste Zeichen unseres Lebens. Daraus schöpft der Körper seine Energien. Gesundheit bedeutet gleichmäßige Wärme im Gegensatz zu Unter- und Übertemperatur (Erfrieren und Fieber). Durch Vermittlung der Haut ist der Körper bestrebt, einen Ausgleich seines Wärmehaushaltes zu schaffen.

Durch Leitung, Strahlung und Abgabe von Schweiß findet bei Wärmestauung eine Entwärmung des Körpers statt. So wird z. B. bei einem kalten Wickel der Körper naturgemäß durch Leitung Wärme abgeben. Mit der Schweißabsonderung besitzen wir ein vortreffliches Hilfsmittel zur Wärmeabgabe. 550 Wärmekalorien sind notwendig, um einen Liter Schweiß, den wir täglich abgeben, zu verdunsten. Das ist ein Viertel bis ein Fünftel der vom Körper täglich erzeugten Wärme. Aus diesem Beispiel wird deutlich, welche wichtige Rolle die Schweißabsonderung als Schutzvorrichtung des Körpers spielt, um einer Überwärmung vorzubeugen und den Wasserhaushalt zu regulieren.

Dem Schweiß kommt aber noch eine weitere wichtige Bedeutung zu. Die Schweißdrüsen erhalten den Schweiß direkt aus dem Blut. Da dieses aber immer gleich flüssig ist, muß die durch die Haut abgegebene Flüssigkeit auf der anderen Seite durch Zustrom aus den Geweben wieder ersetzt werden. So ergibt sich ein kräftiger Kreislauf aus den Geweben und Muskeln ins Blut und aus diesem zu den Schweißdrüsen. Dabei verstärkt sich auch die Lymphströmung in Richtung Haut, was eine Steigerung der Abwehrkräfte bedeutet. Durch Schwitzkuren, bei denen dem Körper größere Wassermassen entzogen werden, kommt es zu einer Steigerung des Stoffwechsels und zum Abbau von Körpersubstanz (Abmagerungs- und Entfettungskuren).

Durch Hautausdünstungen und durch Schweiß werden schädliche Schlacken aller Art aus dem Körper herausgeschwemmt. Dabei werden vor allem Kochsalz, Harnstoff, Harnsäure und giftige Fettsäuren ausgeschieden, aber auch verschiedene körperfremde Arzneimittel wie Arsen, Jod, Blei und Quecksilber. So ist die Haut neben den Nieren das wichtigste Ausscheidungsorgan des Menschen.

Aus dieser Sicht erscheint der Baunscheidtismus als ein logisches, natürliches Heilverfahren, bei dem schlechte Säfte durch die Haut abgeleitet werden. Deshalb spricht man zu Recht vom Baunscheidtismus als einer

Ableitung von Krankheiten auf die Haut. Keine Krankheit kann ohne Beteiligung der Haut erfolgreich geheilt werden, seien es Neuralgien, Gallenkoliken oder Rippenfellentzündung, Rheuma oder Gicht.

Neben den Blutgefäßen, den Lymphgefäßen und den Meridianen – letztere spielen bei der Akupunktur eine wesentliche Rolle – kommt auch den mikroskopisch feinen Hautnervenröhren eine wichtige Bedeutung zu, denn Blut-, Lymphgefäße und Meridiane sind lediglich die großen Ströme unseres Körpersystems. Der „Lebenswecker", der nahezu schmerzlos und ohne wesentliches Blutvergießen diese feinen Nerven verletzt, aktiviert schließlich Willens- und Lebenskraft bei gleichzeitiger Ableitung der schädlichen Fremdstoffe. Als Reaktion auf die kleinen Einstiche stellen sich Rötung der Haut und ein Wärmegefühl ein, d. h. daß die Haut stärker als normal durchblutet wird. Eine gestörte Organfunktion hat auch meist eine gestörte Hautfunktion zur Folge. Eine gut durchblutete Haut sorgt dafür, daß auch die inneren Organe keinen Schaden erleiden. Eine gut durchblutete Haut nimmt die Hälfte bis zwei Drittel der gesamten Blutmenge in sich auf. Auf diese Weise kann der gesamte Blutkreislauf günstig beeinflußt werden, wobei gleichzeitig das Herz gekräftigt und entlastet wird und auch die inneren Organe besser durchblutet werden.

Wissenschaftlich gesichert ist die Tatsache, daß Haut und Niere dem gleichen vegetativen Nervensystem angehören und in einer ständigen Wechselbeziehung stehen. Bei intensiverer Durchblutung der Haut werden gleichzeitig auch die Gefäße der Niere erweitert, somit werden sie besser durchblutet und können dadurch mehr Schadstoffe ausscheiden. Ein einfacher Versuch wird den Leser von dieser Wechselwirkung überzeugen: Bürsten Sie Arme und Beine einige Minuten lang mit einer harten Bürste. Sie werden feststellen, daß es nach dieser Prozedur zu einer verstärkten Harnabsonderung kommt. Dabei steigt nicht nur die Menge des Urins, sondern vor allem auch der Gehalt an Harnsäure und anderen Stoffwechselgiften.

In der Haut werden aber auch reichlich *Fermente* erzeugt. Diese Stoffe, die vor allem von den Verdauungsdrüsen abgesondert werden, dienen der Umsetzung von Fett, Eiweiß und Kohlehydraten. Besonders reich an Fermenten ist die Haut von Säuglingen, während sie sich beim Erwachsenen vor allem in der Haut der Fußsohlen nachweisen lassen. Aus diesem Grunde ist die Hautreizung unter den Fußsohlen, z. B. bei den Kneippschen Anwendungen, sehr zu empfehlen.

Besonders zu erwähnen aber ist die Bildung von *Abwehrstoffen* in der Haut, die dadurch zum Träger wichtiger Immunisierungsvorgänge wird. Bei einer Reihe von Infektionskrankheiten bildet die Haut Abwehrstoffe, die dem Körper zugeführt werden und ihn vor bakterieller Schädigung schützen. Wie wir bereits feststellten, erhöht eine vermehrte Strömung von Lymphe und Blut nach der Haut, hervorgerufen durch eine kräftige Reizung derselben, dank der Lymphe die Abwehrkraft des Körpers. So wird das Lymphsystem ein mächtiges Bollwerk, eine lebenswichtige Verteidigungsanlage gegen alle Gefahren, die unser Leben bedrohen.

Wird unser Körper durch Bakterien oder Gifte gefährdet, so eilen weiße Blutkörperchen (Lymphozyten), die Schutzpolizei unseres Körpers, in großen Mengen hierbei, um den Kampf mit dem eingedrungenen Feind aufzunehmen. Sie können zwischen den Zellwänden hindurchschlüpfen, um möglichst schnell und in großer Zahl in dem gefährdeten Gebiet eingreifen zu können, wobei sie die Giftstoffe und Bakterien unschädlich machen, indem sie sie auffressen. Die mit Gift angefüllten Lymphozyten heißen Eiterkörperchen. Lymphdrüsen befinden sich an allen lebenswichtigen Stellen unseres Körpers, in Mund, Rachenhöhle, Hals, an den Bronchien, in der Achselhöhle und in der Leistengegend. Wenn Lymphdrüsen geschwollen sind, so ist das immer ein sicheres Zeichen dafür, daß irgendwo in unserem Körper Abwehrkämpfe stattfinden.

Jeder Heilerfolg durch Reizableitung durch die Haut beruht auf diesen Erkenntnissen und diesen Hautfunktionen. Dies trifft auf die Methoden der weisen Ärzte der Antike oder der Medizinmänner primitiver Volksstämme ebenso zu wie auf das von Carl Baunscheidt systematisch angewandte Verfahren mit dem segensreichen ,,Lebenswecker`` und dem Reizöl.

Hautreizung als Heilmittel durch die Jahrhunderte

Der örtliche Hautreiz als Heilmittel wurde in Vorzeit und wird in der Gegenwart mit Hilfe verschiedener Verfahren durchgeführt: durch mechanische Mittel – die wir teilweise in diesem Buch behandeln – durch chemische Mittel, mittels thermischer Maßnahmen (Kalt- und Warmreize), durch Strahleneinwirkung und mittels elektrischer Maßnahmen.

Einem Urinstinkt folgend, reibt und kneift ein Tier mit seinen Zähnen die Haut dort, wo es körperliche Schmerzen empfindet. Aber auch der Mensch reibt sich instinktiv die Stelle, an der er sich gestoßen hat. Die ursprünglichste Art der Heilmassage und des Hautreizes ist demnach das Reiben gegen den Schmerz. Noch heute finden wir bei primitiven Volksstämmen merkwürdige Praktiken zur Hautreizbehandlung, Urformen des Schröpfens (siehe Teil IV), das Saugen der Haut mit den Lippen, Stockschläge, kräftige Reibungen, blutige Hautritzungen und das Auftragen reizender Kräutersalben. In Ostasien brannte man die Haut und in Arabien rieb die Mutter den Saft einer Kakteenart in die vorher geritzte Haut ihres kranken Kindes. Einige Naturstämme lassen sich durch Fische beißen, um eine Hautreizung hervorzurufen. Osteuropäische Völker legten ihre Gichtbeine in Ameisenhaufen, wodurch zahlreiche Blasen entstanden – ein sicherlich radikales, aber auch heilsames Mittel.

Die wohl älteste systematische Methode der Ableitung durch die Haut geht auf einen altchinesischen Heilkundigen zurück. Dieses Heilverfahren besteht aus heftigem Kneifen oder Zupfen einer Hautfalte gegen auftretende Schmerzen und allgemeine organische Beschwerden. Dabei entstehen kleine blutunterlaufene Stellen, die den Krankheitsbezirk bedecken. Dieses Verfahren, das sehr viel älter als die Akupunktur ist, heißt Ya-Ya, was so viel bedeutet wie „Druck und Gegendruck" (siehe Teil V).

Soweit unsere medizingeschichtliche Kenntnis reicht, wurde der starke Hautreiz als wirksames Heilmittel gepflegt. Das bezeugen unter anderem die zahlreichen Skarifikationsmesser aus dem alten Ägypten, mit denen die Haut oberflächlich geritzt wurde. Auf einem Amtssiegel eines babylonischen Arztes, der vor mehr als 5000 Jahren gewirkt hat, ist eine mehrschnürige Hautreizpeitsche mit scharfen Häkchen an den Enden zu erkennen. Hippokrates und seine Jünger griffen bei ihrer Hautreizthera-

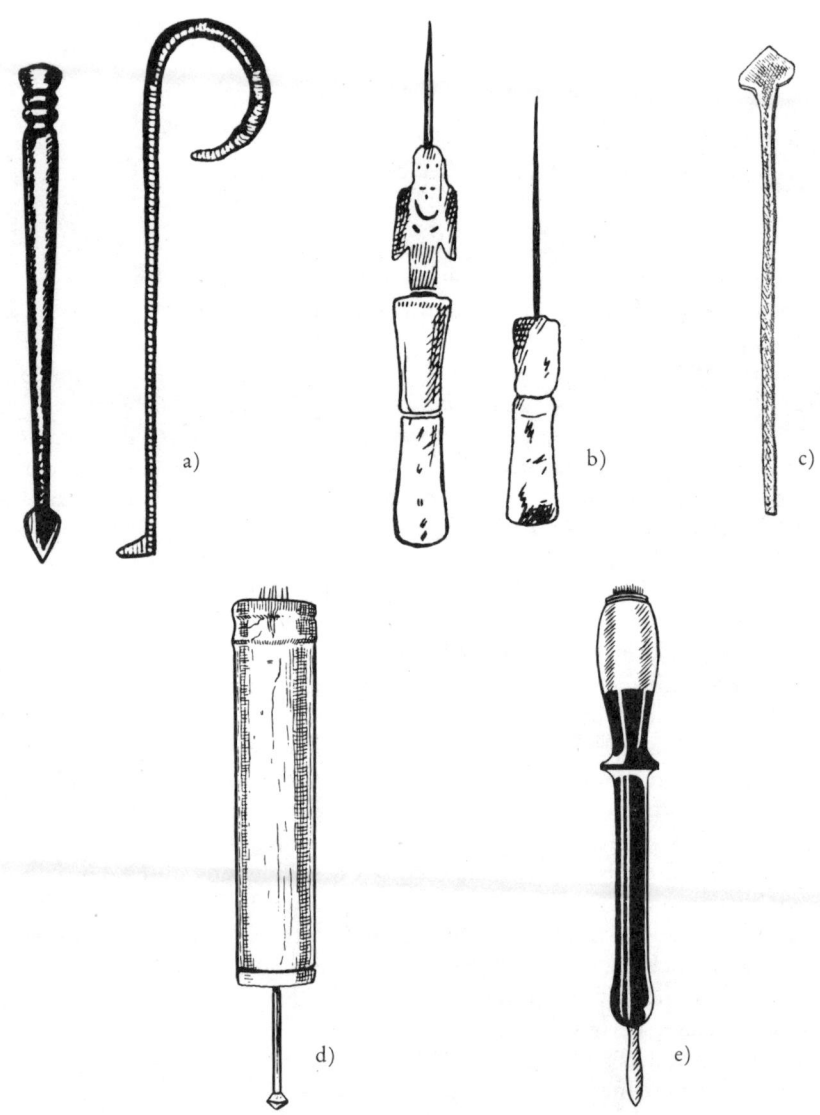

Hautritzgeräte verschiedener Zeiten und Erdteile
a) Altägyptische Metallgeräte zur Hautritzung
b) Altindianische Ritznadeln aus Brasilien mit geschnitztem Holzgriff
c) Altchinesische Stechgeräte verschiedener Form
d) 3000 Jahre altes indianisches mehrstichiges Gerät zur flachen Hautstichelung
e) Der „Lebenswecker" nach Carl Baunscheidt

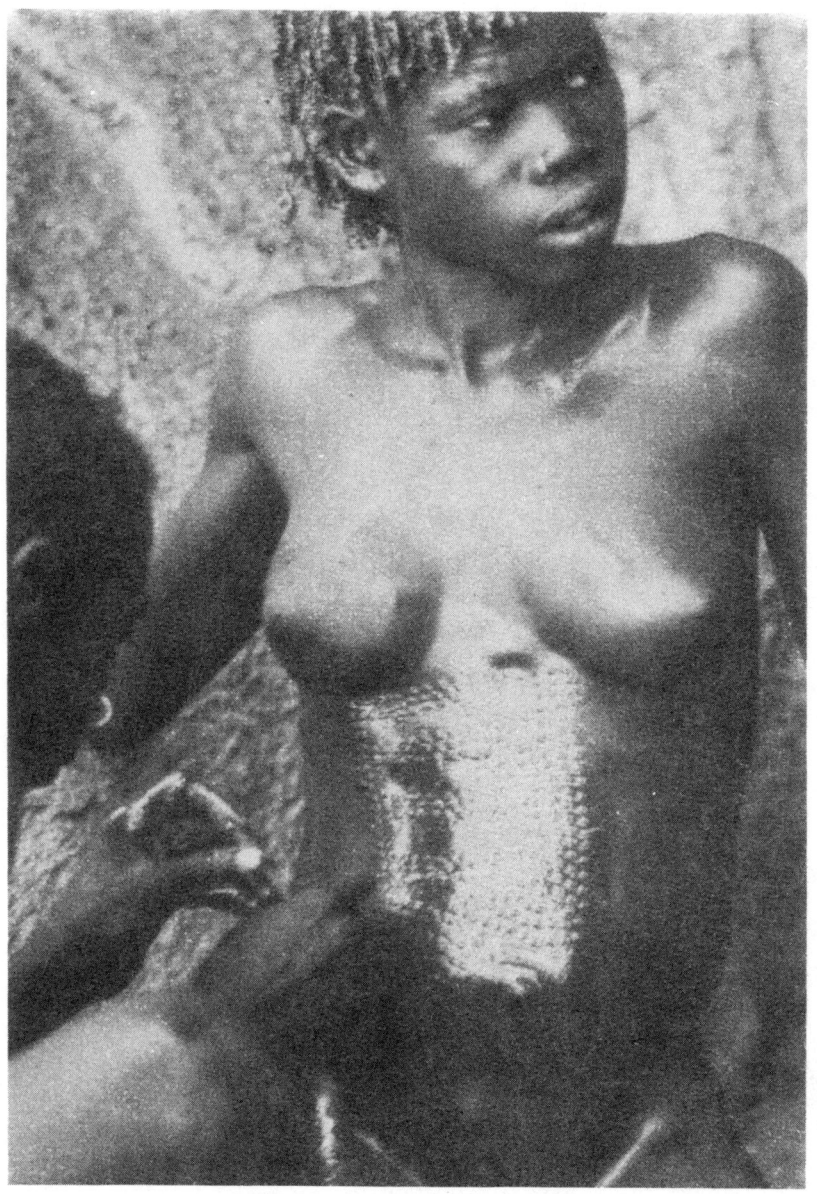

Narbentätowierung
Bei den Nuba-Mädchen ist die Narbentätowierung nicht nur Schönheitsoperation, sondern Schutzimpfung zugleich. Die schmerzhafte Prozedur schützt später gegen Infektionen.

pie sogar auf ältere Vorbilder zurück; denn der berühmte Satz des Vaters der abendländischen Medizin: „Was Arzneien nicht heilen, heilt das Eisen; was das Eisen nicht heilt, heilt das Feuer, was das Feuer nicht heilt, muß als unheilbar gelten!" geht auf eine altindische Heilweisheit zurück.

Auch bei niederen Kulturstufen war die Hautritzung als Heilmittel bekannt. Ohne Metallgeräte ritzte man die Haut mit spitzen Muschelsplittern, Fischgräten, Knochenstücken und Steinmessern. Verblüffend ist ein neuerer Fund aus dem indianischen Kulturkreis. Das mehr als 3000 Jahre alte mehrstichige Gerät gleicht in Mechanik und Anwendungsweise überraschend dem „Lebenswecker" von Carl Baunscheidt. Ein Beweis dafür, daß heilwirksame Hautreizbehandlung ein ursprüngliches Phänomen ist, das die Zeiten überdauert hat. Allein Unverstand und leichtfertiges Urteil haben diese Methoden ehemals als „primitiv" und „abergläubisch" abgetan, bis durch die Erkenntnisse unserer modernen Medizin nachgewiesen werden konnte, daß die alten Kulturen und primitiven Volksstämme instinktiv oder durch die Beobachtung der Natur durchaus auf dem richtigen Weg waren.

Daß die westliche Welt heute die seit Jahrhunderten gebräuchliche Stichbehandlung ostasiatischer Völker, die Akupunktur, übernommen hat, ist allein dem Umstand zu verdanken, daß die Wirkung von Fachmedizinern wissenschaftlich begründet werden konnte. Leider ist es immer noch so, daß der Erfolg einer Heilbehandlung allein nicht zählt, solange man nicht weiß, was genau die Heilung bewirkt. Das ist zweifellos ein sehr überheblicher Standpunkt, denn wichtig ist ja nur, daß dem leidenden Menschen geholfen wird – auch wenn man die Methode vielleicht nicht begründen oder die Reaktionen des Körpers nicht genau analysieren kann. Nicht der Theorie, sondern den Kranken zu helfen, sollte das oberste Prinzip sein.

Zweiter Teil:
Der „Lebenswecker"

Das Nadelgerät

In seinem Lehrbuch beschreibt Carl Baunscheidt das Nadelgerät sehr ausführlich (siehe auch Abbildung):
„Figur 1 zeigt das Instrument im vollständig geschlossenen und transportablen Zustande. Es besteht von a bis b aus einem Horn- bzw. Ebenholzetui, aus welchem, zwischen dem abschraubbaren Deckel bei e und der Bewegungskammer bei f an Figur 2, die Nadeln hervorstehen. Bei g ist der dünne Handgriff, der mit der rechten Hand vier bis fünf Zentimeter hervorgezogen wird, wobei die Nadeln e f sich in die Bewegungskammer zurückziehen und dadurch bei plötzlicher Loslassung des Handgriffs um so schärfer hervorschnellen, je weiter der Handgriff hervorgezogen worden ist. Figur 3 veranschaulicht uns den eigentlichen Wirkungsteil des Instruments. Bei h befinden sich die präparierten Nadeln in einem aus einer Metallmixtur bestehenden abgestumpften galvanischen, rostwidrigen Kegel eingegossen. Von h bis i sehen wir die messingene Spiralfeder, welche mittels des Handgriffs gespannt wird.

Das Instrumentchen kann ganz auseinandergeschraubt werden, was ich absichtlich so eingerichtet habe, damit ein jeder sehen könne, wie einfach dasselbe ist. Wer aber nicht vorsichtig ist und beim Wiederzusammenschrauben nicht erst die Nadeln zurückfallen läßt, der zerbricht diese sehr leicht, worauf ich hier glaube aufmerksam machen zu müssen.

Die Handhabung des Instruments ist sehr einfach und das mehr und minder tiefe Einschnellen der Nadeln ganz in der Gewalt des Operierenden. Nachdem der Deckel abgeschraubt ist, zieht man den Handgriff soweit heraus, daß die Nadeln beim bloßen Ansetzen des Instruments noch nicht mit der Haut des empfindlichen Patienten in Berührung kommen. Hierauf wird der Handgriff, den man immer noch festhält, auf knöchernen Stellen etwa zweieinhalb Zentimeter und auf fleischigen vier bis fünf Zentimeter weiter herausgezogen und hierauf schnell losgelassen. Nachdem nun die Nadeln ihren Dienst verrichtet, kann das Instrument, wenn nötig, auf andere Stellen gesetzt und so fortgefahren werden wie beim ersten Male.

Die Nadelstiche werden natürlich um so tiefer, je weiter der Handgriff herausgezogen war. Doch darf derselbe nie über sechseinhalb Zentimeter

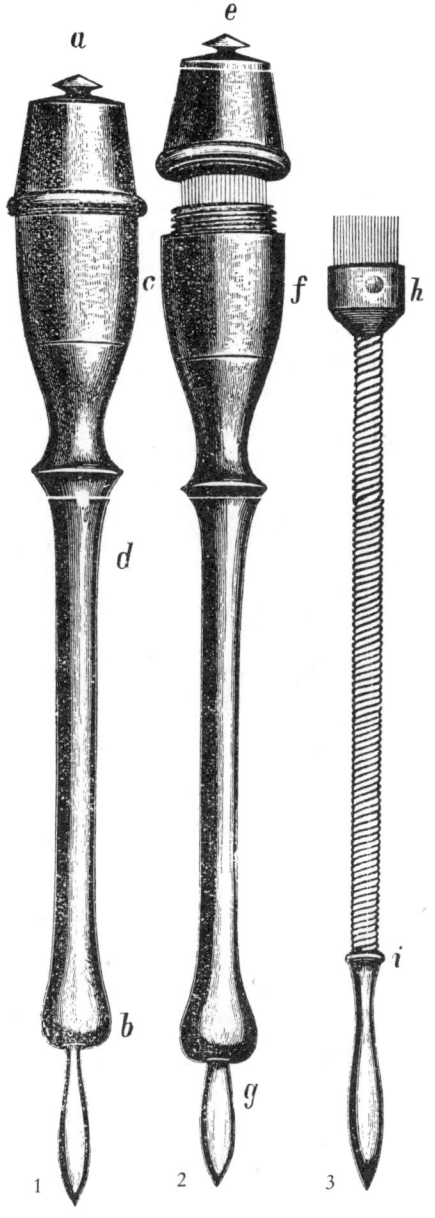

„Lebenswecker"
Original-Baunscheidt-Gerät aus dem Lehrbuch des Erfinders

herausgezogen werden, weil sonst die Spiralkraft teilweise abnehmen würde, was wohl zu verhüten ist. Übrigens ist das richtige Maß bei der Anwendung schon in der Hand fühlbar.

Zu tief dringen die Nadeln niemals in den Körper; und wenn die Spiralfeder eine halbe oder gar eine ganze Elle lang über die so deutlich gegebene Vorschrift herausgezogen wird, so ist nichts natürlicher, als daß nur das schöne Instrumentchen Schaden nehmen muß. Aus Neugierde nimmt mancher das Instrument ganz auseinander, ohne beim Zusammenschrauben darauf zu achten, daß die Nadeln erst durchfallen, wobei leicht einige von diesen zerbrechen oder schief gedrückt werden können.

Dem Arzte (Baunscheidtisten) glaube ich hier noch folgenden Wink geben zu müssen. Da er nämlich dasselbe Instrument abwechselnd bei verschiedenen Patienten anwendet, so müssen die Nadeln, um wohl zu verhüten, daß nicht etwa irgendein ansteckender Krankheitsstoff von dem einen auf den anderen übertragen würde, nach jedesmaliger Dienstverrichtung gesäubert werden. Um aber den Anforderungen der Wissenschaft zu genügen, könnte man auch für einige Pfennige Sublimatlösung anwenden, welche den allenfalsigen Giftstoff an den Nadeln sofort zerstören würde."

Auch die modernen Geräte, die technisch verbessert worden sind, funktionieren im Grunde nach dem gleichen Prinzip. Jedem Gerät liegt eine ausführliche Beschreibung und Gebrauchsanweisung bei. Nach jeder Behandlung wird das Gerät auseinandergenommen, der Nadelkopf abgeschraubt und ausgekocht oder in Alkohol, Äther, Benzin, Karbol oder Desinfex gereinigt und entkeimt.

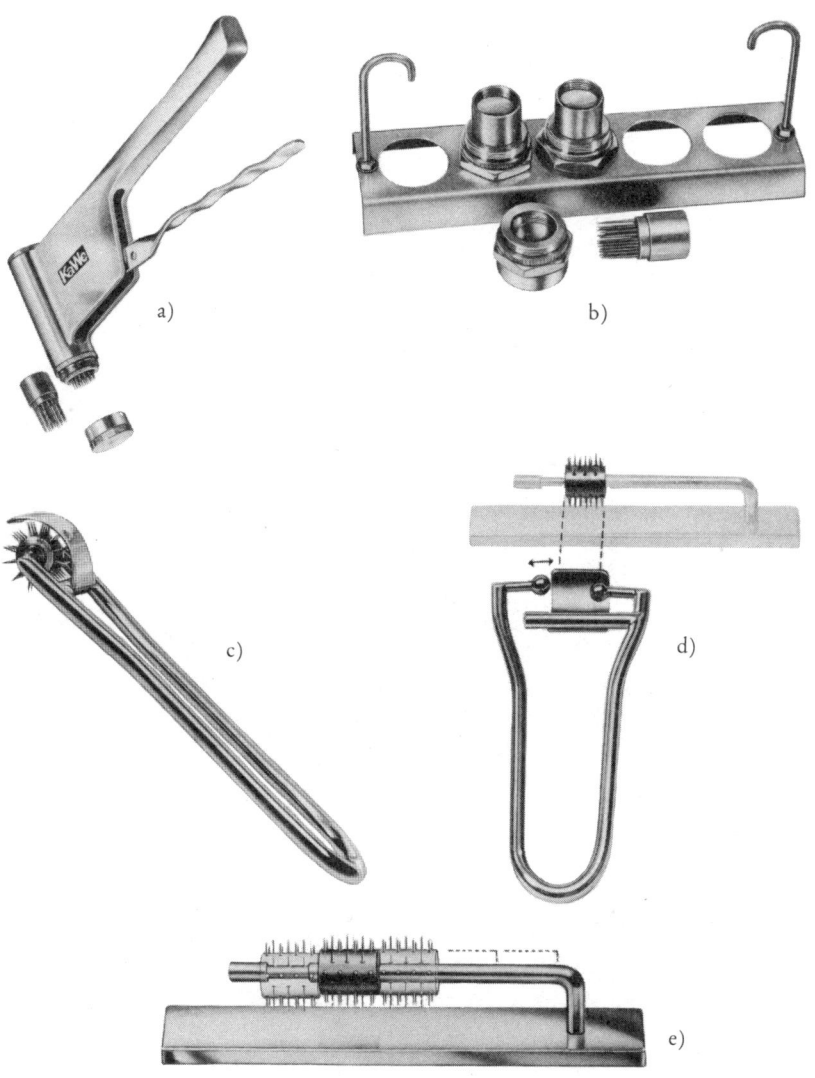

Moderne Nadelgeräte
entwickelt von der Firma Kirchner & Wilhelm:
a) „Lebenswecker" für Einhandbedienung mit auswechselbarem Nadelkopf
b) Sterilisierbank für 5 Nadelköpfe
c) Nadelrolle mit auswechselbarer Rolle
d) Nadelrolle ohne Kopf und Sterilisierbank für 5 Nadelrollen
e) Sterilisierbank für 5 Nadelrollen

Das Reizöl

Das Rezept, wie dieses Reizöl hergestellt wird, ist bis heute ein Geheimnis geblieben, denn weder Baunscheidt selbst noch seine Erben haben die Zusammensetzung jemals bekanntgegeben. Baunscheidt schreibt darüber in seinem Lehrbuch:

„Der Saft, den die Mücke (Culpex pipiens) bei ihrem von dem Erfinder so heilsam erkannten Stiche absondert, ist nicht bloß dazu geeignet, die Stichwunde für längere Zeit offen zu erhalten und der Atmosphäre preiszustellen, sondern er erzeugt einen Reiz in der Haut, der dazu beiträgt, die eingefangenen Krankheitsstoffe noch wirksamer und schneller nach außen zu ziehen und abzuleiten. Diesen Saft möglichst nachzuahmen, war eine zweite vom Erfinder des ‚Lebensweckers' ebenfalls gelöste Aufgabe. Er hat ein gewisses Öl eigener Komposition und Raffinage dafür bestimmt, welches noch dazu dient, die galvanische Verbindung der polarisierten Nadeln zu unterhalten sowie ein Zerstörer des Rostes, mithin hauptsächlich ein Konservator der Nadeln zu sein. Mit diesem Öle soll mittels einer Hühnerfeder oder eines kleinen Pinsels eine jede vom ‚Lebenswecker' berührte Stelle der Haut gehörig bestrichen werden. Nach Verlauf von etwa fünf bis sechs Minuten erscheint an allen so mit dem Öl bestrichenen Öffnungen (Nadelstichen) ein hirseähnlicher Ausschlag, der um so bedeutender ist, je mehr Krankheitsstoff sich im Körper angehäuft hat. Dabei rötet sich die Haut (augenblickliche Herstellung ihres Turgos), wird warm, dehnt sich aus und läßt den Patienten ein gewisses Kribbeln in derselben empfinden, worauf eine mehr oder weniger allgemeine Tätigkeit im ganzen Körper folgt, die denselben gewissermaßen in ein wärmeres Klima versetzt. Bei völlig gesundem Körper ist die Wirkung gleich Null, und es kommt gar kein Ausschlag zum Vorschein; dasselbe gilt auch für Individuen, bei denen bei schwacher Hautsekretion die Krankheitsstoffe auf innere, edele Organe gar zu kompakt abgelagert sind, wo dann in der Regel erst nach der dritten Anwendung der Ausschlag erfolgt. Daher ist der ‚Baunscheidtismus' der Prüfstein wahrer Gesundheit und der ‚Lebenswecker' als der allein zuverlässige und untrügliche Lebensmesser (Biometer) legitimiert. Ja, es scheint sogar nicht unmöglich zu sein, daß er in Zukunft noch einmal der Kontrolleur der Ärzte werde, der ihre bisher

erprobte Mischung, die rezeptpflichtig ist und über die Johan-
...eke in Stuttgart bezogen werden kann. Hanns Kurth gibt in
...ch *Ya-Ya* eine weitere Adresse an: unter der Bezeichnung GA
...n anderes Hautreizöl die Firma Galmeda in Düsseldorf entwik-
... Original-Rezept des „Baunscheidt-Öls" wurde von der Baun-
...Urenkelin im Oktober 1974 an die Firma Helmut Rödler in
...eim-Dalsheim übergeben. Beide Präparate können über jede Apo-
...bezogen werden.

Das Reizöl

von der Mutter Erde liebevoll z⟨u⟩ hüllt."

Einige Nachahmer haben gegla⟨ubt,⟩ Krotonöl als einen Bestandteil des O⟨leums,⟩ doch scheinen viele Indizien dagegen z⟨u sprechen. Jahr-⟩ hundert wurden Kantharidenpflaster a⟨nge-⟩ nutzt. Die Kantharide oder „spanische ⟨Fliege" ist ein⟩ hochwirksames Gift produziert. Kantharid⟨en-In-⟩ sekten, vermischt mit ätherischen Reizölen, ⟨ergeben einen⟩ Ausschlag auf der Haut, wenn man diese damit ⟨einreibt. Kroton-⟩ öl, das von dem tropischen Krotonbaum gewon⟨nen wird. Baunscheidt⟩ selbst nahm zu diesen Spekulationen noch Stellun⟨g:⟩

„Leider ist mir hin und wieder zu Ohren gekomm⟨en, daß einige Ärzte⟩ brauche meines Instruments giftige Substanzen, w⟨ie⟩ Brechweinsteinsalbe, Tinkturen usw. in Ermangelung ⟨meines Oels, wel-⟩ ches durchaus frei von giftigen Substanzen ist) mit zur ⟨An-⟩ bracht worden sind. Solche leichtsinnigen Individuen beg⟨reifen⟩ nicht den Geist der Erfindung, und ich warne daher jeden v⟨or ge-⟩ fährlichen Nachfälschungen, da ich bei den ursprünglichen ver⟨bes-⟩ sen Anwendungen am eigenen Körper die nachteiligsten Folg⟨en⟩ und das eigene Leben hierbei oft aufs Spiel gestellt habe."

Vom preußischen Innenministerium gedrängt, sein Rezept preis⟨zuge-⟩ ben, schickte Baunscheidt ein eigenhändig geschriebenes Rezept n⟨ach⟩ Berlin – aber auch hier vermied er es, alle Ingredienzien seines Leben⟨s-⟩ weckeröles zu nennen. Dr. med. Dr. phil. Georg Alfred Tienes, der dieses Rezept im Jahre 1918 im Preußischen Geheimen Staatsarchiv eingesehen hat, berichtet:

„Es enthielt u. a. Rainfarnöl, Schwarzpfefferöl, Olivenöl und Knochenöl, welches wegen seines abstoßenden Geruchs gerne von Jägern benutzt wird, um gewisse Tiere fernzuhalten. Das echte Oleum Baunscheidtii war und ist jedoch ein Geheimmittel. Baunscheidt war klug genug, es niemals preiszugeben, sondern nur gewisse Bestandteile der Medizinalbehörde mitzuteilen. Es wurde behauptet, es enthalte Krotonöl. Diese Behauptung ist irrig. Der Leiter der Baunscheidtschen Erbengemeinschaft hat mir versichert, daß im echten Oleum Baunscheidtii kein Krotonöl enthalten sei. Daß dem so ist, habe ich selbst erprobt. Ich habe Versuche an mir selbst gemacht und das Oleum Baunscheidtii innerlich angewandt. Abgesehen von der Brechwirkung habe ich feststellen können, daß es auch ein gutes Abführmittel ist. Von Krotonöl dagegen können zwei Tropfen innerlich schon tödlich wirken."

Da Dr. Tienes das Originalrezept nicht erhalten konnte, entwickelte er

Die Anwendungsweise

Baunscheidt formulierte sehr richtig, daß unsere Haut eines der wichtigsten Organe des menschlichen Körpers sei:
„Sogar die weichen Teile der Insekten werden bloß durch die starke Haut oder den Panzer zusammengehalten, womit sie bedeckt sind. Sehen wir uns im Pflanzenreiche um, so werden wir finden, daß die Rinde des Baumes in Rücksicht seines gesunden Fortlebens der wichtigste Bestandteil desselben ist. Solange die Rinde des Eichbaumes noch unverletzt ist, treibt er Knospen und Blätter, mag auch das Herz selbst schon morsch geworden sein. Ist aber die Rinde verletzt, so stirbt der Baum zusehends ab – und gerade so verhält es sich mit unserer Haut, die uns das ist, was die Rinde dem Baume."

Zur allgemeinen Gebrauchsanweisung des „Lebensweckers" heißt es im Lehrbuch des Baunscheidtismus:

1. Weil der Hauptsitz einer jeden gefahrvollen Krankheit sich im Rücken befindet, so ist es naturgemäß, dort auch zuerst zu operieren, um das Leben von seinem krankhaften Drucke zu erlösen, und zwar auf der Wirbelsäule des Rückgrates, wie auch links und rechts neben derselben (vgl. die Abbildung, S. 37).

2. Man schlägt hier, wo sich aller Krankheitsstoff so gerne ausscheidet, je nach der Hartnäckigkeit des Übels und der Tragfähigkeit des Körpers, mit dem Instrument 40- bis 60mal ein.

3. Nachdem nun die ganze operierte Hautfläche mit dem Öle mittels einer Feder eingerieben und letzteres soweit in die Haut eingezogen ist, daß es sich mit den Kleidungsstücken nicht mehr wegwischt, kann der Patient sich wieder ankleiden, und er hat nur noch den einzutreffenden Erfolg abzuwarten.

4. Man kann den Heilungsprozeß wohltätig dadurch fördern, daß man die am zweiten oder dritten Tage erscheinenden kleinen Pusteln oder Eiterbläschen durch Reiben mit einer Bürste öffnet oder das Gefühl des Jukkens in anderer Weise zu befriedigen sucht. Durchaus notwendig ist dieses aber nicht.

5. Sollte in einigen Tagen nach der Anwendung noch nicht aller Schmerz verschwunden sein oder derselbe sich an einer Stelle restweise

Erläuterungen zur Abbildung „Adonis und Aphrodite" nach Baunscheidt
An dem Bildnis des Adonis und der Aphrodite werden diejenigen Stellen durch Punktion nachgewiesen, auf welchen am menschlichen Körper hauptsächlich mit dem ‚Lebenswecker' operiert werden soll. Die angedeuteten Punktierungen betreffen das Maximum.
A Dies ist die Haupt-Operationsbasis bei den meisten Krankheiten im Rücken, direkt auf und neben der Rückgratwirbelsäule bis um den Oberarmmuskel LL herum. Gewöhnlich fängt der Operateur in der Gegend bei P an und schnellt, aufwärts gehend, bis zum Genick (Hals) ein.
B Die Stelle hinter dem Ohre, wo gewöhnlich einmal eingeschnellt wird.
C Auf den Waden bis zur Achillessehne herunter.
E E Die Hüftgelenke usw.
F Die Kreuzgegend usw.
G Die Leber-, D die Bauch-, H die Milz- und J die Herzgegend.
K Die Brustfläche, von einer Seite gesehen.
L Wie oben angedeutet, der Oberarm, das Oberarmgelenk und der Oberarmmuskel usw.
M Das rechte Schlüsselbein. Die Operation von dieser Stelle aus wird gewöhnlich in einem Halbkreis bis zum linken Schlüsselbein auf oder unter der Schilddrüse geleitet.
N Die Beugesehne der rechten Hand; ganz ähnlich findet zuweilen die Anwendung auf den Beugesehnen der Kniekehlen usw. statt.
O Die Fußsohlen.

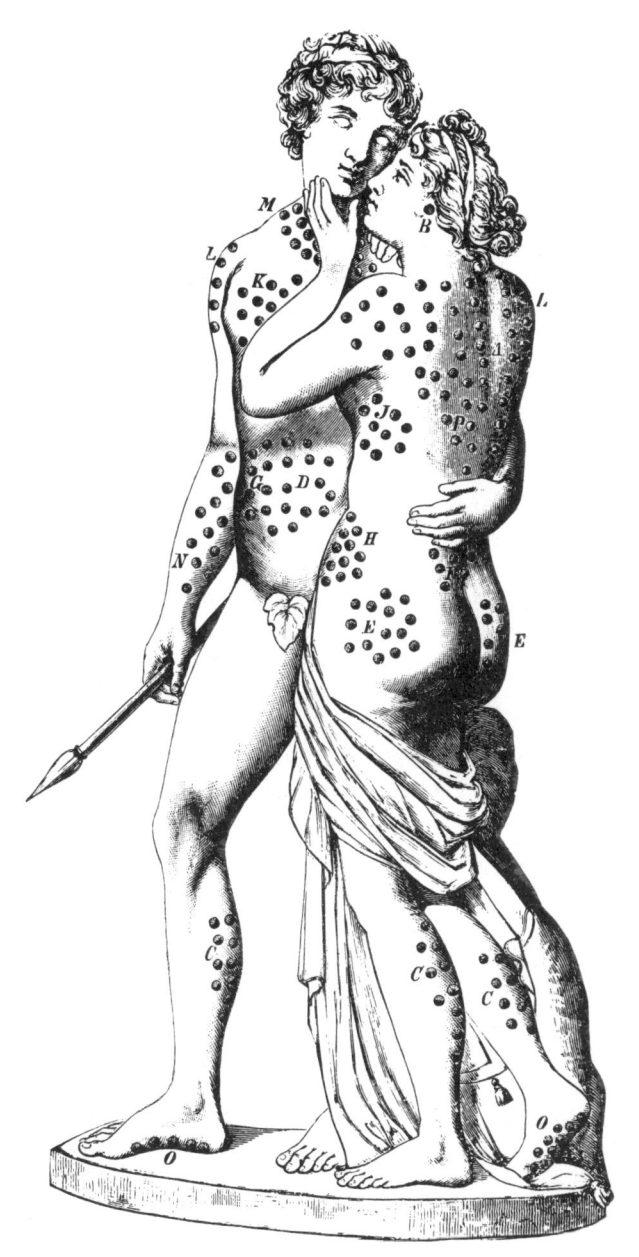

Adonis und Aphrodite
Hauptstellen für die Anwendung des „Lebensweckers"

zusammengezogen haben, so warte man nur die Heilung des Ausschlages ab – wozu gewöhnlich zehn Tage hinreichen –, und nach einmaliger Wiederholung der Applikation, die in diesem Falle etwas derber ausfallen müßte, ist die ganze Sache – bei den leichtern Krankheitsfällen wenigstens – rein abgetan.

6. Bei hartnäckigen Krankheitsfällen muß die Applikation in zehntägigen Zwischenräumen so lange fortgesetzt werden, bis auch hier das gewünschte Resultat sich eingestellt hat. In den schwierigsten Fällen jedoch dauert die Kur fast nie länger als vier bis sechs Monate.

7. In den drei ersten Tagen nach der Anwendung des ‚Lebensweckers' müssen die Patienten vor jeder Zugluft und Nässe, welche dem in einem höheren Wärmestadium sich befindenden Körper höchst nachteilig und der Kur geradezu verderblich sind, sich sorgsam hüten; ebenso sind die Waschungen am Morgen um eine Stunde zu verschieben und alle nassen Handarbeiten sowie Aufenthalte an feuchten Orten zu vermeiden.

8. Die gewohnte Lebensweise des Patienten braucht nicht im geringsten geändert zu werden, weil durch eine derartige Änderung ja eine Veränderung im Körper von selbst zuwege gebracht werden würde, die meist nicht den gewünschten Effekt haben dürfte. Der Genuß saurer Sachen (besonders Obstsäuren) ist jedoch nicht vorteilhaft. Man ist noch vielfach der irrigen Meinung (und selbst einzelne Baunscheidtisten raten dies an), nach der Applikation drei Tage das Zimmer zu hüten und teilweise diese Zeit über im Bette zu bleiben. Weder das eine noch das andere ist erforderlich. Man kann sich sogar der Luft aussetzen, wenn man sich nur vor Nässe und hauptsächlich gegen Durchzug schützt.

9. Zur Beruhigung ängstlicher Gemüter wird bemerkt, daß man mit dem ‚Lebenswecker', der ohne alle Gefahr selbst beim Säugling angewendet wird, sich nie schaden kann.

10. Die Wiederholung der Applikation in zehntägigen Perioden kann nicht befremden; die Wirkung des Öls zur Offenerhaltung der durch die Nadeln entstandenen feinen Stichwunden dauert nämlich nach meinen Beobachtungen nur zehn Tage.

11. Je mehr die Untätigkeit der Haut vorgeschritten ist oder je öfter an derselben Einreibungen vorgenommen werden, desto länger dauert es an, ehe an derselben die wohltätige Wirkung des ‚Lebensweckers' zutage tritt. Namentlich beobachte ich dies an solchen Personen, deren Haut Bekanntschaft mit der Jodtinktur gemacht hat. Es sind mir Fälle vorgekommen, bei denen erst die dritte Applikation auf die Haut einwirkte. Befördert wird der Erfolg, wenn man neben warmer Abwaschung vor der Applikation erst die Haut mit einer Bürste bis zum Rotwerden frottiert.

Nadelung mit dem Lebenswecker

Kennzeichng. der Einschlagstellen entsprech. den Nerven u. Organen zur Entlastung dieser

nach Dr. O. Z. A. Hanish

Dargestellt und bearbeitet v. C. Otto Müller
Stuttgart-S Römerstraße 26

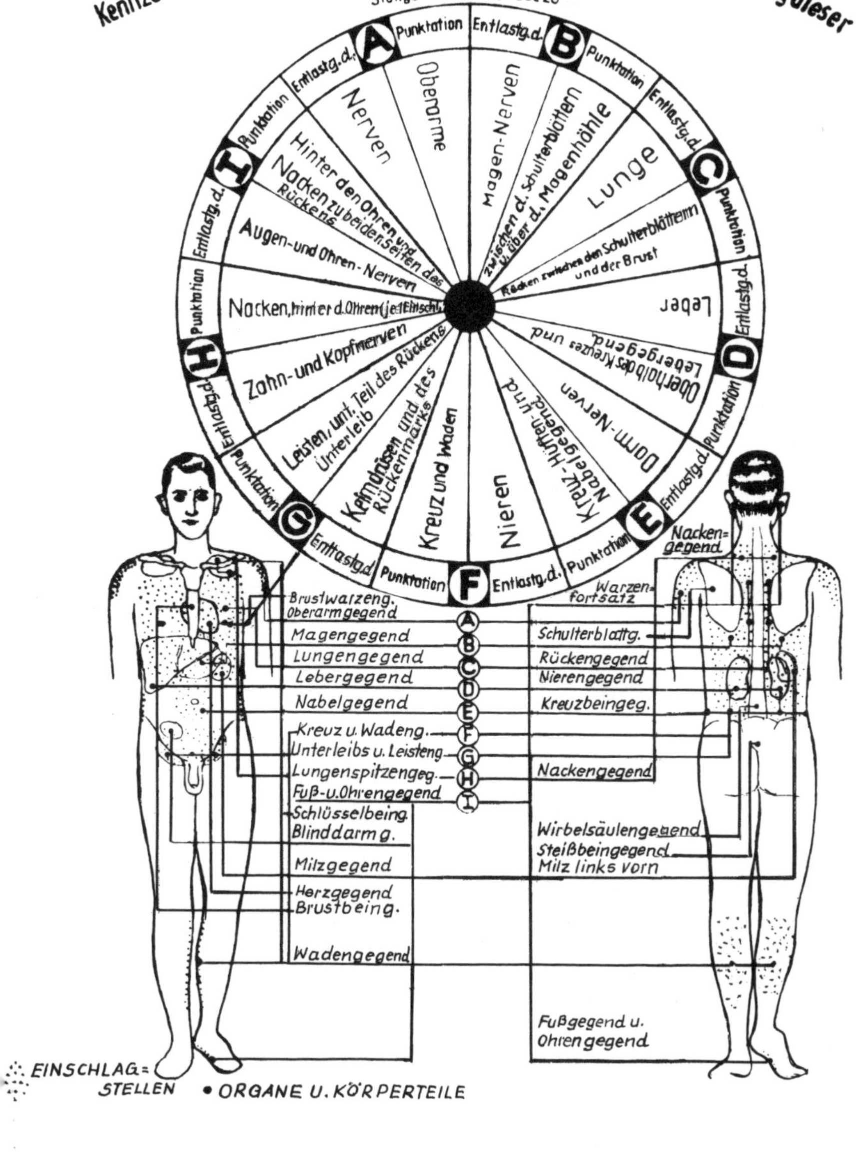

Nachdem wir bis hierher den Erklärungen des Erfinders gefolgt sind, erscheint eine zusammenfassende Darstellung der Anwendung der heute gebräuchlichen Geräte – eine Art Gebrauchsanweisung – angebracht:

Der „Lebenswecker" oder Nadelapparat führt in einer Metallhülse an einer Feder einen Bolzen, der mit Stahlnadeln besetzt ist und mittels der Feder gegen die Haut geschnellt werden kann, so daß die Stahlnadeln ein bis zwei Millimeter tief in die Haut eindringen. Man setzt den Apparat fest auf die Haut, zieht den federnden Griff an und läßt ihn los. Schon nach einigen Versuchen macht man das leicht, rasch und richtig. Die Einschläge dürfen nie Blut zutage treten lassen.

Die wichtigste Stelle für die Nadelung ist das Rückgrat. Doch dürfen die Nadeln niemals auf knöcherne Stellen, also auch nie auf die Wirbel selbst gesetzt werden; man macht vielmehr nur auf die weichen Stellen zu beiden Seiten der Wirbelsäule je 20 bis 30 Punktationen auf jeder Seite, zwischen den Rippen und gegen das Gesäß hin ebenfalls 20 bis 30 Einschläge, am Unterleib etwa 50. Nach jedem Gebrauch werden die Nadeln gründlich gereinigt, indem man den Nadelkolben aus der Führung nimmt und den Nadelkopf mit Verstellgarnitur sterilisiert.

Nach der Nadelung wird ein wenig warmes Mandelöl oder das wirksamere exanthematische Öl, am besten mit einem Wattestäbchen, über die genadelten Stellen gerieben. Das Öl dringt in die kleinen Öffnungen ein, zieht die Unreinigkeiten unter der Haut an sich und bringt sie als Pusteln oder Eiterbläschen an die Oberfläche. Um die volle Wirkung zu erzielen, muß man die genadelten und eingeölten Stellen von der Außenluft abschließen und den Körper warm halten. Dazu legt man eine gespaltene Tafel nicht entölter, sogenannter exanthematischer Watte (also nicht Verbandwatte) auf, bindet sie mit breiten Binden fest oder steckt sie mit Sicherheitsnadeln an eine übergezogene, enganliegende Netzjacke an. Wenn möglich, lege man sich so für 24 Stunden ins Bett, jedenfalls hält man sich recht warm, meidet Zugluft und kaltes Wasser und bedient sich schweißtreibender Mittel; man nimmt etwa Jaboranditee, Flieder- mit Lindenblütentee, heiße ungesüßte Limonade, Glühwein, Kognak mit Salz, jede Stunde einen Eßlöffel voll. Man esse reichlich wärmebildende Speisen, wie Schleimsuppen, Bratlinge, Spaghetti, Käse usw.

Die Watteeinpackung bleibt 36 Stunden liegen. Dann sieht man nach, ob die Pusteln reif sind; manchmal dauert es drei Tage. Sobald sie reif sind, nimmt man den Verband ab und drückt mit einem groben Lappen oder Tuch die Pusteln oder Eiterbläschen auf und wischt den Eiter und Unrat ab. Dann ölt man die Haut nochmals mit Mandelöl ein und legt einen neuen Watteverband an, der drei bis fünf Tage liegen bleibt, bis die Pusteln eingetrocknet sind. Wenn sich wieder Pusteln gebildet haben, muß

Die Anwendungsweise 41

man sie wieder öffnen. Nachdem alles abgeheilt ist, nimmt man ein heißes Vollbad von 40 Grad Celsius mit Borax und reichlich reiner Pflanzenfettseife, wie Veneziel-, Eukalyptus-, Mandelöl- oder Kräuterseife. Nach dem Bade fühlt man sich wie neugeboren. In den meisten Fällen genügt eine Behandlung; wenn nötig, wiederholt man die Behandlung alle zwei Wochen so lange, bis kein Eiter mehr abgesondert wird. Die Behandlung wirkt vorbeugend gegen mancherlei Krankheiten, weil der Körper von Fremdstoffen entlastet wird, die das Blut verunreinigen und die Nerven hemmen. Der Blutumlauf wird also verbessert, die Haut besser durchblutet, die Nerven werden belebt.

Aus diesem Grunde pflegen viele die Nadelung von Zeit zu Zeit vorzunehmen und beugen dadurch nicht nur der Krankheit vor, sondern machen den Weg frei für eine Erweiterung der körperlichen und geistigen Kräfte.

Zur Erleichterung der inneren Organe nadelt man mit gutem Erfolg die Hautstellen, unter denen die Nervenbahnen dieser Organe nahe an die Oberfläche treten, daneben wird eine Nadelung zu beiden Seiten des Rückgrats immer die Wirkung vergrößern. Zur allgemeinen Nervenentlastung nadelt man die Oberarme. Zur Entlastung der Magennerven die Gegend zwischen und über den Schulterblättern und über der Magenhöhle; zur Entlastung der Lunge den Rücken zwischen den Schulterblättern und die Brust; zur Entlastung der Leber den Rücken oberhalb des Kreuzes und die Lebergegend; zur Entlastung der Darmnerven die Kreuz-, Hüften- und Nabelgegend; zur Entlastung der Nieren, um Ischias und Neuralgie vorzubeugen, Kreuz und Waden; zur Stärkung der Geschlechtsorgane und des Rückenmarks die Leisten, den unteren Teil des Rückens und den Unterleib; zur Entlastung der Zahn- und Kopfnerven den Nacken und die Gegend hinter den Ohren; zur Entlastung der Augen- und Ohrennerven die Gegend hinter den Ohren, den Nacken zu beiden Seiten des Rückgrates bis zu den Schulterblättern und die Fußsohlen; diese aber nur trocken. Um einer Anlage zu Katarrh, Husten, Fieber, Blutarmut entgegenzuarbeiten, nadelt man von Zeit zu Zeit den ganzen Körper.

Man kann auch Trockennadelung mit gutem Erfolg anwenden, d. h. die Haut mit dem „Lebenswecker" öffnen, ohne danach Öl einzureiben. Man erzielt dadurch einen besseren Blutumlauf und die Ausscheidung von Fremdstoffen, die noch nicht feste Formen angenommen haben; man riecht die entweichenden Gase bisweilen geradezu. Man kann die Trockennadelung drei Wochen lang täglich vor dem Schlafengehen machen und später dreimal wöchentlich. In drei bis zehn Minuten kann man den ganzen Körper nadeln. Die wichtigsten Stellen sind die Fußsohlen, die Gegend um die Fußknöchel, die äußeren Waden, die Leisten, der Nacken und die beiden Seiten längs des Rückgrates. Jede dieser wichtigen Stellen bekommt 20 bis 40 Einschläge. Kann man die Körperstellen nicht mit beiden Händen erreichen, wie etwa den Rücken zwischen den Schulterblättern, so nadelt man mit einer Hand, indem man den ganzen Apparat vor- und rückwärts schnellt. Nach der Trockenbehandlung reibt man einige Tropfen warmes Mandelöl ein, um die Luft abzuhalten. Handhabt man die Trockennadelung regelmäßig, so reinigt man auch mit der Zeit den ganzen Körper. Auch wer sich – wie man sagt – ganz gesund fühlt, wird aus der Trockennadelung großen Vorteil ziehen, weil sie dem ganzen Organismus Erleichterung verschafft.

Selbst bei sonst empfindlichen Personen ist die Nadelung mit dem „Lebenswecker" nahezu schmerzlos – bis auf die Stellen, wo wenig Fett- oder Muskelpolster vorhanden sind, z. B. hinter den Ohren, am Schien- oder Fersenbein.

Die neuesten Ergebnisse der Physiologie und Gewebelehre haben gezeigt, daß die nachzuweisenden Heilerfolge des Baunscheidtismus durchaus wissenschaftlich zu erklären sind. Zudem ist es ein ganz harmloses Verfahren; denn es ist kein Fall bekannt geworden, bei dem der Gebrauch des „Lebensweckers" schädliche Folgen nach sich gezogen hätte. Er bewirkt Besserung und Heilung.

Die leichte Stichelung der Oberhaut und die Einreibung der so entstandenen Öffnungen mit dem hautreizenden Öl erzeugt einen heilenden Bläschenausschlag, der nach ein paar Tagen wieder abheilt. Je stärker die Reaktion auftritt, desto größer ist die heilende Blutfülle der tiefen Hautschichten und der inneren Organe. Die Erfahrung hat gezeigt, daß sich Krankheitsstoffe außer am Kieferwinkel besonders gern am Rücken ausscheiden, weshalb zu beiden Seiten des Rückgrats genadelt wird.

Eine frische Lungenentzündung kann z. B. nach einmaliger Nadelung in fünf bis sieben Tagen geheilt werden, wie überhaupt frische und akute Krankheiten durch eine einmalige Anwendung geheilt werden können. Demgegenüber dauert die Behandlung bei verschleppten und chronischen Erkrankungen natürlich sehr viel länger, wobei die „Operation" in Abständen immer wieder vorgenommen werden muß. Obwohl praktisch jeder Laie bei kleineren und auch größeren Übeln „baunscheidtisieren" kann, sollte die Nadelung an schwierigen Stellen allein dem Arzt überlassen bleiben, so z. B. die Anwendung an den Augenlidern, am Mund, an geschwürigen und krebshaften Stellen, am Kniegelenk und in der Gegend der Geschlechtsteile, denn hier sollte eine zu starke Wirkung vermieden werden.

Mehrtägige Eiterungen stellen sich oft nach Behandlung hinter den Ohren ein. Auch die Gelenke können bis zur Steifheit anschwellen, die

Die Anwendungsweise 43

mehrere Tage dauert. Wichtig ist auch zu wissen, daß bei Nadelung des Unterbauches und der inneren Schenkelflächen ein Nässen, eine Eiterung und schließlich eine Abschieferung der Haut an den Geschlechtsteilen meist nicht zu vermeiden ist. Das aber sollte keineswegs beunruhigen; denn – wie wir gesehen haben – ist eine solche starke Reaktion durchaus notwendig, um den Heilungsprozeß zu beschleunigen. Nach der Behandlung erheben sich die Stichöffnungen hirsekorngroß, die sich dann in kleine Eiterbläschen und Pusteln verwandeln. Gelegentlich treten auch

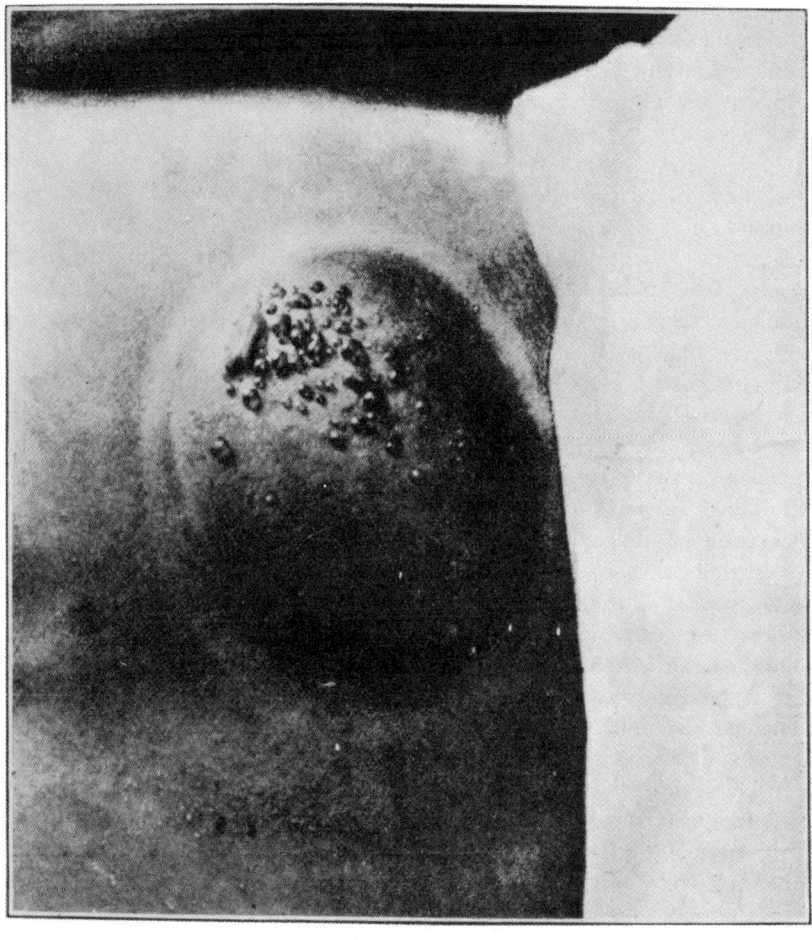

Hautreaktion nach Nadelung
(vergrößert)

leichte Fiebererscheinungen auf. Bei fortgeschrittener Blutentmischung vereinigen sich die Pusteln zu Quaddeln und Blasen, die dann reichlich übelriechenden Krankheitsstoff absondern, um dann schließlich zu verkrusten und abzuheilen.

Nach der Nadelung stellt sich ein Juckreiz ein, der um so stärker empfunden wird, je mehr man diesem Reiz nachgibt und sich scheuert. Dabei ist es durchaus erlaubt, ja sogar wünschenswert, wenn man die genadelten juckenden Stellen mit einer sauberen Bürste abscheuert, um so den Hautreiz noch zu erhöhen. Bald jedoch wird sich eine wohltuende Wirkung bemerkbar machen: ein angenehmes Wärmegefühl infolge beschleunigten Blutumlaufs bei verstärkter Hautausdünstung, ein Nachlassen der Schmerzen und erquickender Schlaf, erhöhte Ausscheidung und guter Appetit sowie tiefere Atmung und allgemeine Ausgeglichenheit des Gemüts.

Über die Anwendungsweise äußert sich Dr. Tienes folgendermaßen:

„Die Zahl der Einschnellungen hängt von der Dauer und Hartnäckigkeit des Leidens, vom Alter und von den Kräften des Kranken ab. Zwanzig auf der Wirbelsäule, am besten mit dem Steißbein beginnend, und ebenso viele auf beiden Seiten derselben, bewirken bei richtiger Handhabung des Schneppers 1 800 Stichöffnungen, was bei den meisten Behandlungen genügt. Will man die verjüngende Allgemeinwirkung steigern, so kann man durch Nadelung und Ölung der Brust (Lunge, Herz), des Halses (Drüsen, Mandeln), des Bauches (Leber, Magen, Milz, Darm etc.) und der Glieder die Stichöffnungen allmählich bis auf das Fünffache in einer Sitzung vermehren, wobei stets die anatomischen Verhältnisse des hauptsächlich gestörten Organs in Betracht zu ziehen sind."

Das Behandlungszimmer soll natürlich gut gewärmt sein, die Nadelung selbst möglichst schnell vor sich gehen. Sofort danach muß das Öl nicht allzu reichlich durch eine Feder oder einen Wattepinsel auf die Haut aufgetragen werden. Erfolgt die Behandlung auf Rückgrat, Hals oder hinter den Ohren, so wird nach der „Operation" Watte auf diese Stellen gelegt. Der Kranke aber sollte sich stets warm anziehen. Wurden größere Hautflächen behandelt, ist Zimmer- oder Bettruhe zu empfehlen. Die Haut selbst sollte während der ersten drei bis fünf Tage nicht gewaschen werden, auch sollte man eine Abkühlung vermeiden. Natürlich sind Hände und Köperöffnungen mit warmen Wasser zu reinigen.

Kurz nach der Behandlung empfiehlt sich der Genuß von heißer Milch mit Honig oder Lindenblütentee. Kalte und saure Getränke sind während der nächsten Tage verboten, dagegen ist Pflanzenkost sehr nützlich. Ein großes Reinigungsbad wird zum ersten Mal eine Woche nach der Behandlung genommen. Falls weitere Nadelungen notwendig sind, so sollten

Die Anwendungsweise

diese in zehntägigen Abständen vorgenommen werden, wobei jedesmal vorher ein warmes Bad oder eine warme Waschung des Körpers angebracht ist. Der witterungsmäßig günstigste Zeitpunkt für die Behandlung ist der Herbst, aber auch das Frühjahr in den Monaten März und April.

Hinweise für den Arzt

In alten Lexika wird zwischen Akupunktur und Baunscheidtismus kaum ein Unterschied gemacht. So heißt es z. B.: „Der sogenannte Baunscheidtismus ist nur eine Verbindung der Akupunktur mit der Anwendung einer hautreizenden Flüssigkeit. Das Ganze ist ein kräftiger Hautreiz und wirkt nur als solcher."
    Dr. med. Dr. phil. Georg Alfred Tienes stellt jedoch den Unterschied klar heraus: „Dem flüchtigen Anschein nach hat der ‚Lebenswecker' große Ähnlichkeit mit den Akupunkturnadeln, dem Schröpfschnepper, dem künstlichen Blutegel. Aber diese Ähnlichkeit ist, wie sich bei Anwendung des Baunscheidtschen Nadelgerätes in Krankheiten bald herausstellt, nur äußerlich und seine Einwirkung von der jener Geräte sehr unterschiedlich, denn nach seiner Anwendung erfolgt ein bedeutender örtlicher oder allgemeiner Schweiß oder, nach Einreibung des Öls, der Heilausschlag. Bei der chinesischen Akupunktur dringen die Nadeln oft sehr tief in das Innere der Organe ein, beim Baunscheidtschen Schnepper nur ein bis zwei Millimeter, so daß nur sehr selten und nur unbedeutend kleine Bluttröpfchen aus der Haut heraustreten. Der ‚Lebenswecker' setzt durch die fast schmerzlosen, mikroskopisch feinen Hautnervenröhrenverletzungen ohne nennenswertes Blutvergießen und ohne Pein tausendfältige, feinste Nervenwunden, wodurch eine Willens- und Lebenskrafterregung bewirkt wird, welche die Heilerfolge des Baunscheidtismus, zusammen mit der Ableitung der Fremdstoffe, nicht als wunderbar, sondern ganz natürlich erscheinen lassen."
    Es handelt sich also um Hautnervenwunden, welche die körpereigenen Abwehrkräfte mobilisieren sollen. Zum Thema *Wundheilung als Problem der körpereigenen Abwehr* schreibt Prof. Dr. med. habil. Dr. phil. nat. Heinz Baron aus Düsseldorf:
    „Da Wunden durch Zellschädigung entstehen, gegen welche sich der Organismus durch ‚syntoxische Steroide' zur Wehr zu setzen vermag, kommt dem Nachweis des Eintritts bzw. Nichteintritts solcher Zellschädigungen, wofür die jeweilige Flächengröße des Zentralstücks einen Anhalt gibt, grundsätzliche Bedeutung im Sinne eines wertvollen Indikators für die Wundheilung zu . . . Mehrfachwunden erhalten offensichtlich ei-

Hinweise für den Arzt 47

nen erhöhten Schutz aus der körpereigenen Abwehr, die durch eine intensivierte Antiproteolyse-Enzymstruktur gekennzeichnet ist."
Dr. med. Walter Ruhmann, Berlin, verzeichnet u. a. folgende Heilanzeigen:
„Nächst den subakuten bis subchronischen Rheumaleiden sind ein Gebiet des Heilexanthems diejenigen Erkrankungen, die mit jähen Anfällen einhergehen, Zuständen also, die man heute gern als ‚allergische' Krisen auffaßt, die Stenokardie, das anfallweise Herzjagen und der bronchialasthmatische Zustand. Bei diesen drei Indikationen wird an Brustmitte und Oberrücken großflächig je ein Pustelfeld angelegt. Wiederholung nach Wochen kann hier von Vorteil sein . . . Wichtig scheint, daß die Kolikbereitschaft von Bauchorganen durch regionär erzeugte Pustelausschläge abzunehmen scheint. Die angepriesenen Heilungen von Gallenleiden, Dysmenorrhöe u. ä. dürften sich durch diese Tatsache erklären. Man legt hier großflächige Pustelfelder an den segmental zugehörigen Hautbezirken (den sogenannten Headschen Zonen) des Rückens an."
Schon Dr. med. Hermann Schauenburg, ein Zeitgenosse von Carl Baunscheidt und damals international bekannter Augenarzt und Chirurg, erklärte:
„Das neue Verfahren Baunscheidts ist nun in die wissenschaftliche Praxis aufgenommen, und ich rechne es mir zur Ehre an, daß zur Erreichung dieses Zieles meine jahrelangen Bemühungen nicht vergeblich gewesen sind. Lieber würde ich auf 99 Prozent der Apothekermittel Verzicht leisten als auf das künstliche Exanthem, worin ich neben einer richtigen Pflege und vegetarischer Diät die zuverlässigste Stütze gegen Siechtum und frühzeitigen Tod anerkenne."
Neben zahlreichen deutschen Ärzten wie von Bönninghausen, Neumann und von Nussdorf, die sich uneingeschränkt für den Baunscheidtismus aussprachen und einsetzten, trugen auch zahlreiche Fach- und Amtsärzte im Ausland zur Verbreitung dieses Heilverfahrens bei. So berichtete der amerikanische Arzt Dr. Ino Meier aus McKeesport, Pennsylvanien:
„Ich habe in meiner 24jährigen Praxis in zahllosen Fällen den Baunscheidtismus angewandt, besonders bei Rheumatismus und Lähmungen, Gicht, Hexenschuß, Augenentzündungen, Brand, Hautkrankheiten und Syphilis, Skrofeln, Neuralgien usw. und habe großartige Erfolge gehabt. Selbst in den hartnäckigsten Fällen waren die Erfolge wunderbar. Wer die Wohltat eines Heilsystems am eigenen Leibe erfahren hat, ist sein bester Pionier."
Den Baunscheidtismus bei ungeheilten Geschlechtskrankheiten rühmte der Leipziger Arzt Dr. Zenker: „Als alle anderen Mittel nichts halfen,

weder Allopathie noch Homöopathie, noch Naturheilverfahren, griff der Kranke zum ‚Lebenswecker', und siehe da, die Geschwüre im Halse sowie die lebensbedrohenden ödematösen Anschwellungen des Kehlkopfes, die kraterartig tiefen Geschwüre auf der Hohlhand begannen zu heilen!"

In einem Gutachten des Münchner Arztes Dr. Klimaszewski heißt es: ,,Ich habe die Methode in zahlreichen Fällen angewandt, und die Erfolge waren so auffallend gut, daß ich dieses Verfahren als einen der besten Heilfaktoren betrachte."

Dr. Nichterlein aus Minden weist gute Heilerfolge nach Behandlung mit dem ,,Lebenswecker" bei allen Drüsenerkrankungen skrofulöser oder syphilitischer Art, Diphtherie, Nervenfieber und Pocken nach. Experimentell und klinisch konnten die Professoren Dr. Speransky (Moskau), Dr. Ricker und Dr. Stöhr jun. die einzigartige Heilweise der Exanthematie eindeutig nachweisen und begründen.

Der Geheime Medizinalrat Prof. Dr. Bier (Berlin) äußerte sich über das Baunscheidtsche Heilverfahren: ,,Ich fühle mich jetzt gerechtfertigt, daß ich jahrzehntelang seit dem Beginn meiner Dozentenzeit die lokalen Reizmittel stets ausführlich behandelt habe, auch während sie in den Kliniken zeitweilig völlig vergessen waren."

Dr. Aschner, Leiter der Abteilung für Frauenkrankheiten und Geburtshilfe an der Stuyvesant-Klinik in New York, urteilt: ,,Die Baunscheidtsche Methode ist der überwiegenden Mehrzahl der Universitätsprofessoren und daher auch den gerichtlichen Gutachtern meist unbekannt, zumindest haben sie keine eigenen praktischen Erfahrungen – aber nur so kann man sie beurteilen. Alle bisher über Laienmedizin bzw. zur Bekämpfung des Kurpfuschertums erschienenen Schriften urteilen vollkommen falsch über den Baunscheidtismus. Ich habe hunderte Fälle von Rheuma, Neuralgien, Ischias usw. damit geheilt."

Dr. Anna Fischer-Dückelmann, Schweiz, die ursprünglich dem Baunscheidtismus ablehnend gegenübergestanden hatte, berichtet über ihren eigenen Fall:

,,Mehrere Jahre litt ich an heftiger Skleritis des rechten Auges, das durch allerlei Fehler in der Behandlung schließlich erblindete. Um das häßliche Auge zu verdecken, versuchte ich, eine Prothese darüber zu tragen. Diese aber führte zu einer qualvollen Entzündung des ganzen Augapfels, und so entschloß ich mich, dieses Auge, das mich so sehr störte, herausnehmen zu lassen. Das linke Auge hatte ja längst auch einen skleritischen Herd bekommen, und ich hoffte, es durch Entfernung des rechten zu befreien, also zu retten. Aber nur kurze Zeit währte der Triumph. Drei Monate nach der Operation begann die Entzündung abermals, und was ich auch anwandte, alles blieb erfolglos, sie saß fest.

Hinweise für den Arzt 49

Inzwischen hatte ich eine Frau mit beidseitiger Skleritis in Behandlung, die im allgemeinen und an ihrer Bindehaut so reizbar war, daß man mit Wasser überhaupt nichts machen konnte. Sie hatte keine Geduld und reiste bald ab. Dieser Fall war mir auch belehrend! Ich machte immer noch Dampfkompressen, die wohltätig waren, ableitende Bäder, fastete recht oft usw., aber mein Zustand wurde nicht besser.

Da kam ich eines Tages auf die Idee, Baunscheidt zu versuchen, aber mit Gründlichkeit und Hingebung, d. h. Bettwärme zwei bis drei Tage nach der Stichelung, spärliche, leichte Kost während dieser Zeit, das erste Bad erst am siebten Tag nach der Behandlung und fünfmalige Wiederholung derselben nach zehn- oder später vierzehntägiger Pause. Und siehe da! Schon nach der ersten Behandlung hieß es: Das Auge ist größer geworden! (Das will sagen, die Lidspalte hatte sich infolge Abnahme der Schwellung der Lider erweitert.)

Nach der zweiten wurde die gerötete Stelle heller, und schließlich wurde die Lederhaut weiß, frei, und die Sehfähigkeit nahm so zu, daß ich jetzt Zeitungen lesen kann. Dieser herrliche Zustand dauert nun über vier Monate. Wer nur mehr ein Auge hat und im übrigen arbeitsfähig ist, kann ermessen, was dies bedeutet. Lob und Dank dem alten Baunscheidt! Würde ich vor sechs Jahren etwas von ihm gewußt haben, so besäße ich heute noch meine beiden Augen, die immer so scharf und leistungsfähig waren; diese Überzeugung habe ich jetzt gewonnen."

Dr. Fischer-Dückelmann starb in hohem Alter und ist die Verfasserin des 1917 veröffentlichten Buches *Die Frau als Hausärztin*, das in einer Gesamtauflage von über drei Millionen Exemplaren Verbreitung fand.

Wie bereits ausgeführt, verursacht die örtliche Hautreizung eine Blutstromsteigerung, die schließlich den Heilerfolg garantiert. Dr. Ruhmann äußert sich in seinen Erfahrungsberichten darüber folgendermaßen:

„Meßbar läßt sich die gewaltige Blutstromsteigerung des antirheumatischen Hautreizes besonders in solchen Versuchen zeigen, welche ohne jede Wärmeeinwirkung – also auch nicht mit Reibung – vorgehen, wie dies ja bei chemischer Reizung (Baunscheidtöl nach Stichelung) oder etwa im Verfahren der Trockenschröpfung der Fall ist. Vergleicht man mittels Hautthermometers eine unbehandelte Körperstelle mit dem örtlich entsprechenden (Stichelungs- bzw.) Schröpfbezirk der Gegenseite, so weisen hier die oft unerwartet hohen Unterschiede auf intensive Durchströmung mit arteriellem Blute. Es ergibt sich uns beispielsweise im Bereiche mehrerer dicht beieinander und heftig ausgeführter ‚Schnellschröpfungen' (je 30 Sekunden) der Schultergegend einer 23jährigen Versuchsperson die außerordentliche Zunahme an Eigenwärme der Haut um 3,7 Grad C. Während vor der Behandlung beide geprüften Hautstellen (Rückfläche der

Schultern) übereinstimmend einen Normalwert von 32,4 Grad C ergaben, zeigt wenige Minuten darauf inmitten des (Nadelungs-bzw.) Schröpfstellenbereiches die Haut eine Eigenwärme von 36,1 Grad C (!), reicht also schon nahezu an die Temperatur von Körperhöhlen, an Achselwärme oder Mundwärme heran."

Zusammenfassend kann man feststellen, daß der „Gegenreiz" oder die „Ableitung" die lokale und sogar die allgemeine Abwehr des Körpers gegen den örtlichen Schaden steigert, ähnlich einer aufgezwungenen Gegenkrankheit, welche die leiblichen Schutzkräfte alarmiert. So ahmt der örtliche Heilreiz das Naturgeschehen nach, das ja von sich aus schon abwehrschwache Gewebe überempfindlich macht.

Dritter Teil:
Heilung durch Baunscheidtismus

In diesem Hauptteil des vorliegenden Buches wollen wir das wiedergeben, was Carl Baunscheidt selbst über die einzelnen Krankheitsfälle und die entsprechende Behandlungsweise gesagt hat. Es wurden in Ergänzung lediglich zu den betreffenden Stichworten einige charakteristische Auszüge aus seinem Krankheitsbulletin, die Resultate seiner Praxis sowie einige wichtige Patientenaussagen und Briefe zugeordnet.

Allgemeine leichte Krankheitsfälle

1. Flußrheumatische Schmerzen
Hier ist die Rede von solchen Schmerzen im Halse, in Armen und Beinen, in den Schultern oder zwischen denselben in der Gegend des Rückgrates:
Man schnelle das Instrument überall da ein, wo sich Schmerzen zeigen, mit Ausnahme jedoch des Kniegelenks, weil besonders das letztere ein überaus zarter Teil ist, wohin jeder Krankheitsstoff durch die natürliche Reibung sich schon von selbst hinzieht und ablagert. In diesen Fällen des fieberlosen Rheumatismus wird der Patient schon fünf Minuten nach der Anwendung des Instruments von seinen Schmerzen befreit sein und sich also augenblicklich von der gleichsam wundertätigen, aber doch sehr natürlichen Wirksamkeit des „Lebensweckers" überzeugen können.

*

Margarete Weber in Kessenich, Kreis Bonn, 22 Jahre alt, litt an rheumatischen Schmerzen im Rücken und in der rechten Schulter, sowie an fürchterlichen Zahnschmerzen; sie wurde in zwei Anwendungen am 13. und 29. Februar total davon befreit und wird jedenfalls jahrelang davon befreit bleiben.

*

Johann Nußbaum zu Fischenich bei Köln, 46 Jahre alt, Schmiedemeister, litt seit Jahren an heftigen Kreuz- und Rückenschmerzen, so daß er sich zuzeiten gar nicht aufrichten konnte. Nach sechsmaliger tüchtiger Applikation auf den leidenden Stellen war der Patient Ende April 1853 völlig wiederhergestellt und arbeitsfähig.

*

Friedrich Wilhelm Bausler, 21 Jahre alt, Schustergeselle in Kessenich, Kreis Bonn, voll Rheumatismus im Rücken und die Arme vor Schmerz nicht heben könnend, wurde in einer Anwendung am 13. April 1853 vollkommen geheilt.

*

Allgemeine leichte Krankheitsfälle

Ein ähnliches Resultat hatte im vorigen Jahre statt bei der Frau K. in B., die auch bei einmaliger Anwendung wiederhergestellt wurde.

*

Johann Schwab, Ortsvorsteher in Poppelsdorf, 48 Jahre alt, litt seit fünf Jahren an öfteren, unausstehlichen rheumatischen Schmerzen im ganzen Körper, besonders im Rücken, aus welchem sich in letzter Zeit das Übel in das linke Hüftgelenk gezogen und dem Patienten den Schlaf ganz benommen hatte. Bei der übrigen Rüstigkeit des Mannes reichte eine einmalige derbe Anwendung im Rücken am 10. März 1853 hin, das Übel zu beseitigen. Schon fünf Minuten nach der Applikation trat eine wesentliche Erleichterung der Schmerzen ein.

*

Katharina F. zu Stotzheim, Kreis Euskirchen, 31 Jahre alt, litt seit längeren Jahren an Rheumatismus, besonders im Rücken und in den Armen. Die Patientin litt sodann zwei Jahre an Flechten, wahrscheinlich von zurückgetriebener Krätze herrührend. Die erste Anwendung meines Heilverfahrens im ganzen Rücken fand am 10. März 1853 statt, und die siebente am 24. Mai, wonach die Patientin wiederhergestellt wurde. NB. Die Flechten waren schon nach der ersten Anwendung gänzlich verschwunden, ebenso war die Fontanelle am rechten Arm von selbst geheilt, dagegen der künstliche Ausschlag im Rücken sehr stark geworden.

*

Bernard Klüsener, Gymnasialdiener in Bonn, 38 Jahre alt, wurde durch sein langjähriges rheumatisches Leiden, welches sich früherhin heftig auf die Augen geworfen hatte, nach 16jähriger Dienstzeit als Invalide vom 30. Linien-Infanterie-Regiment entlassen. In seiner jetzigen Stellung äußerte sich im Winter 1852 auf 1853 das Übel wieder so heftig, namentlich durch das krampfhafte Zusammenziehen der Hände und Füße, daß er auch hier wieder Gefahr lief, außer Dienst zu kommen. Schon nach der ersten Anwendung vermochte der Patient seine Funktionen wieder auszuüben, und nach achtmaliger Applizierung war derselbe im März 1853 völlig hergestellt. Bis heute (1859) gesund.

*

Joseph Bach, Musikdirektor der Bachschen Kapelle in Bonn, 48 Jahre alt, litt im Winter 1852 an schmerzhaftem Rheumatismus, welcher sich vom Rücken auf die Augen geworfen und dadurch den Kranken aufs Bett gebracht hatte. Ärztlich war ihm keine Hilfe zuteil geworden. Schon nach der ersten Anwendung meines Verfahrens im Rücken und hinter den Ohren vermochte der Leidende innerhalb zehn Minuten auf mein Geheiß nicht nur aus dem Bette aufzustehen und sich anzukleiden, sondern auch, zum Staunen aller Anwesenden, die tagelang verschlossenen und lichtscheuen Augen bleibend zu öffnen, wie ich dies vorhergesagt hatte. Eine viermalige, in zehntägigen Zwischenräumen fortgesetzte Wiederholung beseitigte das Übel vollständig.

*

Hilger Bürvenich, Schreinermeister zu Buschhoven, Kreis Bonn, 40 Jahre alt, war durch sein rheumatisches Übel in der Behandlung so heruntergebracht, daß er einem Gerippe ähnlich war, nicht mehr gehen konnte und seine Augen starr im Kopfe standen. In der letzten Zeit hatte sich noch ein unausgesetzter Husten dazu eingefunden. Selbst eine neunwöchentliche Behandlung in der chirurgischen Klinik zu Bonn im Jahre 1852 war erfolglos.

Nach der ersten Anwendung meines Verfahrens am 16. Januar 1853 bildeten sich sehr viele Blutgeschwüre im Rücken, weil der viele Krankheitsstoff plötzlich in Bewegung gesetzt wurde und sich ausscheiden wollte; die zweite Anwendung erfolgte des schlechten Wetters wegen einige Tage über die vorgeschriebene zehntägige Frist hinaus, am 18. Februar, nachdem die Blutgeschwüre wieder geheilt waren. Erst mit der dritten Anwendung am 15. März konnte von einer merklichen Besserung die Rede sein, und seit der sechsten Anwendung, die am 27. Mai erfolgte, geht der Patient, die Kur indes immer fortsetzend, seinen Berufsgeschäften wieder nach und hat die frohe Aussicht, gänzlich hergestellt zu werden.

*

Peter Cornelius in Endenich, 33 Jahre alt, litt schon längere Zeit an rheumatischen Beschwerden im Rücken, welche so zunahmen, daß der Kranke nicht mehr vom Stuhle aufstehen, noch weniger also arbeiten konnte. Da die lange Zeit ärztlich erfolglos behandelte lahme Frau des Patienten vor drei Jahren durch mich so schnell von ihrem Übel befreit wurde, welches sie infolge eines Wochenbettes betroffen, bewog ihn diese Erfahrung hauptsächlich, sich meinem Heilverfahren endlich anzuvertrauen, und ich applizierte ihm dasselbe am 26. März 1853 zum ersten Male im ganzen Rücken und am 4. April zum zweiten Male, wonach der Kranke völlig wiederhergestellt wurde.

*

August Mayer in Poppelsdorf, 30 Jahre alt, wurde auf einer Eisenbahnreise plötzlich von heftigsten rheumatischen Schmerzen ergriffen, so daß sein Arm gelähmt war. Nach einer Anwendung war der Patient innerhalb fünf Minuten seine Schmerzen los und tags darauf völlig wiederhergestellt. Er hat seitdem nichts mehr verspürt.

*

Den Quartett-Direktor Müller aus Braunschweig, 49 Jahre alt, befreite ich im Januar 1853 von seinem plötzlich eingetretenen rheumatischen Handübel, an demselben Tage morgens, als am Abend ein Konzert von ihm in Bonn angekündigt war und welches mit Glanz gegeben werden konnte. Der berühmte Musiker kaufte mir sodann gleich ein Instrument ab, um den untrüglichen „Arzt" als Reisebegleiter bei sich zu haben.

*

Lisette Sch. bei Herrn E. in B., 23 Jahre alt, litt seit zwei Jahren an Rheumatismus im Kopfe, verbunden mit zeitweilig derart großen Schmerzen, daß die Augen sich krampfhaft zusammenzogen und das linke schmerzhaft geschwollene Auge schon viel kleiner geworden war. Geh. Med.-Rat W. in B. hat mit Salben und dergleichen um das Auge erfolglos agiert. Durch fünf Anwendungen meines Verfahrens war die Leidende hergestellt (Mai 1853).

*

Anna Sibylla Schmitz zu Lommersheim, Kreis Euskirchen, 28 Jahre alt, war infolge von Rheumatismus im ganzen Körper nervenschwach und schien das Übel vorzugsweise im Rückgrate zu sitzen. Hände und Beine waren zuzeiten ganz lahm, welcher Lähmung allemal ein Kribbeln vorausging. Schon nach der ersten am 10. Juli 1853 stattgehabten Applikation erfolgte eine bedeutende Besserung, und mit der vierten Applikation am 31. August war die früherhin fast verzweiflungsvolle Kranke wieder arbeitsfähig.

*

Jakob Müller, Bäcker aus Bonn, 30 Jahre alt, ist seit länger als einem Jahre von seinem im ganzen Körper verbreiteten fieberhaften Rheumatismus hergestellt. Der Patient kam wie ein im höchsten Grade Hektischer zu mir, und ich zweifelte anfangs selbst an dem Gelingen der Kur; aber das Werk ist glücklich vollbracht; der Gattin ist der Gatte, den hilflosen Kindern der Vater erhalten worden, und am 26. Juli 1853 teilte mir unter den wärmsten Gefühlen der Rettung und des Dankes der Mann persönlich mit, wie er gleich nach seiner Wiederherstellung im September vorigen Jahres, von häuslichen Bedürfnissen gedrängt, drei Tage in seiner Ausstellungsbude auf Pützchens Markt in der Nässe gestanden habe, ohne wieder krank geworden zu sein.

*

Gertrud Sch., 26 Jahre alt, zu Kalenborn, Kreis Ahrweiler, litt seit dem 25. Mai 1852 an Lahmheit und Anschwellung des ganzen linken Beines, beständigem Übelsein usw., wogegen von Dr. P. in A. viele Medikamente verschrieben und angewandt wurden. Das Übel saß indes im Rücken, war rheumatischen Ursprungs und wollte bloß an dem Beine hinaus. Die erste Anwendung hatte statt am 16. Oktober 1853, die zweite am 28. Oktober, nach welcher die Übelkeit gänzlich nachließ und das Vermögen zu gehen sich merklich kräftigte. Die Schmerzen hatten sich nunmehr ins Kreuz gezogen und fingen also zu wandeln an. Eine viermonatige Kur hat die Kranke hergestellt.

*

Albert Wilhelm E., 32 Jahre alt, Schuhmachermeister in Bonn, litt seit sechs Jahren an Atmungsbeschwerden, mit Druck und Stechen in beiden Seiten, an beständig kalten Füßen und Auswurf usw. Doktor Hoppe (damals Privatdozent in Bonn, jetzt Professor in Basel) hatte das Übel für ein tuberkulöses Lungenleiden angesehen; Doktor Ungar will es für eine Lungenverwachsung gehalten haben – und doch schien mir das ganze Leiden nur Rheumatismus zu sein, was sich im Laufe der Kur auch größtenteils bestätigte. Allerlei ärztliche Verordnungen, die russische Kur nicht ausgenommen, waren vergebens angewandt worden. Die Kur wurde in der schlechten Jahreszeit (18. Januar 1854) eingeleitet, und dennoch löste sich das Übel schon nach der fünften Anwendung aus seinem alten Sitze, der linken Brustseite, und zog umher im Körper, weshalb sich die Gewißheit dartat, daß das Ganze nur Rheumatismus gewesen. Mit der neunten Anwendung am 15. Mai lösten sich alle Schleimmassen, und der Patient ist seitdem hergestellt. Bis heute (1859) gesund.

*

Wachtmeister T., 34 Jahre alt, in Deutz, hat seit Jahresfrist ein rheumatisches Übel, welches sich im Kreuze und später im linken Hüftgelenke festgesetzt und die Beugesehnen im Oberschenkel schon merklich ver-

Allgemeine leichte Krankheitsfälle 57

kürzt hatte, so daß der Patient am 30. April 1854, dem Tage, an welchem er meine Hilfe nachsuchte, vom Königl. 8. Kürassier-Regimente als Invalide seinen Abschied nehmen mußte. Seine Lage war um so beklagenswerter, weil er, zu jedem Dienste durchaus unfähig, von seinem Rechte der Zivil-Versorgung keinen Gebrauch machen konnte. In sechs Anwendungen war der Patient Anfang Juli in der Weise hergestellt, daß er seine Bewerbungen um Anstellung durch persönliche Präsentation unterstützen und als gesunder Mann einen Posten in der Steuerverwaltung übernehmen konnte.

2. Zahnschmerzen

Hier lasse man das Instrument einige Male auf dem Genick bis zwischen die Schultern hin einschnellen, setze es dann dicht hinter dem Ohre (etwas gegen die Mitte desselben) an derjenigen Kopfseite auf, wo das Zahnweh sitzt, lasse es dort einmal oder nach der größten Heftigkeit des Übels, zweimal einschnellen und bestreiche die applizierten Stellen mit dem Öle. Der Schmerz nimmt unfehlbar von Stunde zu Stunde ab und kehrt nur äußerst selten gegen Mitternacht noch einmal mit Heftigkeit zurück – gleichsam einen Kampf mit dem Übel bedeutend –, dauert aber dann nur einige Augenblicke, und das Übel ist rein behoben.

Sind beide Kinnladen leidend, so wird das Instrument auch hinter beiden Ohren sowie auf dem Genick, resp. Rückgrat angewandt, und die kleinen Wunden werden reichlich mit dem Öl bestrichen. Der Patient darf übrigens nicht erschrecken, wenn ihm, gewöhnlich am zweiten Tag, infolge der Operation die Ohren steif und außerordentlich rot werden; der Schmerz ist unbedeutend, besteht mehr in einem starken Jucken und läßt am dritten Tage ganz nach; die Haut aber schuppt sich, nachdem die eitrige Masse abgeflossen ist, in feinen Stäubchen ab und läßt auch nicht die geringste Spur von Wunden zurück. Selbst auf den Wangen läßt sich die Operation vornehmen, ohne daß davon ein Zeichen oder eine Narbe zurückbliebe, wie dies bei Anwendung der spanischen Fliegen, Brechweinsteinsalbe, Senfteige, Schröpfmesser, Fontanellen und Haarseilen immer der Fall ist, die dennoch alle dem Übel nicht auf den Grund gehen. Die ersteren, indem sie die Säftemasse des Körpers an einer abnormen Stelle gar zu heftig konzentrieren, schaden vielmehr sehr häufig den Urinabsonderungsorganen, während die letzteren – teils in der gewaltsamen Zerschneidung der zarten, für die Ökonomie des Blutes unbedingt nötigen Kapillaren, teils in dem galoppierenden Fäulnisprozeß, in welchen sie den Körper vor seinem Hinsterben stürzen – noch weit nachteiliger auf den ganzen Organismus wirken. – Nach meinen Beobachtungen darf ich die Behauptung auszusprechen wagen, daß, wenn der Zahnschmerz länger als acht Tage angehalten hat, entweder aus dem rheumatischen Übel, da man dieses bisher nicht bekämpfen konnte, ein nervöses Leiden erfolgt oder der Körper durch und durch mit Rheumatismus angefüllt ist. In beiden Fällen bedarf es einer längeren Kuranwendung.

*

Dr. V., Lehrer im Kgl. Höheren Landwirtschaftlichen Institut zu P., wurde durch zwei Anwendungen anfangs 1853 von seinem starken und lang anhaltenden Zahnschmerz völlig befreit. Dasselbe hatte nach einmaliger Anwendung statt bei dem Dr. A. in Bonn.

*

Fräulein v. R., bei ihrer Großmutter in Bonn, 18 Jahre alt, wurde im Jahre 1853 nach einmaliger Anwendung von ihren Zahnschmerzen befreit, wie sie am 27. April desselben Jahres persönlich berichtete.

*

Sophia Schiefer, Dienstmagd bei Herrn Hönig in Bonn, 24 Jahre alt, litt längere Zeit an Rücken-, Kopf- und Zahnschmerzen. Die am 15. März 1853 im Rücken und hinter den Ohren stattgefundene Applikation behob das Übel.

*

Unteroffizier Liebehentschel beim 7. Husaren-Regiment in Bonn litt längere Zeit an furchtbaren Zahnschmerzen; derselbe wurde nach einmaliger Anwendung im Dezember 1852 sofort davon befreit und hat bis zum 29. März 1853, unerachtet der stürmischen Witterung, noch keine Schmerzen wieder verspürt.

*

Veronika Schöneseiffen in Duisdorf, 22 Jahre alt, litt seit vorigem Herbste beständig an Zahnschmerzen, welche durch einmalige Applikation am 10. April 1853 hinter das Ohr der leidenden linken Seite fast plötzlich wichen. Der Schmerz war bei einem hohlen Zahn in der linken Backe seit drei Tagen fürchterlich.

*

Katharina Hünten in Kessenich, Kreis Bonn, 24 Jahre alt, wurde am 24. April 1853 in einer Anwendung von lange erduldetem Zahnschmerz und

Allgemeine leichte Krankheitsfälle 59

dick geschwollener Backe befreit. Der Vorsorge wegen und weil noch etwas von der Backengeschwulst schmerzlos übriggeblieben war, wiederholte ich die Operation am 25. April.

✳

Heinrich Barrion, Gutsbesitzer in Euenheim, 36 Jahre alt, kränkelte lange Zeit an Rheumatismus im ganzen Körper. Im letzten halben Jahre war der Patient nie ohne Zahnschmerzen, und die linke Backe war stets sehr angeschwollen, so daß das Angesicht eine ganz entstellte Form angenommen hatte. Das Ausziehen von sechs Zähnen hat nur einen unersetzbaren Verlust, keine Linderung verschafft. Eine Kur vom 16. April bis zum 16. Juni 1853 stellte den Kranken in sechs Anwendungen meines Verfahrens vollkommen her.

✳

Margareta Brüncker in Endenich, 38 Jahre alt, litt seit langer Zeit an rheumatischen Schmerzen im ganzen Körper und seit vier Tagen an den furchtbarsten Zahnschmerzen, mit Mundklemme verbunden. Mit einer am 22. April 1853 stattgehabten derben Anwendung im Rücken und hinter den Ohren war die Sache abgetan.

✳

Magdalena Schmied zu Rheindorf, Kreis Bonn, 64 Jahre alt, hatte ich im vorigen Jahre sehr schnell von der schmerzhaften Mundfäule und von ihren langjährigen Kopfschmerzen durch mein neues Heilverfahren befreit; und als sich das Übel Ende April gelinde wieder einstellte, habe ich sie am 1. Mai 1853 durch Anwendung hinter beiden Ohren zum zweiten Male vom Übel erlöst.

✳

Elise W., 18 Jahre alt, wurde vor zwei Jahren von Zahnschmerzen und am 11. Mai 1853 vom Ausschlag im Gesicht befreit.

✳

Frau T., 27 Jahre alt, in Oberdollendorf, litt im Jahre 1852 sehr heftig an Zahnschmerzen, wovon ich sie damals sehr schnell befreite. Jetzt waren die Augen rheumatisch sehr angegriffen, so daß es mit dem Sehen schlecht gehen wollte. Viermalige Anwendung vom 18. September bis zum 28. Oktober 1852 genügten, um auch den letzten Rest von Rheumatismus aus dem Körper zu entfernen.

*

Magdalena Sch., 64 Jahre alt, zu Rheindorf, hatte ich vor eineinhalb Jahren sehr schnell von der Mundfäule geheilt, an der sie lange Zeit unter ärztlicher Behandlung gelitten. – Sie suchte am 22. Juli 1853 nach einer Rückkehr desselben Übels meine Hilfe wieder auf. Mit zwei Anwendungen war die Sache abgetan.

*

Gertrud D. in Soller bei Münstereifel, 17 Jahre alt, litt an Zahnfistel und drüsigen Aufbrüchen, gegen welche Übelstände viele ärztliche Hilfe aus der Nähe und Ferne vergebens angewendet wurde. Eine viermonatige, in zehntägigen Zwischenräumen stattgefundene Kuranwendung stellte das Mädchen nach dem Bericht ihres Oheims, Herrn D., vom 17. März 1856, gänzlich her.

3. Kopfweh (Kopfgicht, Migräne)
Wieder ist die Applikation hinter den Ohren und gehörig auf dem Genick, resp. Rückgrat angezeigt, und die Wunden werden wie immer gut mit dem Öle bestrichen. Nach einmaliger Anwendung ist das Übel in der Regel schon verschwunden.

*

Gertrud Hilberat in Ippendorf, 64 Jahre alt, wurde in zwei Anwendungen am 31. Januar und 10. Februar 1853 von der Kopfgicht gänzlich befreit. Die Schmerzen hatten schon nach der ersten Anwendung hinter den Ohren und im Rücken nachgelassen; die Ohren aber waren merkwürdig dick geworden.

*

Witwe H. in I., 66 Jahre alt, litt an Kopfgicht. Sie wurde im Februar 1853 nach zwei Anwendungen hinter den Ohren von dem schmerzhaften Übel gänzlich befreit.

*

Heinrich Piel, Maurermeister in Lengsdorf, Kreis Bonn, 42 Jahre alt, war mein erster Patient, den ich vermittelst meines neuerfundenen Heilverfahrens schon im Jahre 1849 von seiner Kopfgicht in zweimaliger An-

Allgemeine leichte Krankheitsfälle 61

wendung befreite, die so schlimm war, daß der Patient in den letzten Jahren wöchentlich drei Tage ans Bett gefesselt und zur Raserei getrieben wurde. Vier Jahre später, am 1. Mai 1853, befreite ich ihn noch einmal von seinen Zahnschmerzen. Bis jetzt (1859) gesund.

*

August Henning, 34 Jahre alt, Schornsteinfegermeister in Bonn, litt längere Zeit an Kopfgicht, deren Schmerzen mit jedem Jahre unerträglicher wurden und wodurch der Schlaf völlig gestört war, wurde vom Dezember 1852 bis zum Juli 1853 von mir behandelt und zu seiner Freude hergestellt.

Bemerken muß ich noch, daß nach der Anwendung im Februar 1853 sich Blutgeschwüre, ja selbst sehr starke Eitergeschwüre im Genick und am linken Schenkel gebildet, zum Zeichen des vielen im Körper sitzenden, durch die schlechte Witterung sowie durch mein Verfahren in Bewegung gesetzten Krankheitsstoffes.

Diese Geschwüre gingen allemal gefahrlos von selbst vorüber, der Patient hatte sogar noch Pechpflaster darauf gelegt. Die Hartnäckigkeit dieses Übels konnte in seiner Ursache keine andere Bewandtnis haben, als daß der Patient, trotzdem ich ihm alle An- und Abratungen gemacht, dennoch öfters am ersten Tage der Applikation sich der Zugluft der Schornsteine wieder aussetzte, zumal in der schlechten Jahreswitterung. Als ich diesem Umstande endlich auf die Spur kam, war die Heilung bald erreicht.

*

Schuhmachermeister Hubert Wild, in Bonn, 63 Jahre alt, litt lange Jahre an Gicht, besonders im Kopf. Er hatte manche ärztliche Hilfe erfolglos angewandt. Nach viermaliger Anwendung war der Patient vom Übel befreit. Er kaufte mir sodann ein Instrument ab, damit er für etwaige spätere Fälle den künstlichen und unfehlbaren „Hausarzt" in der Nähe habe.

*

Witwe Claes in Endenich, 68 Jahre alt, litt jahrelang an Kopfbeschwerden. Eine einmalige Anwendung meines Verfahrens am 30. März 1853 führte eine befriedigende Herstellung herbei.

*

Emilie B. in B., 30 Jahre alt, litt seit Jahren an Rheumatismus, Lahmheit in den Händen und Schmerzen im Kopf. Aus dem rheumatischen Übel war ein nervöses geworden. Erst neunmalige Anwendung meines Verfahrens, vom 23. März 1853 anfangend und bis zum 29. Juli desselben Jahres hinausreichend, hatte eine erhebliche Besserung zur Folge. Jetzt lange verheiratet und gesund.

*

Fräulein G. W. in B., 16 Jahre alt, litt in den letzten Jahren fast immer an Kopfweh und Schwindel, wodurch die Augenpupillen sich schon sehr erweitert hatten und die Sehkraft in großer Abnahme inbegriffen war. Viermalige Anwendung meines neuen Verfahrens, teils hinter den Ohren, teils im Rücken und teils auf den Waden, reichten hin, die sich stets vermehrenden Übelstände zu beheben.

*

Madame B. in B., 37 Jahre alt, litt seit zwölf Jahren an nervösem Kopfübel rheumatischen Ursprungs, welches zuzeiten unerträglich schmerzhaft wurde und zur Raserei trieb. Die Patientin litt dabei fast unausgesetzt an kalten Füßen, also selbstredend an Blutandrang nach dem Kopfe. Aderlässe haben natürlich nicht gefehlt, ebensowenig Medikamente, zumal ihr Gemahl selbst Arzt ist. Dreimalige Anwendung von 7. bis 28. April 1853 verschafften der Patientin die erhoffte Linderung.

*

Fräulein M. D. in Bonn, 25 Jahre alt, litt seit längerer Zeit an rheumatisch-nervösen Kopfschmerzen, verbunden mit Magenschwäche, Rückenschmerzen usw. Sechs Anwendungen vom 28. April bis Mitte August 1853 reichten hin, die Kranke zu ihrer Zufriedenheit herzustellen.

*

Arnold U., Ackerer zu S., 51 Jahre alt, litt lange Jahre an Kopfgicht, wodurch das Gesicht sehr schwach geworden; dabei zeitweilig große Anschwellungen und Röte im Gesicht, also selbstredend kalte Füße; dann und wann die heftigsten Schmerzen in den Schläfen. Der Kranke hatte viele Medikamente verschluckt. In zwei Anwendungen am 10. und 20. April 1853 war er von seinen schmerzhaften Übeln befreit.

*

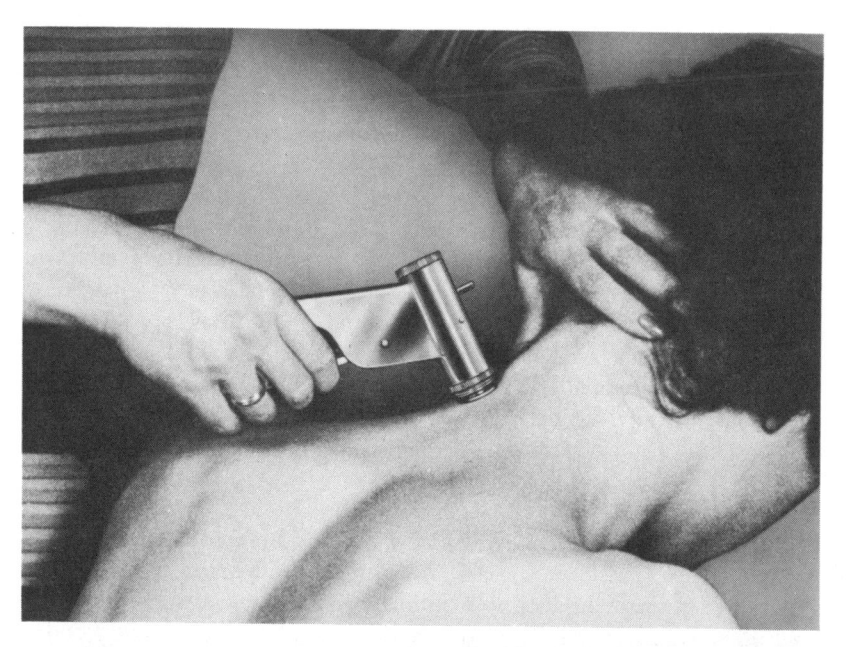

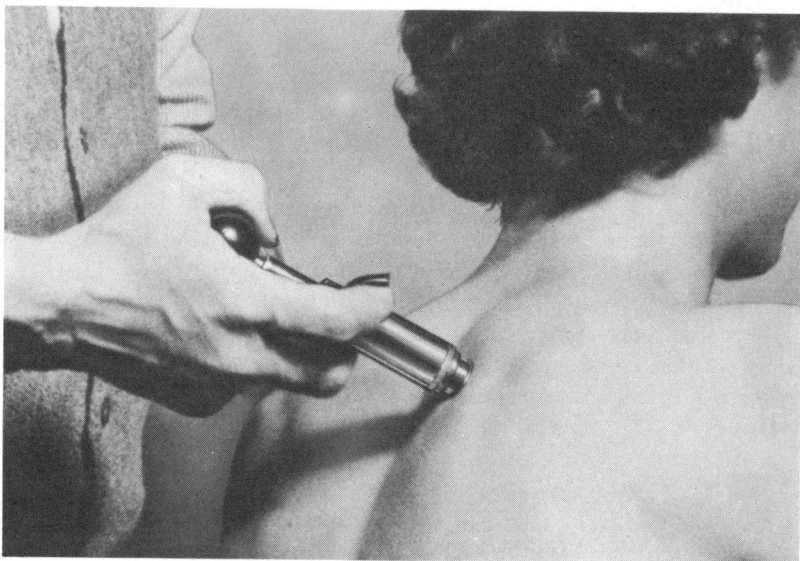

Baunscheidt-Applikation
Einschnellen der Nadeln auf dem unteren Nacken (oben)
und neben der Wirbelsäule im oberen Rücken (unten)

Maria M. zu E., 23 Jahre alt, litt seit längerer Zeit, und besonders im letzten Jahre, stark an Blutandrang nach dem Kopfe, mithin an Kopfschmerzen. Gewöhnlich sagte man früher von dergleichen Patienten, „daß sie vollblütig seien", und es mußte entweder zur Ader gelassen oder geschröpft werden, um den Kranken, momentan lindernd, zum Krüppel und Siechling zu machen; ich aber sage: Es mangelt demselben eher an Blut und Lebenskraft, und es kommt nur auf die gleichmäßige Verteilung des Blutes im Körper an, damit die Füße warm werden und dauernd warm bleiben.

Zweimalige Anwendung am 28. April und am 10. Mai 1853 stellte die Leidende her; doch hat sich im August das Übel gelinde wieder eingestellt, daher die Betroffene aller Vorsicht gemäß am 17. desselben Monats das Mittel noch einmal wiederholen ließ.

*

Frau Bohe zu Wüschheim, Kreis Euskirchen, 33 Jahre alt, litt seit längerer Zeit an rheumatischen Beschwerden im ganzen Körper, insbesondere aber seit einem halben Jahre an Kopfgicht und fast immerwährenden kalten Füßen usw. Die erste Anwendung hatte am 31. Juli statt, und mit der dritten am 16. September war die Kranke ihre Schmerzen wie überhaupt ihr Übel los.

Ihr bisher gestörter Schlaf ist nun erquickend, und die kranke Gesichtsfarbe ist nun zu einer schönen gesunden geworden.

*

Der Königliche Oberförster R. in B., 52 Jahre alt, war so durch und durch in seinem Körper von Rheumatismus angefüllt, daß er seit dreieinhalb Jahren nicht eine Nacht gehörig schlafen konnte und dabei die unerträglichsten Kopfschmerzen zu erleiden hatte. Eine dreimalige Anwendung meines Verfahrens im Jahre 1852 stellte den Patienten zu seiner größten Zufriedenheit wieder her, und er erfreut sich bisher einer guten Gesundheit.

*

Matthias K., 32 Jahre alt, in Hilberath bei Rheinbach, litt drei Jahre lang an einseitigem Kopfweh. Das Übel berührte die linke Seite so stark, daß der Patient jeden Fußtritt auf die Erde im Kopfe höchst schmerzhaft wahrnahm. Ärztlich war sehr vieles, sogar in der Klinik in Bonn, vergeblich angewandt worden.

Allgemeine leichte Krankheitsfälle 65

Erste Anwendung am 30. August, zweite am 9. September; nach der dritten am 20. September schwoll der rechte Fuß auf, ging in Eiterung über, und mit der vierten Anwendung am 16. Oktober 1853 war dem Übel abgeholfen.

4. Steifigkeit der Gelenke (Kontraktion der Sehnen)
Man schnelle das Instrument auf die Beugesehnen ein und bestreiche dieselben mit dem Öle, worauf die verkürzten Sehnen sich unvermerkt verlängern und wieder geschmeidig werden. Dieses Übel, das sich so häufig im Alter einstellt, wird so sicher und auf die Dauer gehoben. Der früher gebräuchliche und kraftlos machende Sehnenschnitt hört jetzt von selbst auf.

Erläuterung: Man denke sich eine Violinsaite aufs höchste angespannt; noch einen Wirbeldruck und – sie springt. Durchsticht man die Saite mit einer feinen Nadel, so längt sie sich und der Ton bleibt darin; schneidet man sie aber oben quer ein, so längt sie sich zwar auch, aber der Ton geht verloren, mithin die Kraft. So auch bei der Sehne.

*

Kaspar B., Rentner in Bonn, 70 Jahre alt, war teils durch das Alter, teils durch die Strapazen seiner Jugend gebeugt, überhaupt aber lahm und im Rücken krumm geworden. Sechsmalige Anwendung meines Heilverfahrens in zehntägigen Zwischenräumen haben den Patienten in der schlimmen Winterzeit von 1852 auf 1853 wieder soweit hergestellt, daß er täglich seine Spaziergänge wieder gemacht hat.

*

Christine K., 29 Jahre alt, in Rheinbach, war im linken Kniegelenk steif geworden. Erst Anwendung am 3. September direkt auf die Beugesehnen brachte merkliche Besserung; nach der zweiten Anwendung am 9. September auf die Beugesehnen und im Rücken entstanden Rückenschmerzen, ein Beweis, daß das Übel bei seine Wurzel erfaßt wurde; mit der dritten Anwendung hatte die Besserung so zugenommen, daß die Patientin die Reise zu Fuß zu mir machen konnte, und nach der fünften am 16. Oktober 1853 vermochte sie das Bein wieder zu strecken.

5. Akatalepsie
Eine Krankheit, die den Menschen unfähig macht, eine Sache zu begreifen oder richtig zu denken (Vergeßlichkeit). In diesem Leiden, welches

gewöhnlich durch anhaltendes Studieren, Ordinieren, Rezeptieren usw. herbeigeführt wird und sich bei den Gelehrten so häufig zeigt, bin ich einer besonders erfolgreichen Heilung im voraus gewiß, vorausgesetzt, daß der Patient sich noch im rüstigen Alter befindet. Das Instrument wird demzufolge auf und an den Rückgratwirbeln, und zwar nicht zu zierlich, 80- bis 90mal, sowie hinter den Ohren einmal eingeschnellt, und die applizierten Stellen sind alsdann mit dem Öle gut zu bestreichen. Am folgenden Tage, nachmittags gegen vier Uhr, befreit sich das Nervenleben; es tritt eine erhebliche Stärkung der Verstandeskräfte ein, und die Genesung schreitet auffallend vorwärts.

6. Wadenkrampf

Derselbe wird innerhalb zehn Minuten behoben, wenn das Instrument direkt auf die leidende Stelle fünf- bis achtmal eingeschnellt wird und die Waden mit dem Öl gut bestrichen werden.

※

Die 75jährige Witwe Mehr zu Endenich hatte sich vor einem Jahre durch die Anstrengungen des Gehens in sehr warmem Wetter den Wadenkrampf in beiden Beinen zugezogen, so schlimm, daß die Patientin sprachlos und wie vom Schlage gerührt darniederlag. Mit den Händen konnte sie noch das Übel andeuten. Nach gehöriger Anwendung meines Instruments war die Kranke binnen einer Viertelstunde ihre Schmerzen los, vermochte am Nachmittage ihre häuslichen Geschäfte wieder zu besorgen und ist seitdem nicht mehr krank geworden (1857). Ihren einzigen Sohn Heinrich Mehr, 30 Jahre alt, habe ich von seinem hartnäckigen Brustübel ebenfalls sehr schnell befreit.

7. Krampf in den Fingern (Schreibkrampf)

Wenn derselbe schon veraltet, so muß außer der Anwendung im Rücken auch am Oberarm, bis zum Ellbogen eingeschnellt und das Öl eingestrichen werden, worauf der Krampf gewöhnlich binnen zwei Monaten verschwindet. Bei akutem Krampf genügt meistens eine einmalige Applikation auf den Oberarm zur sofortigen Hebung des Übels.

8. Schlaflosigkeit

Diese wird gewöhnlich in zehn Tagen beseitigt; noch nie ist mir ein Fall fehlgeschlagen, selbst bei Leuten, die bereits zehn Jahre an diesem Übel gelitten hatten. Anwendung im Rücken, zwischen und auf den Schultern.

Allgemeine leichte Krankheitsfälle 67

9. *Würmer*

Man setze das Instrument nur in kleinen Entfernungen voneinander zehn- bis fünfzehnmal recht derbe rund um den Nabel herum, bestreiche die Bauchfläche gut mit Öl, und nach 24 Stunden gehen die Würmer ab. Dasselbe Verfahren ist zu beobachten, wenn man einstweilen bloß vermutet, daß der Patient an Würmern leide.

10. Hypochondrie (Hysterie beim weiblichen Geschlecht)

Man wende das Instrument nebst dem Öl wechselweise alle zehn Tage auf den ganzen Rücken und in einem großen Umfange auf der Bauch- und Magengegend an. Die Heilwirkung ist äußerst überraschend.

*

Die Frau des Flurschützen Sch. in B., 58 Jahre alt, litt lange Zeit an hysterischen u. a. Beschwerden und hatte viele Hilfe vergeblich angewendet. Sie wurde in zweimaliger Anwendung meines Verfahrens so hergestellt, daß sie sich bis heute einer guten Gesundheit erfreut.

*

Fräulein B. in Bonn, 36 Jahre alt, befreite ich 1852 innerhalb zwei Monaten von dem Leiden der Hysterie, und sie findet sich nach ihrer mündlichen Erklärung so wohl, wie sie sich in 20 Jahren nicht befunden hatte (Juli 1853).

11. Brandmale

Ihre Beseitigung, die bisher notorisch für unmöglich gehalten wurde, ist dem „Lebenswecker" eine Kleinigkeit; man setzt ihn, je nach dem Umfange des Brandmals, ein oder mehrere Male auf die markierte Stelle, bestreicht dieselbe mit dem Öl und wiederholt dies alle zehn Tage, bis auch die letzte Spur verschwunden ist. Leichtere Fälle sind gewöhnlich mit ein- bis dreimaliger Anwendung beseitigt.

12. Kahlköpfigkeit

Auch diese schwindet, und das abgebrochene Haar erhält neue Lebenskraft, sobald der „Lebenswecker" nebst dem Öl in zehntägigen Zwischenräumen im Rücken und hinter den Ohren regelmäßig angewandt wird. Der Krankheitsstoff macht alsdann dem Lebensstoffe Platz. Es kommt nämlich der Erfahrung zufolge nur darauf an, die Energie der Blutzirkulation zu heben und zu fördern, da erst dann, wenn das Blutplasma in reichem Maße überall vorhanden ist (resp. überall zuströmt), dieses nicht mehr zur Ernährung der wesentlichen Körperteile, sondern auch zur Hervorbringung der Horngebilde (der Haare) verwendet wird. Dies geschieht aber stets durch die Anwendung des „Lebensweckers", nur ist, je nach dem Vorhandensein der Lebenskraft, größere oder geringere Ausdauer in der Kur erforderlich.

13. Drüsenanschwellung (Skrofeln, Tuberkulose)
Diese, welche in den meisten Fällen eine längere Zeit zur radikalen Heilung erfordern, eignen sich nicht für die Selbstkur. Ihre Kur setzt vielmehr große Erfahrung und ein tiefes Vertrautsein mit meiner Methode voraus, weshalb ich solche Fälle entweder an mich selbst oder an einen gehörig ausgebildeten und legitimierten „Baunscheidtisten" verweisen muß.

*

Gustav Fülles, Gymnasiast in Bonn, 19 Jahre alt, war durch Skrofulosität längere Zeit erblindet; die Kunst der Allopathie und Homöopathie scheiterte an diesem Patienten, dessen Haut so empfindlich geworden war, daß ihn in den wärmsten Sommertagen im geheizten Zimmer noch beständig Frostschauer überfielen. Durch die hohe Temperatur, in der sich der Patient behaglich fühlte, wurden seine Angehörigen selbst mehr oder minder krank. Über die Leiden und Schmerzen, die der Kranke jahrelang unter ärztlicher Behandlung zu erdulden hatte, vermag er selbst sowie sein alter Vater wohl am besten Auskunft zu erteilen. Die totale Herstellung durch mein Heilverfahren erfolgte im Jahre 1850 in einem Zeitraum von etwa sechs Monaten.

*

Anna Maria H., 6 Jahre alt, zu Plittersdorf, litt von der Pockenimpfung an Drüsenanschwellungen und Aufbrüchen und hatte seit dem Herbst einen skrofulösen Ausschlag über den ganzen Körper, der sehr gefahrvoll aussah und wogegen ärztlich vieles vergeblich getan war. Als endlich auch die Augen angegriffen wurden, suchten die Eltern meine Hilfe, und nach vier Anwendungen vom 18. April bis zum 20. Juli 1854 war die Kleine geheilt und sogar der hartnäckige Ausschlag auf dem ganzen Kopfe verschwunden, was Kalmus- und andere Bäder mit allen übrigen Doktor-Remedien nicht hatten erreichen können.

*

Allgemeine leichte Krankheitsfälle 69

Gertrude Rittel, 39 Jahre alt, zu Pfaffendorf bei Koblenz, war von Kindheit an skrofulös, litt an fressenden Ausbrüchen im Gesicht usw., so daß dasselbe eine ganz entstellte Form angenommen und die Augen sehr angegriffen waren. Im Jahre 1838 hatte die Patientin vergeblich die Bäder von Kreuznach angewandt, auch die Hilfe von sechs Ärzten war ohne Erfolg geblieben. Ein tüchtiger Koblenzer Arzt behandelte sie fünf Jahre. Am 24. August 1856 besuchte mich die durch und durch Kranke zum ersten Male, und nachdem sie ihre Besuche fünfmal wiederholt hatte, stellte sie sich mir am 8. Januar 1856 als völlig gesund vor. Ihre früheren Ärzte, fügte sie hinzu, wüßten nicht, was sie zu dieser Heilung denken und sagen sollten.

14. Flechten

Die Flechten (gleichviel ob trockene oder nasse) als die gefährlichsten Anlässe zu schweren Krankheitsfällen, wenn der als Fingerzeig des schweren Krankheitsstoffes im Körper zu betrachtende Ausschlag in den Körper zurückgetrieben wird, sind ebenfalls mit Beihilfe des ,,Lebensweckers" total und schnell auszurotten. Es gehört indes hierzu eine besondere Anleitung eines legitimierten ,,Baunscheidtisten".

15. Zurückgetretene Krätze

Man wende das Instrument im ganzen Rücken sowie auf der ganzen Bauchfläche, wo nötig in zehntägigen Perioden an und fahre mit den Operationen bis zur völligen Heilung fort. Die durch den ,,Lebenswecker" geheilte Krätze läßt keine Nachwehen zurück.

*

Wilhelm Piel, Ökonom zu Bonn, 32 Jahre alt, besorgte vor wenigen Jahren die städtische Nachtwache, bis er das Unglück hatte, die fressende Flechte im Gesichte zu bekommen. Das Übel, welches die Gelehrten ,,Lupus" nennen, hatte bereits die ganze rechte Backe sowie einen Teil vom Kinn eingenommen und war während einer anderthalbjährigen ärztlichen Behandlung zu einem solchen Grade seiner Entwicklung gediehen, daß die späteren klassischen Ärzte den Patienten mit der alle Hoffnung niederschmetternden Erklärung abfertigten: Das (,,Lupus"-)Übel werde höchst wahrscheinlich sein ganzes Angesicht wegfressen und es könne ihm in einer Exstirpation sowie auch durch Anwendung des Glüheisens nur eine sehr relative Aussicht auf etwaige Modifizierung der chronischen Natur desselben gegeben werden. Im Gefolge der Exstirpation waren nach der neueren medizinisch-chirurgischen Maxime Messer, Jodtinktur, Lebertran und der Druckverband bisher die häufigsten Mittel gegen Leiden dieser Art, und diese wurden als die untrüglichsten Vorboten zu der für den Patienten eben nicht sehr erbaulichen Rhinoplastik (Nasenplastik) erkannt, die als letzter Notanker (Dämpfer) im Hintergrunde hockte. Wir lassen inzwischen Exstirpation, Rhinoplastik und dgl. ruhig im Lexikon der Gelehrten stehen und kommen auf unser natürliches Heilverfahren zurück, auf welches auch bei so traurigen Wahrnehmungen der obengenannte Patient noch vor Akzeptierung der ihm offerierten oder in Aussicht stehenden Exstirpation und Rhinoplastik verfiel; ich sage zu seinem Glücke, weil mir Beispiele von Leidenden vorliegen, die ihre Rhinoplastik gerne mit dem ursprünglichen ,,Lupus", der ihnen lange nicht so schwer wie jene zu tragen fiel, wieder vertauschen möchten.

Mein Verfahren, welches vom Monat Mai 1852 bis Ende Juli 1853 in zehntägigen Zwischenräumen stattfand, stellte den Patienten, ohne die geringste Narbenspur zu hinterlassen, völlig wieder her, so daß sogar der Backenbart auf der früher zerfressenen Gesichtshälfte wieder im vollsten Flor steht. Zu bemerken wäre noch, daß bei der vierten Anwendung direkt auf der Stelle des Leidens sich die Fleischmassen in der Weise aufpusteten, als wenn gefrorene Erde im Auftauungsprozeß begriffen wäre; ein Beweis, daß der ,,Lebenswecker" die Wurzel des Übels total zerstören muß. Bis heute (1868) kerngesund.

*

Christina N., Kreis Schleiden, 44 Jahre alt, hat vor etwa 15 Jahren an Krätze gelitten, die sehr schnell vertrieben sein soll. Vor etwa vier Jahren stellte sich ein sehr starker, schuppenartiger Ausschlag im ganzen Angesicht und an den Händen ein, der im ersten Jahre sechsmal, im zweiten fünfmal, im dritten ebenso und im Jahre 1853 besonders heftig auftrat und periodisch wieder verging, wobei indes allemal eine kupferrote Farbe und Rauheit der Haut zurückblieb. Die Menstruation ist seit Jahren unregelmäßig erfolgt; sie hatte dabei oft kalte Füße. Das hartnäckige Übel ist in zwölf Anwendungen vom 21. April bis zum 30. August gewichen.

*

Joseph B., Spezereihändler in B., 36 Jahre alt, litt seit drei Jahren an trockener Flechte über den ganzen Körper, die namentlich an den Händen so schlimm geworden, daß die Finger fast unbeweglich und gradeaus standen. Der Patient gab an, das Übel als Lohgerber erhalten zu haben,

Allgemeine leichte Krankheitsfälle

indem er bei großer Abwechslung von Wärme und Kälte im Wasser arbeiten mußte. Krätze und dergleichen hätte er nie gehabt.

*

Johann W., Ackerer in Widdig am Rhein, 25 Jahre alt, litt seit zwölf Jahren an Flechtenausschlag an Armen und Beinen, wogegen viele ärztliche Hilfe vergeblich gesucht wurde. In drei Anwendungen am 28. August, 6. und 18. September war der Patient total geheilt.

*

M. H., Leinenweber zu Birlinghoven bei Oberpleis, Kreis Siegburg, 26 Jahre alt, litt seit sieben Jahren an Flechtenausschlag fast über den ganzen Körper, besonders stark aber an Armen, Händen und Füßen. Viermalige Anwendung am 5. und 29. Juni, 6. Juli und 28. August 1853 reichte hin, dem Übel abzuhelfen.

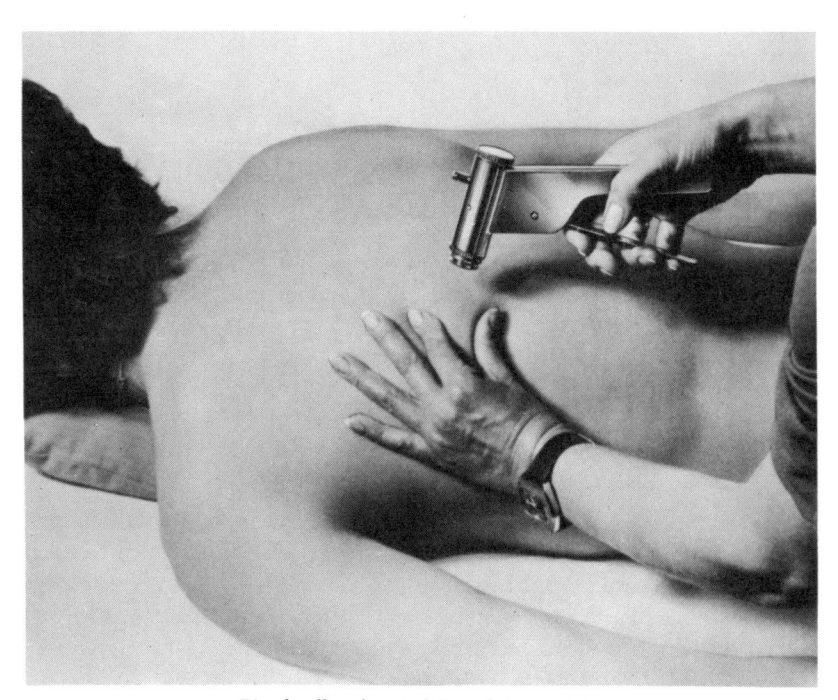

*

Einschnellen der Nadeln auf dem Rücken

Katharina K., 24 Jahre alt, in M. bei R., litt seit etwa zwei Jahren an tiefen Beinwunden (Symptome nasser Flechten), gegen welche ärztliche Behandlung nichts gefruchtet hatte. Eine sechsmonatige, am 25. Juni begonnene Anwendung meines Heilverfahrens stellte die Patientin vollends her und gab der Geheilten ihr voriges blühendes Ansehen wieder.

*

Lehrer P., 30 Jahre alt, in Simmern, kaufte mir am 17. September ein Instrument ab, und hat sich damit von seiner trockenen Flechte im Gesichte befreit.

*

Helene T., 19 Jahre alt, zu Oberdollendorf, hatte vor drei Jahren die Krätze gehabt, die schlecht geheilt war, und seit dieser Zeit litt dieselbe an krätzeähnlichem Ausschlage am Halse und an den Armen, sowie an Augenentzündung. Erste Anwendung am 5. September im Rücken; nach der zweiten, am 18. September, im Rücken und hinter den Ohren war schon der Ausschlag entfernt; und nach der vierten am 10. Oktober 1853 waren auch die Augen völlig gesundet.

*

Peter Sch., Gutsbesitzer, 37 Jahre alt, zu Bliesheim, Bürgermeisterei Liblar, Kreis Euskirchen, litt seit länger als zwei Jahren an flechtenartigem Ausschlag über der ganzen linken Backe, wahrscheinlich von vor etwa 20 Jahren schlecht vertriebener Krätze herrührend. Zuerst zeigte sich das Übel in dem Augenwinkel des rechten Auges, welches Dr. F., Bataillonsarzt in B., vertrieb, und nach 14 Tagen entstand das jetzige Übel. Erste Anwendung am 18. Juli im Rücken; zweite am 28. Juli im Rücken und hinter dem linken Ohr; und nach der dritten am 7. August 1853 hinter beiden Ohren und im Rücken war Patient seines Ausschlags ledig.

*

Gerichtsvollzieher L., 44 Jahre alt, in K., litt an Schuppenflechten-Ausschlag über den ganzen Leib, dazu an Müdigkeit im ganzen Körper, so daß er kaum eine Treppe hinaufzusteigen vermochte. Eine sechsmalige Anwendung genügte, um den Patienten von der Heilwirkung meines Verfahrens hinlänglich zu überzeugen.

Allgemeine leichte Krankheitsfälle 73

Anna Maria K., 21 Jahre alt, zu Scheuren bei Münstereifel, litt seit Jahren am Lupus, wodurch ihr das Gesicht sehr entstellt worden. Mein Heilverfahren brachte innerhalb vier Monaten Heilung (Oktober 1854).

*

Anton B., 21 Jahre alt, zu Oberdrees, litt an Flechten und kaufte sich am 21. Juni 1854 ein Instrument, mit dem er sich nach seinem späteren Referate geheilt hat.

*

Johann M., 15 Jahre alt, Buchdruckerlehrling, war von der Krätze befallen worden, während der Zeit, als derselbe an gegenwärtigem Werke mit zu drucken beschäftigt war. Um dem Wunsche des Buchdruckereibesitzers sowie dem der übrigen Gehilfen in der Offizin zu entsprechen, erlöste ich den Kranken in zwei Anwendungen sofort von seinem Übel. Bei der ersten Anwendung am 1. März im Rücken trieb die Krätze an allen Körperteilen heraus, und, ausgewütet, heilte sie innerhalb zehn Tagen von selbst. Der Vorsorge wegen habe ich die zweite Operation einige Tage über die übliche Zeit hinaus vorgenommen. Aus dieser einfachen, sehr natürlichen Behandlung geht zur Genüge hervor, daß die Krätze keine Milbenkrankheit, sondern eine Säfte- oder Blutkrankheit ist.

16. Masern, Nesselfieber, Friesel, Ekzem, Akne
Dergleichen Hautkrankheiten sind in der nämlichen Weise rasch, sicher und gefahrlos aus dem Körper zu leiten und mittels des ,,Lebensweckers" an der Oberfläche der Haut zu fixieren und zu heilen. Die Anwendung wie im 15. Abschnitt erklärt.

*

Eva G. zu P., 17 Jahre alt, litt früher an schlimmem Kopfgrind, der ihr vertrieben wurde, und seit der Zeit brachen pustulöse, den Mitessern ähnliche Geschwüre im ganzen Gesicht hervor und verunstalteten dasselbe in Form und Farbe. Nach zehntägiger Anwendung, teils hinter den Ohren, teils im Rücken, war die Krankheit, die sich selbst Luft machen wollte, fast völlig verschwunden (Juli 1853).

*

Johann Joseph H. in O., Bürgermeisterei O., Kreis Rheinbach, 34 Jahre alt, litt seit zirka drei Jahren an Ausschlag fast über den ganzen

Körper, besonders noch an zeitweiligen starken Rückenschmerzen, die allemal heftig auftraten, sobald der Ausschlag sich verminderte. Der Ausschlag scheint eher drüsiger Natur zu sein (zumal der Patient zugeben muß, in der Jugend daran gelitten zu haben, und alle Symptome besonders an der Nase noch sichtbar sind) als von zurückgetriebener Krätze herrührend, die dem Kranken vor mehreren Jahren schnell geheilt sein soll. Wiewohl der Patient schon mannigfaltig ärztliche Hilfe gesucht und zu seinem Unheil den Rücken mit Schröpfköpfen stark hat malträtieren lassen, so hat derselbe in den letzten Jahren doch bloß das Bad und auch dieses erfolglos gebraucht. Seiner Profession als Bäcker konnte er nicht mehr vorstehen. Die erste Anwendung erfolgte am 3. März 1853 (etwa 50 Einschnellungen) im ganzen Rücken, wonach der Ausschlag fast völlig beseitigt war. Die zweite Anwendung am 5. Mai, die dritte am 25. Mai, die vierte am 5. Juni und die fünfte am 20. Juni brachten die erwünschte Herstellung.

*

Margareta E. zu Vilich-Rheindorf, 25 Jahre alt, litt seit drei Jahren an bösartigem Ausschlag über den ganzen Kopf, wobei letzterer ein aufgedunsenes, entstelltes Ansehen bekam. Vor einem Jahre hatte die Patientin das Nervenfieber überstanden, und höchst wahrscheinlich hat der Ausschlag sie gerettet. Die Haare sind ihr, wie es gewöhnlich der Fall ist, ausgefallen und neue krause entstanden. Der Aufenthalt im Spital zu Bonn sowie die anderweitigen ärztlichen Behandlungen waren gänzlich erfolglos. Die erste Anwendung meines Heilverfahrens erfolgte am 3. Juni 1852, und nach der siebenten am 3. Juli war die Patientin so gut wie hergestellt.

*

Johann K., Lohgerberlehrling in Bonn, 17 Jahre alt, litt seit mehreren Jahren an bösartigem Kopfgrind, wogegen vieles, aber alles vergeblich, angewendet worden war. Eine fünfmonatige Kur bei mir stellte den verzweifelten Jüngling gänzlich her (1853). Jetzt (1857) ist er Soldat.

*

Fräulein S. S. in E., 20 Jahre alt, litt früher an Ausschlag auf dem Kopfe, wogegen vieles getan worden, und als derselbe endlich vertrieben, fielen die Haare aus, von welcher Zeit ab die Patientin fast beständig an Kopfschmerzen litt. In fünf Anwendungen vom 12. Juli bis zum 4. Oktober 1853 war das Übel behoben.

Allgemeine leichte Krankheitsfälle

17. Grippe

Die Grippe tritt gewöhnlich auf bei einem raschen Übergang der Temperatur von Wärme zur Kälte, namentlich wenn diese nicht durch Regen und Nässe vermittelt wird. Eine einmalige Anwendung (vgl. unter Abschnitt 15) behebt dieses Übel meist sofort, dem man bisher nur durch die unangenehmsten Brechkuren zu begegnen suchte.

18. Heiserkeit und rheumatische Halsschmerzen

Diese werden, insofern das Übel nicht seinen Sitz im Unterleibe hat, durch Anwendung des „Lebensweckers" und Öls im Rücken, nebst ein paar Zügen links und rechts neben dem Schlunde geheilt.

19. Rheumatischer Husten

Die Anwendung des „Lebensweckers" im Rücken, zwischen und auf den Schultern, sowie in reichlichen Zügen auf der Magen- und Bauchfläche behebt denselben meistens sofort. – Man findet ganze Bände mit Rezepten gegen den Husten angefüllt, und eben die Menge von Mitteln, die man gegen denselben empfohlen hat, beweist zur Genüge, daß keines derselben stichhaltig wirksam war.

20. Keuchhusten, Stickhusten der Kinder

Dieser qualvolle Zustand wird gleichfalls durch den „Lebenswecker" rasch und sicher bewältigt, wenn dieser in reichlichen Zügen im Rücken und auf dem Bauche angewandt wird. Sollte derselbe der ersten Anwendung nicht weichen, so wiederhole man die Operation nach Verlauf von zehn Tagen, wobei man alsdann aber besonders reichlich auf den Magen und außerdem fünf- bis achtmal auf die vordere Brustwand einzuschnellen hat; danach wird das lästige Leiden, welches so häufig Brüche und nicht selten den Tod veranlaßt hat, sicher und radikal behoben sein. Es ist bekannt, wie bisher, trotz aller Ärzte und Apotheker, die stereotype Meinung allgemein verbreitet war, dieser Husten müsse neunzehn Wochen lang austoben, ehe seine Heilung möglich sei – ein Zeitraum, der wohl geeignet war, ihn auch ohne jedes andere Medikament zu heilen!

21. Nasenkatarrh (Schnupfen)

Einige Züge des „Lebensweckers" in den Nacken und ein Schlag desselben hinter jedem Ohr machen das Geruchsorgan wieder normal, insofern nicht sämtliche Schleimhäute schon angegriffen sind.

✻

J. P. Nohleß, Musiker in Kirchheim, Kreis Euskirchen, 37 Jahre alt, litt seit sieben Jahren an Brustbeschwerden, Heiserkeit und Auswurf. Der Patient hat viele ärztliche Hilfe, teils bei Militär-, teils bei Zivilärzten sowie noch kürzlich in der Medizinisch-Klinischen Anstalt zu B. vergeblich gesucht. Als der Kranke zufällig die erste Broschüre über meine Heilmethode gelesen, ließ er sich nicht abreden, das Verfahren auch bei sich zur Anwendung zu bringen. Gerne gab ich seinem Wunsche nach, und in sechs Anwendungen war der Mann hergestellt.

NB. Nach der vierten Anwendung war der Patient im Regen naß geworden; die Folge davon war, daß sich ihm im Rücken ein starker, von selbst vorübergehender Abszeß bildete, der die Kur bedeutend beschleunigte.

*

Adam Thiebes, Feinsattler aus Dollendorf, 28 Jahre alt, litt seit einem Jahre an Engbrüstigkeit und Husten. In dreimaliger Anwendung am 3., 13. und 23. September 1853 war schon dem Übel gesteuert, und der Patient ist geheilt.

*

M. C., 44 Jahre alt, Lehrer zu B., litt seit längerer Zeit an Schmerzen im Rücken und seit drei Wochen, bevor er mich aufsuchte, an Brustschmerzen, Heiserkeit und Husten mit Auswurf. Der Husten verursachte selbst Schmerzen im Bauche. Der Patient erklärte, während des verflossenen Winters eine Unterjacke getragen zu haben, die er vor etwa einem Monat ausgelassen hatte, und von dem Augenblicke datierte er den Husten, Brustschmerzen und Engbrüstigkeit – was auch seine Richtigkeit haben wird. Drei Anwendungen vom 17. Mai bis zum 17. Juni 1858 heilten den Kranken.

*

Adam K., 33 Jahre alt, in Endenich, litt seit einiger Zeit an Rückenschmerzen, Atmungsbeschwerden und seit einigen Tagen an großen Brustschmerzen mit Husten. Ärztlich war nie an dem Patienten etwas vorgenommen worden, weil derselbe auch niemals eigentlich krank gewesen war; um so heftiger setzte ihm jedoch sein jetziges Übel zu. Nach zwei gleich aufeinander folgenden Anwendungen am 24. und 27. Juni 1852 war dem bedenklichen Zustande radikal abgeholfen.

*

Nikolaus R., 34 Jahre alt, Schuhmachermeister in Bonn, litt seit 1844, bei Entstehung eines wahrscheinlich katarrhalischen Hustens, der den Pa-

Allgemeine leichte Krankheitsfälle 77

tienten bisher nicht verlassen hat, an Verschleimung der Luftwerkzeuge, wogegen ärztlich alle erdenklichen Mittel vergebens angewandt worden sind. Vor dem Beginn des chronischen Übels litt der Patient häufig an Kopfschmerzen, derart heftig, daß ihm fast die Haare ausfallen wollten. Ein starker Auswurf begleitete das jetzige Leiden. Charakteristisch und ganz übereinstimmend mit meinem Verfahren ist die Erklärung des Patienten, daß sich von Zeit zu Zeit im Rücken ein Ausschlag von selbst bilde und, sobald dieser erschienen, große Linderung in Auswurf und Husten, überhaupt in allen asthmatischen Beschwerden eintreten. In fünf Anwendungen war der Patient (April 1854) geheilt.

*

Ignaz M., 46 Jahre alt, Bürgermeisterei-Sekretär in W., litt jahrelang an Rheumatismus im Rücken, in dem rechten Beine und Hüftgelenk. Nach der kürzlich überstandenen Brustkrankheit hatte sich ein verdächtiger Husten hinzugesellt. Schon nach zwei Anwendungen am 8. und 24. September war der Husten spurlos verschwunden.

*

Anna Maria W., 28 Jahre alt, in Dottendorf, litt seit längerer Zeit an chronischem Katarrh und sehr schlimmen Augen rheumatisch-drüsigen Ursprungs. Seit vollendetem 17. Jahr war die Patientin fast unausgesetzt ärztlich behandelt worden. Nach zwei Anwendungen am 16. und 23. Mai 1853 im Rücken wie hinter den Ohren war dem Übel begegnet.

*

Johann Joseph K., 31 Jahre alt, zu Miel, hat seit seiner Militärdienstzeit alljährlich mit Halsentzündung, die jedesmal in Eiterung überging, zu kämpfen, welches Geschwür alsdann, um Erstickung zu verhüten, jedesmal ärztlich operiert werden mußte. In den letzten Jahren traten Steifigkeiten in den Beinen und vor allem großer Gichtschmerz im Kopfe ein und überhaupt Symptome von Brustfieber. Nach drei Anwendungen vom 25. Juni bis 6. August 1854 war der Patient von seinem Leiden befreit.

22. *Magenaffektionen, Verdauungsbeschwerden, Blähungen, Bauchgrimmen*
Solche Krankheiten infolge von Rheumatismus werden sofort beseitigt, wenn man das Instrument im Rücken und auf der ganzen Bauch- und Magenfläche einmal anwendet und wie immer die Stellen gut eingeölt.

23. Diarrhöe

Diese Krankheit infolge von Magenerkältung wird durch einmalige Applizierung des Instruments mit dem Öl auf Magen und Bauch sofort behoben.

24. Blasenkatarrh

Hier ist die Anwendung im Rücken, auf dem Kreuze und auf dem Unterleibe angezeigt. So wie die Nase vom Schnupfen, wird die Blase zuweilen vom Katarrh befallen. Sehr vorteilhaft ist es, wenn die operierten Stellen mit aufgesplissener Watte belegt werden, die man aber an jedem Morgen erneuern muß.

25. Darmgicht (Kolik)

Ohne Rücksicht, ob Blähungs-, gastrische, Gallen-, Krampf-, Erkältungs-, Klemm-, Blei- oder Menstrualkolik schneppert der „Baunscheidtismus" die ganze Bauch- und Magengegend reichlich ein, bestreicht die Stellen mit dem Öl, und mit der Applikation ist der Schmerz im Augenblick wie weggeflogen. Operiert man zugleich noch im Rücken, so ist auch eine Wiederkehr nicht mehr zu befürchten.

26. Einschlafen der Glieder

Ein Zug des „Lebensweckers" behebt dieses oft unangenehme und schmerzliche Gefühl sofort, und zwar direkt auf die fühllose Stelle ohne Anwendung des Öles. Ist Abnahme der Lebenskraft die Ursache, ist die Anwendung im Rücken angezeigt.

27. Alpdrücken

Die Anwendung des „Lebensweckers" im Rücken hebt dieses Übel, welches zumeist in einer Krampfstockung des Blutes seinen Grund hat, schon mit einmaliger Applikation gründlich auf, indem der Blutumlauf wieder geregelt wird.

28. Erbrechen

Reichliche Applikation auf die Magen- und Bauchfläche sowie auf die Waden bewältigt dasselbe in den meisten Fällen sofort.

29. Finnen im Gesichte

Diese werden durch Anwendung des „Baunscheidtismus" im Rücken und auf der Bauchfläche, bei hartnäckigeren durch leises Baunscheidtisieren der betreffenden Stelle selbst, bald beseitigt.

Allgemeine leichte Krankheitsfälle 79

30. Gastrisches Fieber, gastrische Zustände

Reichliche Züge des „Lebensweckers" im Rücken und auf dem Bauch sowie sechs bis acht Züge auf jede Wade heilen diese Leiden bald, indem die Verdauungsfunktionen, welche bei solchen Zuständen gestört sind, mit der am ganzen Körper eintretenden gleichmäßigen Tätigkeit wieder von selbst geregelt werden.

31. Gelbsucht

Weil dieses Leiden zunächst in einer Behinderung der Gallenabsonderung in der Leber begründet und namentlich durch Erkältung oder Erschlaffung der Leber infolge gastrischer Unreinigkeiten und dgl. verursacht wird, so hat man den „Lebenswecker" nur gehörig im Rücken, auf der ganzen Leber- und Bauchgegend zu applizieren, und das Übel ist in der Regel schon mit der ersten Anwendung behoben.

32. Gelbes Fieber

Diese mit der vorstehenden verwandte, in tiefliegenden warmen und feuchten, besonders aber in den nahe am Meere gelegenen Gegenden und Küstenländern häufig vorkommene Krankheit wird ebenfalls mittels des „Lebensweckers" schnell und radikal geheilt. Beim gelben Fieber, dieser pestartigen Seuche, ist außer im Rücken auch die ganze Magen- und Bauchfläche und insbesondere die Lebergegend in der rechten Seite wieder reichlich zu applizieren, weil dieses Übel zunächst in einer durch die hohe Sonnenhitze entstandenen übermäßigen Gallenausscheidung ins Blut seinen Grund hat.

33. Gerstenkorn

Kleine Eitergeschwulst am Rande des Augenlides: ein Zug des „Lebensweckers" hinter das Ohr der leidenden Seite leitet diese Geschwulst sofort ab.

34. Mundklemme

Der „Lebenswecker" wird auf beiden Seiten der Kiefergegend vom Ohre abwärts vier- bis sechsmal derb eingeschnellt und jede Stelle gut mit dem Öl bestrichen, worauf der Patient den Mund bald wieder öffnen wird.

35. Wechselfieber (kaltes Fieber), Untertemperatur

Diese Krankheit, die in tiefgelegenen Orten und besonders in solchen Gegenden häufig vorkommt, wo viele stehende Gewässer, Teiche, Pfützen und dgl. sich befinden, hat ihren Hauptsitz im Rücken und Unterleibe. Spezielle Anwendung: Das kalte oder Wechselfieber, mag es noch so alt und noch so hartnäckig geworden sein, wird sofort total aus dem Körper getrieben, wenn der „Lebenswecker" im Rücken, besonders zwischen und auf die Schultern bis zum Kreuze abwärts, je nach Stärke des Kranken, etwa 40- bis 60mal, sodann auf die Magen- und Bauchgegend 35- bis 40mal gehörig und derb eingeschnellt wird und die betreffenden Stellen gut mit dem Öl bestrichen werden. Der Vorsorge wegen kann man die leichte Operation in 14 Tagen noch einmal wiederholen. Kinder werden natürlich gelinder behandelt.

*

Christine Weinstock zu Ramersdorf, 21 Jahre alt, litt seit einem halben Jahre am kalten Fieber. Eine einmalige Anwendung reichte hin, das Übel zu beseitigen.

*

Das zwölfjährige Söhnchen des Herrn Broichhausen zu Eschmar, Kreis Siegburg, litt seit längerer Zeit am kalten Fieber und wurde im Jahre 1851 nach einmaliger Anwendung von mir hergestellt, so daß er acht Tage später wieder in die Schule gehen konnte. Ein Gleiches fand bei der großjährigen Tochter des Herrn Broichhausen im Jahre 1852 statt. Eine zweite Tochter des Herrn Broichhausen wurde in zwei Anwendungen von ihrem schlimmen rheumatischen Augenübel geheilt.

*

W. W., 54 Jahre alt, zu S., litt seit eineinhalb Monaten am Wechselfieber, und zwar am sogenannten dreitägigen. Früher hatte der Patient an demselben Übel gelitten, welches überhaupt in dortiger Gegend heimisch geworden zu sein scheint. Zwei Anwendungen heilten den Kranken am 23. Oktober 1853. – Im März 1854 meldete sich der schlimme Gast abermals beim Patienten als Nachzügler an; eine einzige, am 22. März 1854 vorgenommene Anwendung reichte indes zur radikalen Heilung hin.

*

Anna Maria W., 50 Jahre alt, Ehefrau des vorigen, litt vordem ebenfalls an kaltem Fieber und suchte gegen laufende Gicht, die teils in den Beinen, vorzüglich aber im Rücken ihr Wesen trieb, meine Hilfe auf. Zwei Anwendungen im Oktober 1853 stellten die Kranke her.

*

Allgemeine leichte Krankheitsfälle 81

P. M., 52 Jahre alt, Schuhmachermeister in S., hatte vor zwei Jahren zweimal am Wechselfieber gelitten, welches den Grund zu seinem rheumatischen Augenübel legte, indem es bisher an jedem Mittel fehlte, das erste radikal zu heilen. Die Sehkraft war beim Patienten fast erloschen; dennoch brachten ihm zwei im Oktober stattgehabte Anwendungen die Heilung.

*

Gutsbesitzer R. in Merheim bei Köln, 30 Jahre alt, litt seit einem halben Jahre am Wechselfieber, wogegen ärztlich alles Mögliche vergebens angewandt worden. Eine einzige Anwendung am 22. Februar 1854 hatte die Genesung zur Folge. Der Patient kaufte ein Instrument, um für eventuelle Fälle gesichert zu sein.

*

Gertrud N., 36 Jahre alt, zu Deutz, litt seit fünf Jahren unausgesetzt am Wechselfieber. In den ersten zwei Jahren trat das Fieber über den andern Tag, und in den letzten drei Jahren alle drei Tage auf. Als die Patientin vor zwei Monaten dazu noch einen Anstoß zum Brustfieber bekam, magerte die Kranke sehr ab. Durch mehrere Heilungsversuche aus ihrer Nachbarschaft auf mein Verfahren hingewiesen, suchte sie am 25. März 1854 meine Hilfe auf, und nach sechs Anwendungen war die ganze Sache am 5. Juni abgetan.

*

Joseph P., 26 Jahre alt, zu Fischenich bei Köln, litt seit zirka eineinhalb Jahren am Wechselfieber. In zwei Anwendungen am 9. Juli und 6. August 1854 war das Übel getilgt, wiederholte sich jedoch gelinder gegen Ende September, worauf indes eine einmalige Applikation hinreichte, dasselbe wahrscheinlich für immer auszutreiben.

*

Daniel U., 34 Jahre alt, Braumeister aus Mannheim, wohnhaft in Bornheim, litt längere Zeit am Wechselfieber, und als dasselbe durch Chinin nachzulassen angefangen, trat ungeheure Müdigkeit in den Beinen ein, gegen welche der Patient meine Hilfe beanspruchte. Das Ganze war jedoch noch Wechselfieber, an welchem zehn Monate hindurch gedoktert worden war. Drei Anwendungen vom 12. Juli bis 9. August befreiten den Patienten von seinem Übel.

*

Johann Joseph R., 32 Jahre alt, in Bonn, litt seit zwölf Wochen am kalten Fieber, welches unter ärztlicher Kunst einen solchen Grad erreicht hatte, daß der Patient nicht nur arbeitsunfähig geworden war, sondern kaum noch gehen, aber vor Abmagerung keine drei Minuten mehr stehen konnte. Zwei Anwendungen nahmen dem Leidenden am 7. Januar 1855 seine schwere Bürde ab.

*

Johann K., 23 Jahre alt, zu Deutz, litt an Müdigkeit im ganzen Körper und Zittern in den Händen, wobei in letzter Zeit der rechte Arm ganz gelähmt und zum Schreiben unfähig war. Das ganze Leiden war die Folge des Wechselfiebers, an welchem er vor zwei Jahren gelitten und welches ihm durch Arzneien nicht aus dem Körper heraus-, sondern in denselben hineingetrieben worden war, so daß der Patient im Laufe des letzten Sommers drei- oder viermal an Herzkrampf dergestalt zu leiden hatte, daß er fürchten mußte, sein Leben plötzlich zu verlieren. Aus allem geht hervor, daß das Wechselfieber die Schuld der Leiden trug, indem durch dasselbe bekanntlich so häufig der Grund zu lebensgefährlichen Krankheiten gelegt wird. – Der Kranke wurde in zwei Sitzungen vom 8. und 19. Januar 1855 total hergestellt.

*

Heinrich W., 29 Jahre alt, gebürtig aus Muffendorf, wohnhaft in Köln, litt vom Herbste 1848 bis zum Frühjahr 1849 während seiner Militärdienstzeit am Wechselfieber. Das noch nicht rein ausgetriebene, weil bisher eigentlich unheilbare Übel wiederholte sich im Frühjahr 1851, und die Symptome (unerträgliche Rückenschmerzen, Abmagerung, Geschwulst in der Kreuzgegend, gänzliche Erschlaffung und Arbeitsunfähigkeit) bewahrheiteten, daß das ursprüngliche Übel noch immer im Körper verweilte. Schon nach der ersten am 27. Dezember 1854 im Rücken erfolgten Anwendung regelte sich die bisher vorherrschende Stuhlverhaltung, und nach der dritten am 14. Januar stattgehabten Applikation war vollständige Heilung erreicht.

36. *Brustkrämpfe*

Weil die Haupttugend des „Lebensweckers" eben darin besteht, daß er „Herr aller Krämpfe" ist, so kann die Aufzählung der verschiedenen Arten derselben füglich übergangen werden. Zu bemerken bleibt nur, daß bei Brustkrampf und allen auf innere Organe dirigierten Krampfzufällen die Anwendung außer im Rücken auch allemal auf der leidenden Stelle, und zwar in reichlichem und derbem Zumaße einzutreten hat; bei bloßem

Allgemeine leichte Krankheitsfälle 83

Ergriffensein äußerer Extremitäten hingegen reicht die Applikation auf die leidende Stelle schon zur sofortigen Hebung des Leidens aus.

37. Blähsucht
Dieses Leiden, welches fast immer von habitueller Leibesverstopfung hervorgerufen ist, wird ebenfalls mittels des „Lebensweckers" sicher und gründlich behoben, wenn das ursächliche Übel nach der Anleitung (vgl. 22 „Magenaffektionen") beseitigt und das Verfahren von zehn zu zehn Tagen einige Male wiederholt wird.

38. Blutandrang (Kongestionen)
Blutandrang nach dem Kopfe und der Brust, welcher ein so tief eingewurzeltes Leiden ist und fast immer kalte Füße im Gefolge hat, wird bald behoben, wenn man den „Lebenswecker" nur im Rücken und auf den Waden in zehntägigen Perioden anwendet. Wird der Blutandrang jedoch von anderen Leiden verursacht, so müssen selbstredend diese Grundübel zuerst entfernt werden; selbst bei körperlicher Anlage ist mittels des „Lebensweckers" noch Abhilfe, mindestens Beschränkung dieses Leidens zu

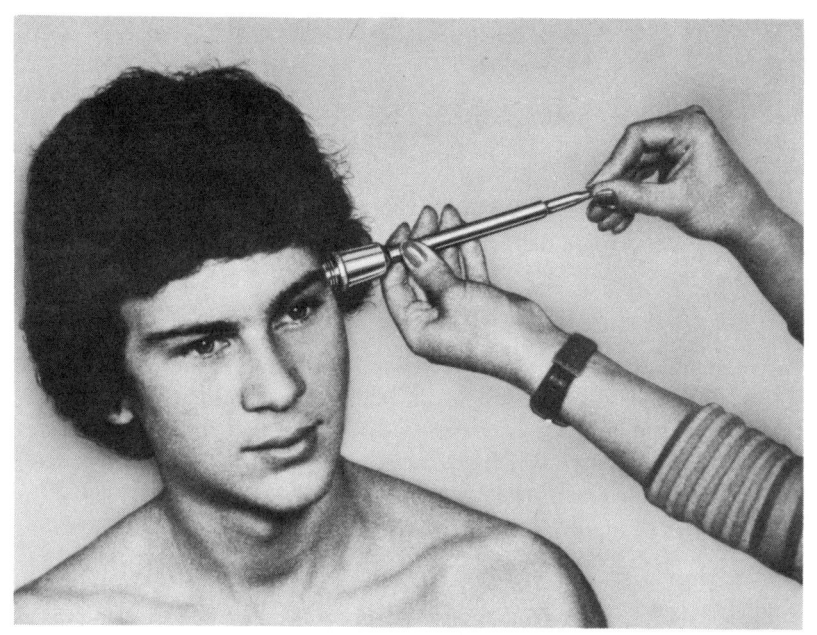

Nadelung der Schläfen

erwarten, wenn man, was die beiden letzteren Fälle betrifft, das unter Abschnitt 13 Gesagte genau beachtet.

39. Erschlaffung des Eingeweides (Atonie)
Reichliche Applizierung des Instruments im Rücken und auf den Unterleib behebt dieses Leiden; jedoch muß bei diesen Zufällen, besonders wenn sie chronischer Natur sind, mit großer Beharrlichkeit in den zehntägigen Perioden fortgefahren werden.

40. Atonie der Leber
Die Anwendung des Instruments im Rücken und direkt auf der Lebergegend in der rechten Seite behebt dieses Gebrechen sofort, es sei denn, daß dasselbe bereits chronisch geworden wäre, wo dann das unter Abschnitt 39 Gesagte in Anwendung kommen müßte.

41. Atonie der Nieren
Wieder im Rücken und namentlich über dem Kreuze zu beiden Seiten des Rückgrates reichlich angewendet, wird sich die Erschlaffung und Untätigkeit der Nieren bald beseitigen lassen. Ist das Leiden indes schon veraltet, so muß auf das unter Abschnitt 40 und Abschnitt 48 Gesagte verwiesen werden.

42. Atonie der Milz
Bei erschlaffter oder verhärteter Milz operiere man außer im Rücken wieder zugleich auf der leidenden Stelle, in der linken Seite, und man wird das Übel in kurzer Zeit beherrschen, es sei denn, daß es die veranlassende Ursache zur Hypochondrie oder Melancholie geworden, in welchem Falle das unter Abschnitt 10 angegebene Verfahren mit einzutreten hätte.

*

Karl Schuhmacher, Steindrucker bei den Herren Henry & Cohen in Bonn, 26 Jahre alt, litt seit eineinhalb Jahren an einem Leberübel rheumatischen Ursprungs. Eine Kur von zwölf Anwendungen reichte hin, das Übel zu vernichten, und der Patient hat sodann gleich nach seiner Wiederherstellung seine Gesellenwanderung antreten können (April 1853).

*

Katharina Sch., geb. M., zu H., 27 Jahre alt, litt seit zehn vollen Jahren an gänzlicher Schwäche des Magens, höchstwahrscheinlich rheumati-

Allgemeine leichte Krankheitsfälle 85

schen Ursprungs, zumal die Kranke sehr zart gebaut ist und äußerst feine empfindsame Haut hat. Die Krankheit hatte sich so gesteigert, daß die Patientin jahrelang keine Speisen mehr verdauen konnte, sondern unter steter Übelkeit, öfterem Aufstoßen, täglichem anstrengendem Erbrechen, womit häufig Blut ausgeleert wurde, bis zum Skelett heruntergebracht war. Erste Anwendung meines Heilverfahrens am 11. April 1853 im Rükken, zweite Anwendung am 25. April auf dem Magen usw. und dritte Anwendung am 5. Mai auf dem Rücken, wonach die Kranke sich jetzt wieder wohl fühlen soll.

*

Marianne Dondorf in Mohrenhoven, Kreis Rheinbach, 27 Jahre alt, litt gemäß ärztlicher Aussage an Leberleiden und war infolgedessen sechs Jahre gänzlich arbeitsunfähig gewesen. Zuzeiten vermochte die Leidende nicht einmal zu stehen, noch weniger also die kürzesten Strecken zu gehen. Eine fast einjährige, in zehntägigen Zwischenräumen fortgesetzte Anwendung meiner Heilmethode hat die Kranke nunmehr so hergestellt, daß sie nach ihrer am 16. September 1853 mir abgestatteten mündlichen Erklärung nicht nur zu allen häuslichen Arbeiten wieder gekräftigt, sondern kürzlich auf dem örtlichen Kirchweihfest als Tänzerin erschienen sei.

*

Maria Füsser in Ehrenbreitstein, 56 Jahre alt, referierte mir persönlich am 11. November 1856, daß sie auf Anraten des Herrn Majors von Meiern mein Heilverfahren gegen ihr langjähriges Magenleiden, mit welchem hauptsächlich Erbrechen verbunden, in Anspruch genommen habe und jetzt vollkommen hergestellt sei. Dann erzählte mir die Genesene, daß ihr Vetter, der Seilermeister Klöckner, sich mit einem „Lebenswecker" von seinem Gichtleiden befreit habe, wofür er mir nicht genug danken könne.

43. Seekrankheit

Diese Krankheit, welche, durch das ungewohnte Schaukeln und Schwanken des Schiffes veranlaßt, fast ohne Unterschied jeden Menschen befällt, der zum ersten Male auf dem Meere fährt, hat üble Folgen. Mehrseitige Berichte haben mir bewiesen, daß der „Lebenswecker" das einzige zuverlässige Mittel ist, diese Krankheit, die mit Schwindel und Ohnmacht beginnt und deren Verlauf in fürchterlichem, zuweilen mehrwöchentlichem Erbrechen besteht, nicht nur sofort zu beheben, sondern auch dazu dient, sich vor diesem qualvollen Leiden wirksam präservieren zu können. Reichliche Züge des Heilinstruments auf den Bauch und im Rücken heilen die Seekrankheit sofort; äußerst selten ist die gleichzeitige Anwendung auf den Waden erforderlich, jedoch wird die Kur dadurch um so sicherer. Wer beim Besteigen des Schiffes sich Rücken und Bauch oder beim ersten Schwindelanfall sofort die Waden baunscheidtieren läßt, bleibt von der Seekrankheit verschont; daher sollte niemand eine Seereise antreten, ohne den „Lebenswecker" mit dem Oleum in der Tasche zu haben.

44. Sodbrennen, Säure
Sechs bis acht Züge des „Lebensweckers" auf den Magen beheben den Zustand.

45. Gesichtsschmerz
Außer den Applikationen auf Rücken, Nacken und hinter den Ohren ist auch noch an der leidenden Seite des Gesichts auf solchen Stellen zu applizieren, wo man den Zweigen des Nervus trigeminus möglichst nahe kommen kann, da ja eben von einer krankhaften Affektion dieses Nerven der „Fothergillsche Gesichtsschmerz" stammt. Die Einschnellungen wären demnach etwa anzubringen unter und neben dem Ohrläppchen, in der Schläfengegend, neben dem Nasenflügel, aber nicht auf der Nase, da eine anhaltende Rötung derselben folgen könnte, während auf den erwähnten Stellen keine Spur der Applikation zurückbleibt.

46. Bienenstiche (andere giftige Insektenstiche)
Den „Lebenswecker" direkt darauf setzen und die Stelle mit einem Öle bestreichen.

*

„Ich setze Sie davon in Kenntnis, daß ich von Bienen im vorigen Jahre 19mal gestochen wurde, und sobald ich den ‚Lebenswecker' nebst Öl anwandte, Schmerz und Geschwulst in der Zeit von fünf Minuten verschwunden waren.
Lamersdorf im Kreise Düren, 6. Januar 1859
gez. Joh. Wilh. Rosarius."

47. Frostbeulen (Perniones)
Die Frostbeulen sind als das höchste Resultat der zerstörenden, konzentrischen Kälte zu betrachten, so wie die im Brennglase konzentrierten Sonnenstrahlen ihren Kulminationspunkt in der Entzündung des brennbaren oder der Zersetzung des nicht brennbaren Körpers finden. Man setze den „Lebenswecker" direkt auf die Beulen, bestreiche die Stiche gut mit dem Öl und behandle übrigens den Körper wieder durch Applikation im Rücken.

Allgemeine leichte Krankheitsfälle 87

48. Hämorrhoiden
Dieses Leiden ist drüsig-rheumatisch-medizinischer Natur; sein Urgrund ist hauptsächlich in Erkältung, besonders in der Einwirkung konzentrischer Kälte auf edele Organe, zu suchen. Häufig entstehen sie sogar infolge der in verschiedenen Abtritten wirkenden Zugluft. Wenn man bisher die Entstehung dieses so sehr ausgebreiteten Leidens dem Magen oder anderen Eingeweiden, besonders aber einer sitzenden Lebensweise usw. Schuld gab, so hat man nicht bedacht, daß eben diese Teile vorher durch Erkältung abgeschwächt oder zu Stockungen disponiert waren.

Man wende das Instrument zwischen den Schultern abwärts zu beiden Seiten des Rückgrates, dann ziemlich reichlich auf dem Kreuze und auf dem ganzen Bauchumfange an, bestreiche die Stelle mit dem Öl und setze die Kur in zehntägigen Perioden fort. Schon nach der ersten Anwendung verliert sich gewöhnlich das örtliche Jucken und Stechen, und in der Folge ist das zuverlässige Resultat die radikale Heilung.

Die bisherigen Versuche, diese Leiden mit kaltem Wasser zu heilen, liefen nicht auf Heilung, sondern nur auf Stockung des Übels hinaus, solange nämlich nicht alle Säfte schon in Stockung geraten waren; sie impften übrigens aber dem ganzen Körper den Rheumatismus ein.

✳

Schreinermeister Ignaz Lautenschläger in Bonn, 45 Jahre alt, litt an Hämorrhoidalbeschwerden und Rheumatismus. Fünf Anwendungen, wovon die erste am 11. März und die letzten am 5. Mai 1853 statthatte, reichten hin, den Kranken herzustellen.

✳

Bierbrauer Kreutzer am Eigelstein in Köln, 50 Jahre alt, an Gicht und Hämorrhoidalbeschwerden lange leidend, wurde im Frühjahr 1861 sehr schnell von seinem Leiden bei mir befreit und erfreut sich seit sieben Jahren einer ungestörten Gesundheit.

49. Lachkrampf
Mimischer Lidkrampf, sardonisches Lachen, unwillkürliche Verzerrungen des Gesichts: Behandlung auf den Füßen, den Waden, dem Rücken sowie hinter den Ohren.

✳

Frau Th. in Bonn, 30 Jahre alt, litt seit langer Zeit am Lachkrampf, mit außerordentlichen Schmerzen verbunden. Dieselbe wurde im Frühjahr 1852 nach viermaliger Anwendung von ihrem Übel befreit, und nach dem Referate ihres 81jährigen Vaters, Herrn F., der auch mein Patient war, ist das Leiden bis zum 1. April 1853, nachdem die Patientin acht Tage im Wochenbett gewesen, wo sich das Übel vorübergehend, aber gelinder wieder gezeigt hatte, ausgeblieben.

50. Fettsucht

Übermäßige Anlagerung von Fett, entweder im ganzen oder in einzelnen äußeren oder inneren Organen, z. B. Herz und Nieren, ist mit vielen Beschwerden verbunden. Fettsüchtige werden von vielen Leiden befallen, wie Entzündungen, Rose, Furunkel und Wassersucht. Fortwährender Gebrauch des „Lebensweckers" im Rücken und auf dem Bauche behebt dieses Leiden bei passender Lebensweise gründlich (vgl. auch Abschnitt 13). Fette, zucker- und stärkehaltige Nahrung ist zu meiden. Viel Bewegung in freier Luft, Sport, Bäder.

Allgemeine schwere Krankheitsfälle

Bis September 1853 hatte Carl Baunscheidt mehr als fünfzehntausend Patienten behandelt, ,,wovon mehr als sieben Achtel ihre volle Genesung gefunden", wie er stolz berichtete. Wir lassen an dieser Stelle die Krankheiten und deren Behandlungsmethode folgen, die er unter ,,schwere Krankheitsfälle" eingeordnet hat.

1. Nervenfieber (Typhus)
Den ,,Lebenswecker" vom Genick an das ganze Rückgrat herunter dicht nebeneinander aufsetzen und die ganze Linie gut mit dem Öle bestreichen. Ebenso auf die Waden oder unter die Füße applizieren. Die Besserung wird von Stunde zu Stunde zunehmen.

✳

Hubert K., Notariatssekretär in B., 23 Jahre alt, litt eineinhalb Jahre an allgemeiner Nervenschwäche, zeitweiligem Zittern aller Glieder, Gedächtnislosigkeit usw. Die Gefahren der Jugend, die jeder Verständige wohl zu erkennen weiß, waren unzweifelhaft die nächste Veranlassung des immer mehr um sich greifenden Übels, wie der Patient eingestehen mußte. Eine Kur vom 28. März bis 3. Juni 1853 heilte den Kranken.
NB. Patient will bei der zweiten Anwendung am 7. April noch die interessante Beobachtung gemacht haben, daß seine Hautausdünstung den Geruch hatte wie die ihm früher ärztlich verordneten Arzneimittel.

✳

Baron v. Salvigny, dermalen Eisenbahnbeamter in Dortmund, 29 Jahre alt, war vor fünf Jahren von einer Nervenlähmung befallen, die ihn gänzlich arbeitsunfähig machte. In Begleitung seines Vaters, der Herren Ingenieurmajors a. D. v. S. in Bonn und des Bataillons-Arztes Herrn Dr. Farstner wurde der Patient mir damals (1850) zugeführt, um mein neues Heilverfahren auf die Probe zu stellen, und in einer zweimonatigen Behandlung war der Kranke hergestellt.

✳

Ein zwölfjähriges Kind litt an Nervenzucken und damit verbundenen großen Atmungsbeschwerden; den kleinen Knaben heilte ich nach meiner Vorherbestimmung innerhalb einer Stunde von seinem mehrjährigen schlimmen Übel.

*

Frau Mermagen, 46 Jahre alt, in Flamersheim, litt seit Jahren an Nervenschwäche, Zittern und Ziehen im ganzen Körper, besonders am Hinterkopf, Rücken, an den Händen und Beinen. Aus einem rheumatischen war hier ohne Zweifel ein nervöses Leiden ausgebildet worden, welches von Epilepsie wenig verschieden war. Die erste Anwendung am 10. September 1853 verschaffte der Leidenden schon Linderung. Die zweite am 22. September brachte große Besserung, d. h. die verminderten Krampfanfälle traten nurmehr sehr gelinde auf; nach der dritten Anwendung am 1. Oktober kaufte mir die Patientin ein Instrument ab, womit sie sich völlig hergestellt hat, wie der mündliche freudige Bericht vom 12. Januar 1854 mich belehrte.

*

Madame Cl.-St., 44 Jahre alt, in Köln, litt jahrelang an Nervenschwäche, hatte die kostspieligsten Arzneien, Bäder und alle nur denkbaren medizinischen Mittel vergebens angewandt. Die Patientin leitete den Grund ihres schweren Leidens von einer ursprünglichen Erkältung her. Meine Behandlung wurde vor fünf Jahren, im Frühling 1854, eingeleitet und von der Patientin in der zehntägigen Periode bis zum Herbste beharrlich fortgesetzt. Nach dieser Kur erklärte mir die Patientin, in den letzten 20 Jahren ihres Lebens nicht so gesund gewesen zu sein wie jetzt nach Anwendung des „Lebensweckers". Zur weiteren Erläuterung, wie tief das Leben dieser Patientin gesunken war, bemerke ich noch, wie ich bei Einleitung der Kur ihrem Eheherrn selbst mein Bedenken zu erkennen gab, indem ich ihm eröffnete, daß seine Frau einen Nervenschlag zu fürchten habe, den aber der „Lebenswecker" hoffentlich verhüten werde; worauf er antwortete, daß „ihm dies auch die Ärzte mitgeteilt hätten, die Kranke übrigens an derartigen Anfällen schon häufig zu leiden gehabt und oft tagelang regungslos im Bette zugebracht habe". – Die Patientin befindet sich indes bis heute (1859) in rüstiger Gesundheit, und bei der geringsten Bedrohung derselben greift sie zu ihrem „Lebenswecker", den sie aus hochachtungsvollster Verehrung zu ihrem „Leibarzte" erkoren hat und wie so manche andere vornehme Familie in ihrem Hause beständig aufbewahrt.

*

Allgemeine schwere Krankheitsfälle 91

Madame H., 45 Jahre alt, in Bonn, litt jahrelang an nervösem Schmerz im ganzen Körper. Ursprünglich rheumatisch, war das Nervenleiden schon soweit gediehen, daß die Patientin mit offenen Augen kaum noch sehen konnte. Nach den vielen unnützen Blutentziehungen war Korpulenz eingetreten. Durch fünf Anwendungen vom 9. August bis zum 1. Oktober 1854 wurde die befriedigendste Herstellung erzielt.

2. Gehirnentzündung (Enzephalitis)
Hier ist die Anwendung fast dieselbe wie beim Nervenfieber. Die Aufgabe ist, die meist kalten Füße so zu reizen, daß sie warm werden und dauernd warm bleiben, wodurch dann jede Kongestion nach dem Gehirn allmählich und schnell verschwindet. Die Wirkung des „Lebensweckers" ist hierbei wirklich unschätzbar.

3. Gallenfieber
Anwendung im Rücken, auf dem Bauche, besonders aber reichlich auf der Lebergegend. Übrigens muß hier wieder auf das unter „Allgemeine leichte Krankheitsfälle" im Abschnitt 13 Gesagte verwiesen werden.

4. Geisteskrankheit (Mania)
Insofern derselben nicht Schädelverwachsungen und dgl. organische Destruktionen zugrunde liegen, leistet der Baunscheidtismus auch in diesem Gebiete bessere Dienste als alle Apparate der Irrenheilanstalten zusammengenommen. Übrigens ist wieder auf Abschnitt 13 zu verweisen.

*

Pulverfabrikant E. bei Bensberg, 53 Jahre alt, war schon zweimal als Wahnsinniger in Siegburg behandelt worden. Im Jahre 1852 habe ich denselben total hergestellt, und derselbe erfreut sich nach seinem heutigen persönlichen Referate (13. Januar 1856) einer beständigen Gesundheit. Seine frühere entstellte Gesichtsfarbe war wieder natürlich, sein abstoßender Blick menschenfreundlich geworden und der schönste neue Lebensmut zurückgekehrt usw. Ist jetzt (1863) kerngesund.

5. Asthma
Wenn dasselbe durch Brustkrampf oder sonstige rheumatische Affektionen verursacht ist, so behebt eine reichliche Applikation des „Lebensweckers" im Rücken und auf die vordere Brustwand das Leiden sofort.

*

Johann J., 56 Jahre alt, Küster zu Eitorf, litt angeblich seit vier Jahren an asthmatischen Beschwerden, verbunden mit zeitweiligen großen Gichtschmerzen. Nach vier Anwendungen vom 8. Juni bis zum 25. Juli 1854 war der Patient zu seiner Zufriedenheit hergestellt.

*

Kanonier August Plötz, 24 Jahre alt, aus Danzig, stand bei der 4. Handwerker-Kompanie des 4. K. Artillerie-Regiments in Deutz. Er litt seit etwa neun Jahren an Brustbeschwerden. Die Anstrengungen des Dienstes steigerten sein Übel bis beinahe zur Invalidität. Die Augen waren sehr angegriffen, und ein hochgradiges Asthma war eingetreten. Wer den Kranken sah, hielt ihn für schwindsüchtig, und dennoch reduzierte sich sein Übel im allgemeinen auf Skrofulosität. Charakteristisch war ein auf dem Rücken sich zuzeiten bildender Ausschlag. Nach dreimaliger Anwendung des ,,Lebensweckers'' im Rücken wurde er von seinem langjährigen Leiden befreit, nahm nach vollendeter Dienstzeit einige ,,Lebenswecker'' mit in seine Heimat und sucht, aus Dankbarkeit, nach Kräften in seiner Vatergegend meine neue Heillehre zu verbreiten.

6. *Fallsucht (Epilepsie)*

Die Heilung dieses schrecklichen Leidens geht leicht und rasch vonstatten, wenn dasselbe noch nicht veraltet ist. Bei längerer Dauer des Übels nimmt die Kur freilich einen viel langsameren Gang. Doch wird dieselbe unter Leitung eines erfahrenen Baunscheidtisten nie zu den Unmöglichkeiten gehören – weshalb denn auch bei diesem Übel auf das unter Abschnitt 13 ,,Allgemeine leichte Krankheitsfälle'' Gesagte hingewiesen wird.

*

In betreff der Anwendung meiner Heilmethode bei Epilepsie habe ich besonders glücklichen Erfolg bei dem 18jährigen Peter S. zu St., Kreis Siegburg, gehabt.

*

Peter T., neun Jahre alt, Sohn des Heinrich T. zu Lengsdorf, war nach Angabe der Eltern in einem so epileptischen Zustande zur Welt gekommen und so schwach im Rückgrate, daß er weder auf den Beinen stehen noch auf dem Schoße sitzen konnte. Infolge seines kläglichen Zustandes hatten sich ihm die Augen ganz verdreht. Die Empfindlichkeit des Kindes war so groß, daß es bei der kleinsten Aufregung, wenn man ihm z. B. sei-

Allgemeine schwere Krankheitsfälle

nen Willen nicht augenblicklich tat, sogleich in Epilepsie verfiel und oft einen ganzen Tag darin lag. Schon nach der zweiten Anwendung, die im Mai 1854 stattfand, hatte der Kleine bis zu Neujahr 1855 gar nichts mehr verspürt; die Augen standen wieder gerade, und das Kretinen-Antlitz hatte eine menschliche Form bekommen; es war allein noch die Kraftlosigkeit in den gänzlich abgezehrten baumelnden Beinen zurückgeblieben. Infolge der dritten Anwendung ist das Leben in dem Kinde soweit erkräftigt, daß man dasselbe als hergestellt und einer normalen Entwicklung fähig erachten kann.

*

Johann B., 21 Jahre alt, in Hersel, litt angeblich seit Pfingsten 1854 an Epilepsie, worauf er sich in letzter Zeit, jedesmal während vier Tagen nach dem Anfalle, steif am ganzen Körper fühlte. Der Patient, der übrigens ein starkes Aussehen hatte, glaubte, sein Zustand sei infolge von Ärger entstanden. Dann und wann zeigten sich Schmerzen im Rücken, in den Beinen und den Händen; der Anfall kündigte sich durch Taubheit und Zittern der Hände und Füße an. Die Krankheit suchte sich periodisch Luft zu machen, indem sich unter der Haut Pusteln bildeten, die aber nicht zum Durchbruch kommen konnten. Dreimalige Anwendung stellte den Kranken im Monat März 1855 nach seiner eigenen Anzeige gänzlich her.

7. Englische Krankheit der Kinder (Skrofeln, Rachitis)
Man vergleiche Drüsengeschwulst unter Abschnitt 13 ,,Leichte Krankheitsfälle". Gelinde Züge des ,,Lebensweckers" zu beiden Seiten des Rückgrats entlang sowie auf den Bauch.

8. Schlechtes Aussehen
Hierher gehören auch blaße Gesichtsfarbe, Welkheit, Schlaffsein, Aufgedunsenheit der Fleischmassen (Kachexie): die Behandlung erfolgt wie bei der englischen Krankheit.

9. Bleichsucht (Chlorosis)
Ist mittels des ,,Lebensweckers" radikal zu heilen; jedoch streifen hier die Grenzen zwischen Gesundheit und Krankheit mit den Entstehungsursachen so eng aneinander, daß nur der wohlerfahrene Baunscheidtist die feinen Nuancen bestimmen und die Kur in geeigneter Weise mit Erfolg leiten kann.

10. Kehlkopfschwindsucht
Weil diese Krankheit nur aus der vorhergehenden sich entwickelt, so wird sie nie vorkommen, wenn man auf die Heilung der erstern Bedacht

nimmt. Wo sie indes wirklich eingetreten wäre, ist mittels des „Lebensweckers" am erfolgreichsten Heilung zu erzielen, jedoch gehört der Fall zur Kategorie, die der erfahrene Baunscheidtist behandeln sollte.

11. Auszehrung (Schwindsucht)

Eine jede Krankheit, bei welcher der Körper mit jedem Tage etwas leichter wird, an seinen Fleischmassen eine Abnahme erleidet, darf mit Recht eine Abzehrung, eine Schwindsucht genannt werden. Sehr häufig galten aber bisher solche Symptome als Beweise für eine Lungenschwindsucht oder für das Vorhandensein tuberkulöser Lungenaffektionen; und während sich bei einer solchen, oft sehr schiefen Auffassung des Krankheitszustandes die Behandlung auf eine bloße Milderung des für unheilbar gehaltenen Übels beschränkte, wucherte das eigentliche, nicht erforschte Übel sehr häufig bis zur wirklichen Unheilbarkeit fort. Der Baunscheidtismus hingegen faßt die Auszehrung gewöhnlich als rheumatisch-drüsiges Leiden auf (vgl. Abschnitt 13 „Leichte Krankheitsfälle"). Dem Patienten dürfte es nach unserer Ansicht ziemlich gleichgültig sein, zu wissen, an welcher Art von Schwindsucht er leide; er weiß, daß in seinem Körper ein abnormer Zustand besteht, daß etwas in demselben vorhanden ist, was nicht hineingehört. Ob nun sein Leiden in einer abzuleitenden inneren Entzündung oder in einer auszuscheidenden Ansammlung anderweitiger Krankheitsstoffe bestehe, gilt ihm gleich; sein Wunsch ist seine Heilung, und diese erreicht er in den meisten Fällen durch den Gebrauch des „Lebensweckers". Selbst bei unheilbarer Abzehrung und wenn die bisherige medizinische Behandlungsweise den Kranken ohne Rettung und Trost muß hinsterben lassen, vermag es der „Lebenswecker" noch, sein Leben oft auf Jahre zu fristen.

✻

Konrad Bertram, Söhnchen des Schuhmachermeisters Joseph Bertram in Bonn, acht Jahre alt, litt seit seiner Geburt an Schwäche der ganzen rechten Seite; auch bemerkte ich gleich eine Abmagerung derselben. Das Übel schien Mangel an Lebenskraft zu sein und vorzugsweise seinen Sitz im Rückgrate zu haben; in den letzten acht Tagen hatte der kleine Patient krampfhafte Zuckungen und Schmerzen im rechten Arm verspürt, wodurch die Eltern erst recht auf den großen Übelstand des Kindes aufmerksam wurden. Die erste Anwendung geschah am 6. April und die zweite am 13. April. Das Übel war ganz verschwunden, zeigte sich jedoch in kleinerem Maße am 22. Mai wieder, weshalb der Vater gleich wieder mit ihm zu mir kam. Seitdem habe ich nichts weiter mehr gehört.

✻

Allgemeine schwere Krankheitsfälle 95

Anna W. in B., 16 Jahre alt, wurde im Januar 1853 von der Bleichsucht radikal geheilt.

*

Christina Binnen aus Mehlem, 23 Jahre alt, litt lange Zeit an Schmerzen im Rücken und Leibe sowie Müdigkeit in den Beinen, wodurch sie arbeitsunfähig wurde. Der Gesichtsfarbe nach zeigten sich Symptome der Bleichsucht; der Haut nach schien jedoch das Übel ein veraltetes Wechselfieber gewesen zu sein. Vier Anwendungen meines Heilverfahrens stellten die Leidende im August 1853 wieder her.

*

Margareta P., 20 Jahre alt, in Bonn, litt vier Jahre lang an Bleichsucht. Die Patientin war verzweifelt, konnte kaum mehr gehen und sah den baldigen Tod vor Augen. Sieben Anwendungen vom 6. Februar bis zum 27. März 1854 genügten, die Patientin herzustellen; mit einer französischen Familie reiste sie am 31. desselben Monats als Kammerzofe nach Valenciennes.

*

Margareta Schwindt, 24 Jahre alt, zu Witterschlick, Kreis Bonn, war an der Bleichsucht zum Skelett heruntergesunken, die Augen wie bei einer Sterbenden, die Lippen blau, die Züge entstellt; keiner gab etwas für ihr Leben. Im Sommer und Herbst 1856 von mir behandelt, sieht sie jetzt (April 1857) wieder wie das blühende Leben aus.

*

Philipp K., 37 Jahre alt, zu Egidienberg, hatte schon dreimal die Brustkrankheit überstanden. Im Frühjahr 1854 wollte sich die Krankheit wiederholen; der Patient suchte meine Hilfe auf, und nach drei Anwendungen im Monat April 1854 war alles beseitigt; der Patient dürfte schwerlich je wieder in der Brust belästigt werden.

*

Johann Menden in Duisdorf, Kreis Bonn, 19 Jahre alt, Gehilfe seines Vaters, der Ziegelbrenner ist, wurde mir von letzterem mit folgender Erklärung vorgestellt: „Seit anderthalb Jahren war der Kranke in Behandlung eines hochgestellten Arztes, der mir indes im Vertrauen eröffnete, daß mein Sohn die Schwindsucht in so hohem Grade habe, daß an eine Heilung nicht mehr zu denken sei. Als ich diese niederschlagende Mitteilung meinem Bauherrn, dem Kaufmanne Herrn N. in Bonn, mit dem Zusatz anzeigte, daß der Tod meines Sohnes, meines zuverlässigen Gehilfen, mich durch eine nachteilige Störung und Zerrüttung meines Geschäftes doppelt hart schlagen würde, war dieser so freundlich, mir als einen letzten Heilungsversuch die Konsultation seines Hausarztes, des Medizinalrats Herrn Dr. . . . ex officio zu offerieren. Mit Dank ging ich auf dieses Anerbieten ein, und der genannte Arzt erklärte, nachdem er meinen Sohn examiniert und ihn aufmerksam von unten nach oben angesehen hatte: ‚Das ist ein Patient für Baunscheidt, ihm wollen wir den Kranken zuschicken; vermag er den zu heilen, so hat seine Sache unschätzbaren Wert.'" – Der Kranke, der wie ein lebendiges Skelett zu mir hereinwankte, wurde in meiner etwa fünfmonatigen Behandlung wieder kerngesund. Der Patient arbeitet bereits über ein volles Jahr an seinem schweren Tagewerke (bis auf die heutige Stunde – 1859 – kerngesund).

*

Gymnasiast T. in Bonn, 16 Jahre alt. Die betrübten und besorgten Eltern führten mir den Patienten als einen Schwindsüchtigen zu. Nach viermaliger Anwendung meines Verfahrens im Mai 1852 war die Genesung vollständig, und der junge Mann sieht wie das „ewige Leben" aus.

*

Apollinar Kemp, 18jähriger Sohn des Ackerers Heinrich Kemp in Villiprott, Kreis Bonn, wurde in fünfmaliger tüchtiger Anwendung in zehntägigen Zwischenräumen von seiner Schwäche und großen Abmagerung des rechen Beines radikal geheilt, und zwar in den Monaten Juni, Juli bis Anfang August 1851. Ein Gleiches hatte statt bei dem 19jährigen Sohn eines Proviantamtsgehilfen in B.

12. Lähmung nach Schlagfluß

Man setze den „Lebenswecker" überall da auf, wo sich eine Lähmung zeigt, oder vielmehr, wo sie ihren Sitz hat (gewöhnlich im Rücken bis zum Kreuz), bestreiche die Stellen wie immer mit dem Öl und wiederhole dieses Verfahren alle zehn Tage, bis das Übel beseitigt ist. Das im gesunden Teil des Körpers befindliche Leben wird sich allmählich dem kranken Teile desselben mitteilen und eine gleichmäßige Lebenstätigkeit im ganzen Körper hervorrufen; doch darf dabei nicht außer Augen gelassen werden, daß die linke Seite des Menschen ungleich schwieriger herzustellen ist als

Allgemeine schwere Krankheitsfälle 97

die rechte. Diese Kur dauert zwar oft vier Monate und noch länger, jedoch mit augenscheinlich täglicher Besserung. Von der Heilung dieses Übels hat mein Instrument vorzugsweise seinen Namen.

Anmerkung: Von vielen wird oft Lähmung mit Lahmheit verwechselt. Es ist nämlich die Lähmung (Paralysis) ein gänzliches Darniederliegen der Nerventätigkeit; das Nervenprinzip kann nicht mehr zu den gelähmten Teilen gelangen und dieselben zur Bewegung reizen. Dahingegen ist Lahmheit ein schlechtes Gehen, hervorgerufen durch Schmerz verschiedener Art, Verrenkungen, Zerreißungen, Entzündungen, rheumatische Affektionen der Muskeln, Sehnen, Bänder usw.

13. Schlagfluß (Apoplexie)

Bisher hat man Individuen mit kurzem und dickem Halse, einem großen Kropfe, breiten Schultern, einem kurz zusammengedrängten fetten Körper immer für besonders disponiert zum Schlagflusse (schlagflüssige Anlage) gehalten. Im Gebrauche des „Lebensweckers" muß jedoch bei jedem Menschen, ohne Ausnahme, jedwede Disposition zum Schlagfluß notwendigerweise verschwinden, weil er, infolge der Wärmeentwicklung den Blutumlauf regelnd, durch die hervorgebrachten künstlichen Abzugskanäle gleichzeitig die Konzentrierung eines Übermaßes rheumatischer Stoffe auf innere Teile verhindert.

Bei den zuweilen eintretenden Vorboten dieses gefährlichen Zufalles, die in starkem Schwindel, Klingen und Brausen in den Ohren, Zittern des ganzen Körpers, Schwere der Zunge, Schwäche des Gedächtnisses, Taubsein und Einschlafen der Glieder bei großer Schläfrigkeit, sehr unruhigem Schlaf, Neigung zum Erbrechen usw. bestehen, wende man das Instrument sofort im ganzen Rücken sowie reichlich auf der Herzgegend und den Waden an, worauf die Zufälle jedesmal entweder sofort aufhören oder doch gefahrlos verlaufen. Die Behandlung des wirklich eingetretenen Schlagflusses gehört indes wieder zur Kategorie, die nur der erfahrene Baunscheidtist behandeln sollte.

*

Peter Schäfer zu Kessenich, Ackerer, 38 Jahre alt, litt schon früher und seit vier Wochen besonders an Schmerzen, mit Lähmung verbunden, im rechten Arm. Zweimalige Applikation am 19. und 28. März 1853 im Rükken, um das Schultergelenk und den Oberarm stellten den Kranken her.

*

Gutsbesitzer Klein aus Buschhoven, 53 Jahre alt, wurde im Jahre 1852 nach dreimaliger Anwendung im ganzen Rücken von seiner Lähmung total befreit, die so stark war, daß der Patient seit langer Zeit unfähig geworden, sich an- und auskleiden, noch gehen zu können. Der Fall erregt noch bis heute großes Aufsehen.

*

Marianne Sch. zu V., 41 Jahre alt, wurde in ihrem 20. Jahre vom Schlagflusse betroffen und ist seit der langen Zeit nie wieder gesund gewesen. Der Körper war mit gichtigen Stoffen durch und durch beladen; der Mund zog sich merklich nach der linken Seite; allerlei denkbare Zufälle begleiteten das ursächliche Übel: Eiterbeule am linken Fuße und Geschwüre am rechten Beine. Die Augen waren sehr geschwächt, und das rechte Auge war mit Flecken überzogen. In diesem Zustande suchte die Kranke am 28. April 1853 meine Hilfe auf, und nach der elften, am 10. September desselben Jahres stattgehabten Anwendung meines Verfahrens darf die Patientin als kerngesund angesehen werden, was auch schon ihre blühende und natürliche Gesichtsfarbe vermeldet.

*

Johann K., 57 Jahre alt, Krämer zu Waldorf, besuchte vor drei Jahren den hiesigen Kirmesmarkt und wurde plötzlich von einem schlagflußähnlichen Zufalle betroffen, so daß er für den Augenblick seine Bude verlassen mußte. Eine einmalige gehörige Applikation meines Verfahrens stellte den Mann wieder so her, daß er am Nachmittag desselben Tages seine Geschäfte wieder wahrnehmen konnte. Er ist nach seinem am 24. Juli 1854 mir abgestatteten Referate in der Zeit nicht wieder krank gewesen, obwohl derselbe sonst von Jugend auf jedes Jahr an Schwindel, Brustbeschwerden usw. an vier Monate bettlägerig war.

14. Alte Verhärtungen (selbst ödematische)
Man setze das Instrument, je nach der Größe der Verhärtung ein oder mehrere Male nebeneinander auf. Nach Verlauf von ein paar Tagen entzündet sich die Verhärtung, schwitzt eine mehr oder minder bedeutende Feuchtigkeit aus, und nach etwa zehn Tagen ist sie völlig abgetrocknet und merklich kleiner geworden. Wiederholung in Zwischenräumen von zehn zu zehn Tagen, bis die ganze Verhärtung verschwunden ist.

15. Geschwülste, besonders lymphatische
Dasselbe Verfahren wie im Abschnitt 14. Selbst Balggeschwülste, die von der alten Medizin nur durch das Messer entfernt werden konnten, müssen meistens dem „Lebenswecker" schmerz- und narbenlos weichen.

Allgemeine schwere Krankheitsfälle

16. Krebs

Der Baunscheidtismus erklärt den Krebs für eine Folge der gänzlichen Entartung aller Drüsensäfte des Körpers und leitet nach dieser Anschauung die Heilung. Bei diesem von der Medizin für unheilbar erklärten, immer sehr beklagenswerten Übel beobachtet man vornehmlich drei Phasen: in der ersten Phase, wenn der Kranke zufällig an irgendeinem Körperteile eine harte schmerzlos entstandene Stelle, eine unter der gesunden Haut liegende verschiebbare, aber schmerzlose und etwas höckerige Geschwulst entdeckt, ist die radikale Heilung mittels des Lebensweckers mehrfach verbürgt.

Auch in der zweiten Phase, wenn die Geschwulst unbeweglich, sehr uneben, an einigen Stellen weicher und von heftigen, stechenden und brennenden Schmerzen periodisch durchzogen wird, die überliegende Haut sich anspannt und eine bläuliche oder bläulich-rote, mit blauen Adern durchzogende Farbe erhält und eine blasse, fahle und schlaff gewordene Peripheralhaut schon auf die gestörte Ernährung des ganzen Körpers deutet, liegen mehrere Heilungsresultate mittels des „Lebensweckers" vor.

Bei der dritten Phase endlich, wenn die Geschwulst als Geschwür aufbricht, am Grunde steinhart, mißfarbig und blutig, am Wundrande hart und umgeschlagen wird, eine beizende, jauchende Flüssigkeit absorbiert, und leichtblutende, blumenkohlähnliche Schwämme hervorwuchern, die durch Brand abgestoßen werden, aber bald wieder erneuert erscheinen; auch in dieser letzten Phase, in welcher der Patient bisher unter schrecklichen Schmerzen sterben mußte – glaube ich in vielen Fällen noch Rettung versprechen zu können, obgleich mir bis heute noch keine Erfahrungen bei offenem Krebs zur Seite stehen.

Im übrigen gehört dieser Krankheitsfall zur Kategorie, die nur von erfahrenen Baunscheidtisten behandelt werden sollte. Hier kann nur der Rat erteilt werden, schon beim Eintritt der ersten oder spätestens der zweiten Phase die radikale Hilfe des Baunscheidtismus in Anspruch zu nehmen.

*

Luise St., 37 Jahre alt, in der Baumschule bei Bonn, litt seit zehn Jahren, gleich nach einem Wochenbett, an Schmerzen in der linken Seite, vorher aber an schlechtem Magen, weshalb die Patientin seit längerer Zeit den Magenkrebs befürchtet hat. Die Kranke hatte die Bemerkung gemacht, daß, wenn sie abends vorher Kaffee trank, den sie liebt, am andern Tage sich die Schmerzen vermehrt hatten. Ich habe ihr hinzugefügt, daß ich hierbei nur lindernd wirken könnte. Nach zehnmaliger Anwendung befindet sich die Kranke wieder wohl und vermag ihrem häuslichen Geschäfte wieder vorzustehen.

*

Frau Meurer zu Rheindorf, Kreis Bonn, zirka 50 Jahre alt, hatte zwei Verhärtungen in der Größe eines Hühnereies auf dem Vorderkopf. Dieselben wurden nach dreimaliger Applikation ohne Zurücklassung von Narben beseitigt. Ihr Mann wurde früherhin von einem schlimmen Augenübel von mir geheilt.

*

Herr Wolff, Bierbrauer und Wirtschaftsbesitzer in Bonn, 40 Jahre alt, hatte oberhalb der Augenbrauen eine Verhärtung von der Größe einer Nuß, mit allmählicher Zunahme. Zweimalige Applikation direkt auf die Verhärtung reichten hin, das Übel total auszurotten, und zwar ohne Narbe.

*

Joseph Bach jun. in Bonn, 28 Jahre alt, hatte am Kinn eine dicke, hartnäckige Verhärtung. Siebenmalige Anwendung zerstörte das Übel in der Wurzel.

*

Johann Fendel, Müllermeister zu Bornheim, Kreis Bonn, 56 Jahre alt, litt nach ärztlicher Aussage an Magenkrebs. Unter Erbrechen war der Patient bis zum Skelett heruntergekommen, so daß er, auf dem Stuhle sitzend, sich aus eigener Macht nicht mehr aufrichten konnte. Eine einmalige Anwendung meines Verfahrens im Rücken und auf dem Magen, sowie zugleich innerlich acht Tropfen meines Öls, in einem weichgekochten Ei gereicht, genügten ohne weiteres, das Übel zu beheben, und von Stunde an trat Besserung ein, so daß dieselbe zusehens zugenommen hat und der Kranke zum Staunen aller, die ihn kannten, wieder arbeitsfähig geworden ist. Der Patient besuchte mich im Sommer 1852, speiste als Gesunder bei mir zu Mittag und drückte mir seinen Dank aus. Befindet sich bis heute (1859) wohl.

*

Anna Maria Schumacher aus Cuchenheim, 16 Jahre alt, litt seit ihrer Kindheit an Drüsen, welche sich vor fünf Jahren besonders auf das linke Kniegelenk geworfen und dort mehrmals zum Durchbruch kamen, wovon eine kleine Wunde sich erhalten hatte. Große Geschwulst war seitdem

Allgemeine schwere Krankheitsfälle 101

damit verbunden; das Bein hatte eine ganz verbogene, zum Gehen untaugliche Stellung angenommen und das Ganze das Ansehen eines Knochenfraßes. Mein Verfahren leitete ich am 24. März 1853 im ganzen Rükken ein, worin sich zuerst Schmerzen gezeigt, und nach der elften am 10. Juli stattgehabten Anwendung erklärte mir die Patientin, daß sie nicht nur wie früher wieder gehen, sondern ihre häuslichen Berufsgeschäfte wieder ausüben könne.

※

Fräulein Rosa B. in B., 18 Jahre alt, litt seit ihrer Kindheit an Auftreiben der rechten Schädelseite, die um stark einen Zoll oben auf dem Kopfe höher als die linke Seite stand, daher der Kopf, von oben gesehen, eine ganz schiefe Fläche bildete. Dabei litt sie am rechten Auge, welches bedeutend kleiner und stark schielend geworden, mit Flecken bedeckt war, keine Sehkraft hatte und bei veränderlichem Wetter immer eine höchst schmerzhafte Entzündung zeigte. Die Mutter der Patientin erklärte mir den Ursprung des Leidens so: Als ihre Tochter, etwa fünf Jahre alt, im Zimmer gespielt hätte, sei ein Betrunkener gekommen und habe, nichts Arges dabei denkend, das Kind bei den Füßen gefaßt und mit dem Kopfe auf den Boden gestellt, so daß die ganze Körperschwere auf den Kopf zu ruhen kam. Das Mädchen habe heftig geschrien. Von diesem Augenblicke an sei eine bedeutende Kopfgeschwulst entstanden, die nunmehr selbst im Knochen läge, und ebenso des andern Tages das Augenübel. Die besorgte Mutter kam im Jahre 1852 mit ihrer leidenden Tochter zu mir, um mein ihr hin und wieder so warm empfohlenes Heilverfahren zu erproben. Es ist mir in vierzehnmonatiger Behandlung denn auch geglückt, nicht nur die Sehkraft beider Augen zu retten, sondern auch die erwähnte Knochenauftreibung am Schädel um ein Bedeutendes zu verringern. Nach so gutem Erfolge will die Patientin die Kur gern noch länger fortsetzen.

※

Joseph Schurz, Gutsbesitzer in Vershoven, Kreis Rheinbach, 31 Jahre alt, hatte seit zehn Jahren zwei dicke Verhärtungen auf dem Kopfe. Der Patient hatte einen alten erfahrenen Arzt, Dr. F., lange schon angesprochen, das Übel mit dem Messer zu entfernen; der Arzt scheute jedoch die gefahrvolle Operation auf die bisher bekannte Weise. Der Leidende suchte demnach meine Hilfe, und in acht Anwendungen vom 12. Mai bis Ende Juli 1853 war dem Übelstande, selbst zur Verwunderung des Königlichen Kreisphysikus B. in B., der von der Behandlung des Patienten unterrichtet wurde, abgeholfen, und zwar ohne Narbe.

※

Heinrich Sch., 33 Jahre alt, zu Verhofen, hatte vier dicke Verhärtungen auf dem Kopfe, nämlich zwei am Vorder- und zwei am Hinterkopfe. Da sein Bruder von demselben Gebrechen so leicht und gefahrlos durch mich geheilt worden war, suchte der Patient um so freudiger meine Hilfe auf, und zwar nicht vergebens, indem schon nach fünfmaliger Anwendung vom 18. September bis 27. November 1853 die veralteten Beulen gänzlich verschwunden waren.

*

Matthias Sch., 27 Jahre alt, zu Miel, Kreis Rheinbach, litt an einer Speckgeschwulst der linken Kopfseite von der Größe eines Hühnereies. Durch die ersten zehn Anwendungen gelang es nicht, diesen Fettklumpen in Entzündung zu bringen. Die 11. und 12. zeigten indes schon Erfolg, und mit der 14., die am 15. Januar 1854 statthatte, war das Übel ohne Narben spurlos verschwunden.

17. Brechruhr (Cholera)
Weil bei dieser schrecklichen Epidemie die Haut alle Spannung verliert, in die tiefste Schlaffheit versinkt, und der ganze Körper eine teigige Beschaffenheit mit den schmerzlichsten, in fast allen Teilen auftretenden Krampfzuständen erhält, die mit Durchfall und Erbrechen beginnen, so wird der „Lebenswecker" in der Hand des Kundigen bei dieser Seuche Wunder leisten. Ich war meiner Sache bei dieser menschenverschlingenden Pest so sicher, daß ich schon im Jahre 1849 an die Königliche Regierung in Düsseldorf, wo damals diesem Ungeheuer so viele zum Opfer fielen, das höflichste Ansuchen stellte, mir einen von den Ärzten als unheilbar aufgegebenen Cholerakranken in Behandlung zu geben, mit dem Anerbieten, ihn mittels des „Lebensweckers" wiederherzustellen. – Es lag mir die Überzeugung so klar vor der Seele, daß ich diese Seuche in welcher das Leben sich auf das Zentrum des Körpers, auf das Herz nämlich, zurückgezogen und alle peripherischen Teile tot zurückgelassen hat, bewältigen würde, daß ich mit der größten Bestimmtheit die Lösung dieses Problems versprechen konnte. Die Königliche Regierung antwortete mir indes ablehnend, und so blieb es den fremden Erdstrichen überlassen, sich von der Wahrheit meiner Induktion mehrfach zu überzeugen.

18. Gicht (Arthritis)
Gicht, gleichviel ob chronische oder akute, reine oder komplizierte, muß dem „Lebenswecker" unbedingt weichen; jedoch erfordert ihre erfolgreiche Behandlung, besonders bei der ausgebildeten exsudativen Gicht, die Erfahrung eines routinierten Baunscheidtisten. Im übrigen

Allgemeine schwere Krankheitsfälle

muß sich die Selbstkur auf die Applikation im Rücken, zwischen und auf die Schultern beschränken, wodurch in den meisten Fällen schon die Heilung bewirkt wird.

*

Anna Maria Gath zu Kessenich, Kreis Bonn, 18 Jahre alt, litt seit der Schulzeit schon an Gicht, wodurch zeitweilig der ganze Körper angeschwollen war und die Gliedmaßen sämtlich unbeweglich wurden. Die Patientin hatte ein halbes Jahr im Bette zugebracht und war ganz steif geworden, als sie im Jahr 1853 zu mir gebracht wurde. Viermalige Anwendung reichte hin, die Kranke zu ihrer Zufriedenheit wiederherzustellen.

*

Katharina Mirgeler zu Cuchenheim wurde den 15. Februar 1853 zum ersten Male zu mir gebracht; sie konnte nicht gehen und litt seit sieben Jahren an Gicht am ganzen Körper, der ein unförmiges Ansehen bekommen hatte. Der Zustand der Frau besserte sich von Stunde an. Ihr Ehemann kaufte mir dann am 20. April d. J. ein Instrumentchen ab, um den Rest der Krankheit noch vollends zu beseitigen.

*

Der älteste Gichtpatient, den ich im Jahre 1850 hergestellt habe, ist 76 Jahre alt und heißt Falkenstein, Faßbinder in Bonn. Fragt man ihn noch heute (1859), wie es um sein Befinden stände, so antwortet er gewöhnlich: „Seit der Baundscheidtschen Behandlung kerngesund wie der Fisch im Wasser" usw. Der alte Herr Falkenstein ist in Bonn ein sehr angesehener und höchst zuverlässiger Mann.

*

Schustermeister Windeck in Poppelsdorf, 69 Jahre alt, leitete sein schlimmes Gichtübel, wodurch er zuzeiten ganz arbeitsunfähig geworden war und hin und wieder dicke Verknöcherungen an seinem Körper sich ausgebildet hatten, aus der französischen Zeit her, wo er als Deserteur flüchtig in den Waldungen umherirren mußte. Nach fünfmonatiger Behandlung in zehntägigen Zwischenräumen waren die Schmerzen (1852) entfernt und seine bisher gichtkranken Hände wieder zur Arbeit geschickt.

*

Johann Hansen zu Friesdorf, 48 Jahre alt, Arbeiter in der Chemischen Fabrik des Herrn Dr. Marquart zu Bonn, war durch seine Gichtbrüchigkeit zum Skelett heruntergekommen und lange Zeit arbeitsunfähig geworden. Der arme Mann, welcher mit jedem Tage seiner Verarmung noch mehr entgegensehen konnte, hat viele Schmerzen erdulden müssen. In dieser verzweifelten Lage suchte er meine Hilfe auf, und schon nach sechswöchiger Behandlung war er wieder fähig, durch seine Hände Arbeit seine Familie ernähren zu können.

*

Schneidermeister Piel zu Dottendorf, Kreis Bonn, 44 Jahre alt, ist einer der schlimmsten Gichtkranken gewesen, die ich bis heute unter der großen Anzahl derselben zu heilen das Glück hatte. Jahrelang im Bett liegend, hatten die Schmerzen sein Rückgrat doppelt gekrümmt, so daß der Kopf des Leidenden ungefähr die Stellung zwischen den Knien bekam. Der Leib war ganz verschwunden; die unteren Rippen drückten unmittelbar in die Leistengegend und gaben dem ganzen Körper eine seltsame Kugelform. Ich würde mich nicht an die Kur gewagt haben, hätte der Leidende mir nicht das Führungsattest vom 28. Königl. Linien-Infanterie-Regiment vorgezeigt, woraus neben dem guten Zeugnis des braven Mannes zugleich hervorging, daß er als Soldat kein Krüppel gewesen war. Nachdem derselbe zweimal zu mir gefahren worden (im Sommer 1852), hatte sich sein Körper soweit gestreckt, daß er bei dritter Anwendung mit Hilfe zweier Krücken den Weg zu Fuß zu mir zurücklegen konnte, und nach fortgesetzter achter und neunter Anwendung kam er mit einem Spazierstock. Die Besserung ist fortgeschritten, so daß der damalige Patient seinen Berufsarbeiten tagtäglich wieder nachkommen kann.

*

Der Metzgergeselle Peter Anton Lenards bei Herrn Schiffer in Bonn, 23 Jahre alt, den ich im vorigen Jahre so schnell von seinem im ganzen Körper verbreiteten Gichtübel befreit hatte, nahm am 14. März 1853 meine Hilfe noch einmal in Anspruch, weil er bei dem schlechten Wetter und infolge der großen Geschäftsstrapazen wieder einigen Schmerz unten im linken Fuße verspürt hatte. Eine nochmalige Applikation im Rücken und Kreuze reichte hin, das Übel zu beseitigen.

*

Clementine K. in Bonn, 28 Jahre alt, litt so sehr an Kopfgicht, daß sie zeitweilig tagelang unter den furchtbarsten Schmerzen das Bett hüten mußte. Da die Patientin sich hauptsächlich mit Bügeln der Wäsche be-

Allgemeine schwere Krankheitsfälle

schäftigte, wodurch Feuchtigkeit sich stets erneut in die zarte Haut einzog, so ging die Kur langsam und dauerte zehn Monate bei zehntägigen Zwischenräumen unter größtenteils hinter den Ohren erfolgter Anwendung. Sie erfreut sich jedoch seit Mitte März 1853 gänzlicher Genesung, und ihre todblasse Gesichtsfarbe war schon nach der dritten Anwendung wieder zu einer fast gesunden zurückgekehrt.

*

Matthias Demmer zu Duisdorf, Kreis Bonn, 66 Jahre alt, litt früher und besonders seit zehn Wochen an heftigen Gichtschmerzen im linken Hüftgelenk bis zu den Fußspitzen hinunter; sodann hat derselbe im ganzen rechten Bein ein Gefühl wie Ameisenkriechen, verbunden mit abwechselnder Hitze und Kälte. Nach der ersten Anwendung am 31. März 1853 im Rücken und Kreuz vermochte der Patient seinem Beruf als Ackerer wieder nachzugehen.

*

Margareta Jung zu Miel, Kreis Rheinbach, 51 Jahre alt, litt seit 20 Jahren an Gicht, wodurch die Gelenkteile steif und sehr angeschwollen waren, namentlich an Händen, Knien und Füßen. Vom 1. Mai bis Juni 1853 behandelt, war die Leidende in acht Anwendungen wieder zu ihrer häuslichen Wirksamkeit erfröhlicht.

*

Die Witwe E. in B., 62 Jahre alt, litt an fürchterlichen Gichtschmerzen, vorzüglich im rechten Armgelenk, so daß der Arm mehrere Tage lahm gewesen. Als ich mein Töchterchen in den Musikunterricht ihres Schwiegersohnes brachte, sah mich die schmerzlich Leidende zum ersten Mal, und zufällig hatte ich auch mein Heilmittel in der Tasche, um es bei der Patientin auf ihr Verlangen sofort anwenden zu können. Fünf Minuten nach der Anwendung erhob die Kranke nach meiner auf Erfahrung gegründeten Vorhersage zum Staunen aller Anwesenden die lahme Hand schmerzlos und kleidete sich selbst wieder an, was ihr längere Zeit unmöglich gewesen war. Der merkwürdige Fall hatte im Juli 1852 statt und verbreitete sich wie ein Lauffeuer.

*

Anna Sophia Kaltenherberg im Lommersheim bei Euskirchen, 50 Jahre alt, litt seit 20 Jahren an Gicht im ganzen Körper, wodurch die Glieder häufig angeschwollen und die unerträglichsten Schmerzen entstanden waren. Im Kopfe wütete der Schmerz besonders bei windigem Wetter. Die erste Anwendung erfolgte am 10. Juli 1853; nach der dritten am 7. August vermochte die Patientin eine Dankwallfahrt nach Kevelaer mitzumachen, und mit der vierten Applikation am 31. August war das Übel beseitigt.

*

W. S., Lehrer in W., 38 Jahre alt, litt an Rücken- und Lendenschmerz, wozu noch ein periodisches Wechselfieber getreten war. Das Gichtleiden war so bösartiger Natur, daß es den Patienten längere Zeit ans Bett und während eines halben Jahres ans Zimmer gefesselt hatte. Nach dem Berichte des Kranken waren seine Schmerzen so groß, daß es ihm unmöglich war, ohne fremde Beihilfe auch nur einen Fuß von der Stelle rücken zu können. Versuchte derselbe aber bei eintretender Ebbe seines Leidens mit Hilfe zweier Krücken den Schneckengang, so machten die Gelenkknochen der Schenkel ein knarrendes, unangenehmes Geräusch. Das Gichtleiden, in Komplikation mit Hämorrhoidalbeschwerden, hatte die inneren edleren Teile und namentlich den Magen so sehr abgeschwächt, daß die Verdauungsfunktionen total zerstört waren, der Appetit verloren und die Zunge beständig mit einer gelben, braune Pöckchen produzierenden Kruste bedeckt war. Als ein Hauptsymptom seines Leidens hob der Kranke die auffallend sparsame Urinabsonderung hervor, die so schwach war, daß die Quantität kaum ein Kännchen ($^1/_{16}$ Maß) betrug; dabei hatte der Urin die Farbe dicken Braunbiers. In diesem Zustande fiel dem Kranken zufällig eine meiner Broschüren in die Hände, deren Lesung ihn bestimmte, seine Zuflucht zum Baunscheidtismus zu nehmen. Die erste am 5. Mai 1853 begonnene Anwendung hatten den augenblicklichen Erfolg, daß Patient den einige Stunden weiten Heimweg ohne Fuhre, sehr leicht und schmerzlos zu Fuße machen konnte. Mit der zweiten Anwendung war die Gicht vollends aus dem Körper gezogen.

*

Theodor Kerp, Mühlenbesitzer, Frucht- und Mehlhändler zu Euskirchen, 58 Jahre alt, litt seit vielen Jahren an Gicht im ganzen Körper, die mitunter so schlimm war, daß der Patient drei Monate im Bett zubringen mußte. In der letzten Zeit waren die linke Schulter, der Rücken und die Brust sehr schmerzhaft angegriffen, weshalb der Patient meine Hilfe zu Rat ziehen mußte. In drei Anwendungen am 31. August, 8. und 23. September 1853 war die Sache abgetan.

*

Allgemeine schwere Krankheitsfälle 107

Heinrich Thiessen, Ökonom, Bäckerei- und Gutsbesitzer, 44 Jahre alt, in Honnef, litt seit langer Zeit so stark an Gicht im ganzen Körper, daß die Gelenke an den Händen sehr angeschwollen waren, während die Anschwellung der Gelenkteile an den Beinen den Patienten schon vorher genötigt hatten, sich eigenes Schuhwerk machen zu lassen, weil er schon seit drei Jahren keinen Stiefel mehr tragen konnte. Aus- und Ankleiden konnte sich der Patient ohne fremde Hilfe nicht. Als Ursache gibt er die häufigen Erkältungen bei seinen vielen Arbeiten im Keller und im Backhause an. Mit der siebenten und letzten Anwendung am 22. Juni ersuchte mich der Patient, ihn als ganz geheilt zu notieren, und erklärte, wie er sich freue, die wunderbaren Heilungen des „Lebensweckers" aus eigener Erfahrung im Kreise seiner Bekannten verkünden zu können.

*

Matthias Sch., 54 Jahre alt, Gemeinderats-Mitglied zu Mondorf, litt seit Jahren an Gichtflüssen im ganzen Körper, so daß er zuzeiten unfähig zum Gehen war. In der letzten Zeit hatte sich das Übel außerdem noch so stark auf das Gesicht gezogen, daß der Kranke zuweilen mit offenen Augen gar nichts sehen konnte. Der plötzliche Guß des kompakten rheumatischen Stroms warf den Armen sogar einmal wie vom Schlage getroffen zu Boden. Vom 20. März bis zum Dezember 1854 von mir behandelt, erklärte der Patient am 24. Dezember in voller Freude, daß er jetzt seiner Schmerzen ledig, wieder schlafen, periodisch auch wieder sehen könne, was er seit Jahren nicht gekonnt habe, aus welchen Erfolgen er die gewisse Hoffnung seiner baldigen Genesung schöpfen müsse; diese Behauptung würde er vor Kaiser und König festhalten.

*

Dr. med. Dr. phil. Georg Alfred Tienes aus Bad Wörishofen schrieb in seinem 1955 erschienenen Buch *Der Baunscheidtismus* (Hippokrates Verlag, Stuttgart): „54 Jahre sind verflossen, seit ich, ohne Erfolg von einem Hochschulprofessor der Medizin wegen Erbgicht, Rheuma und Neuralgien behandelt, bei einem Nichtarzt, dem Baunscheidtisten Heinrich Cramme in Leipzig, Hilfe fand und nach einer Kur von nur wenigen Wochen voll arbeitsfähig und Herr meiner Glieder war. Aus Dankbarkeit habe ich seitdem alle Volksheilweisen, insbesondere auch das Baunscheidtsche Naturheilverfahren, in den Mittelpunkt meiner Bemühungen gestellt und zur Grundlage meiner Berufsarbeit als naturärztlicher Volkserzieher, Krankheitsverhüter und ‚praktischer Kurierer' gemacht."

19. Brustfellentzündung (Pleuritis)

Die Anwendung erfolgt wie unter Abschnitt 38 ,,Leichte Krankheitsfälle"; außerdem, je nach dem Stadium der Krankheit, mehr oder minder reichliche Züge auf die vordere Brustwand in der bekannten Wiederholungsperiode.

20. Brustentzündung (Pneumonia)

Sie wird in einigen Gegenden schlechtweg Brustfieber, Brustkrankheit genannt, welches in nichts weiterem als in einem Zusammenflusse, in einer Konzentrierung von Rheumatismus in der Brust besteht, und dürfte mit vielen anderen in das Gebiet des Rheumatismus fallenden Krankheiten bei dem allgemeinen Gebrauche meines Instruments bald gar nicht mehr vorkommen. Die nämliche Behandlung, wie die vorhergehende unter Abschnitt 19, hebt das Leiden auch ohne das bisher übliche Blutabzapfen radikal auf.

21. Bandwurm

Das nämliche Verfahren in Zwischenräumen von zehn zu zehn Tagen, wie unter Abschnitt 9 ,,Leichte Krankheitsfälle" angegeben, jedoch in etwas derberen und reichlicheren Zügen, verleidet dem unerwünschten Parasiten seinen Aufenthaltsort, und er sucht sich zu entfernen.

22. Scheintod

Hier rechtfertigt der ,,Lebenswecker" besonders seinen schönen Namen; doch sind die Fälle, in denen er mit fast wundertätigem Erfolge in diesem Gebiete angewandt werden kann, zu mannigfaltig, um sie der Reihe nach ausführlich abhandeln zu können. Im allgemeinen sei nur bemerkt, daß bei Ohnmächtigen, Erstickten, Ertrunkenen die Einschnellungen zunächst auf der Herzgegend, dann wieder im Rücken und auf die Waden vorzunehmen sind. Sobald die Wirkung beginnt, ist der Scheintote gerettet, und wenn nur noch ein Fünkchen Leben im Körper vorhanden ist, wird es vom ,,Lebenswecker" wieder angefacht. Selbst beim Sterbenden vermag es der ,,Lebenswecker" noch, den verglimmenden Lebensdocht bis auf das letzte Atömchen aufzufrischen und ihn wenigstens so lange noch am Leben zu halten, bis er über seinen letzten Willen verfügt hat – gewiß eine in vielen Fällen unbezahlbare Eigenschaft. Bei allen hier nicht berührten Fällen dieser Kategorie wende man sich an einen Baunscheidtisten.

Hier ist übrigens die Stelle zu einer Bemerkung, die hoffentlich die höchste Beachtung finden wird. Sie betrifft das voreilige Beerdigen der Verstorbenen, welcher unverantwortlichen Gewohnheit die Behörden in

Allgemeine schwere Krankheitsfälle 109

neuerer Zeit, wegen der Gefahr des Scheintodes, vorzubeugen versuchen. Das unschätzbare, unübertreffliche Mittel, einem so grauenhaften Zustande vorzubeugen, bietet nunmehr der „Lebenswecker"! Wenn nämlich der Hingeschiedene sowohl am ersten als auch am zweiten und dritten Tage mittels desselben zehn- bis fünfzehnmal auf die Herzgegend eingeschnellt wird (wobei die Stellen jedesmal mit dem Öl zu bestreichen sind) und sich dann keine Röte der applizierten Stellen einstellt, so kann man mit der vollsten Gewißheit annehmen, daß alsdann der Körper wirklich tot sei. Wäre aber noch das leiseste Fünkchen von Leben vorhanden, so wird es durch die Operation geweckt und zur hellen Flamme angefacht, sollte es auch von tausendarmigen Krampfkrallen festgehalten werden.

23. Scharlachfieber

Dieses gefährliche Leiden ist eine über die Haut verbreitete, in hochroten, nicht erhabenen Flecken bestehende Ausschlagskrankheit. Das Scharlachgift ist äußerst flüchtig, wirkt ansteckend besonders bei Kindern und oft in wenigen Augenblicken tödlich. Bisher erlagen fast alle Patienten, die in einem höheren Grad davon ergriffen waren, diesem schrecklichen Leiden, und die ihm nicht erlagen, wurden von der unvermeidlichen Nachzüglerin, der Wassersucht, aufgerieben.

Ihre Heilung ist mit dem „Lebenswecker" eine Kleinigkeit, weil hier gerade die Aufgabe darin besteht, die Hauttätigkeit zu erhöhen, die Ausdünstung zu vermehren oder, mit anderen Worten, den Krankheitsstoff in der zweckmäßigsten Weise aus dem Körper auszuscheiden. Zu bemerken ist hier vorzüglich, daß der kleinste Luftzug bei dieser Krankheit tödlich sein kann, weshalb in dieser Hinsicht die größte Aufmerksamkeit und Vorsicht statthaben muß. Die Anwendung erfolgt wie bei Masern (vgl. Abschnitt 16 „Leichte Krankheitsfälle"), jedoch darf mit den Einschnellungen im Rücken nicht zu zimperlich und nicht zu sparsam verfahren werden.

24. Bräune (Diphtherie)

Die Bräune (Croup, und wie die übrigen Ausdrücke zur Bezeichnung der verschiedenen am Halse sich zeigenden Krankheitssymptome noch sonst heißen mögen), wird auf die einfachste Weise durch reichliche Züge des „Lebensweckers" im Rücken und direkt auf den Kehlkopf schnell und radikal geheilt.

25. Skorbut

Diese und alle übrigen lästigen Mund-, Gaumen- und Zungenkrankheiten sind mittels des „Lebensweckers" gründlich und schnell zu heilen, weil die veranlassende Ursache in den bei weitem meisten Fällen sich wieder auf schlechte, durch Rheumatismus entartete Säfte zurückführen läßt. Behandlung durch reichliche Züge im Rücken, Nacken und auf der ganzen Bauch- und Magengegend in der zehntägigen Wiederholungsperiode bis zur Genesung.

26. Ruhr
Gleichviel ob es rote, wässerige oder was immer für Durchfälle es sein mögen, sie werden mittels des „Lebensweckers" radikal geheilt. Die Anwendung ist fast die nämliche wie beim Wechselfieber (vgl. Abschnitt 35 „Leichte Krankheitsfälle"). Diese epidemisch herrschende, oft sehr bösartige und meist lebensgefährliche Krankheit besteht eigentlich in einer katarrhalischen Entzündung der Gedärme, weshalb die Heilung mittels des „Lebensweckers", des Beherrschers aller rheumatischen und krampfartigen Zustände, jedem einleuchten wird. Was die mit diesem Leiden verbundenen Fieber betrifft, so werden diese schon mit der ersten Anwendung gefahrlos gemacht, wodurch denn auch der Krankheit selbst ihr gefährlicher Charakter entzogen ist.

27. Nachtwandeln (Mondsucht)
Die Behandlung erfolgt wie beim Alpdrücken (vgl. Abschnitt 27 „Leichte Krankheitsfälle").

28. Wassersucht
Durch reichliche Applikation des Instruments im ganzen Rücken bis zum Kreuze abwärts und durch besonders reichliche Züge auf die Nierengegend ist diese Krankheit bald radikal zu heilen. Werden die Einschnellungen der Nadeln nur zur Absorbierung von Hautwasseransammlungen benutzt (wobei sie die vortrefflichsten Dienste leisten), so muß die Anwendung des Öls unterbleiben. Zu bemerken sei noch, daß die Nadelwunden des „Lebensweckers" nie brandig werden.

*

Sibylla K. in Bonn, 40 Jahre alt, war durch ihre Waschbeschäftigung bei ihrer übrigens allgemein bekannten, sehr soliden Lebensart an ihrem ganzen Körper sehr in Unstand geraten. Ihr ganzes Aussehen glich dem einer Wassersüchtigen. Das linke sehr geschwollene Bein war ihr aufgebrochen; die Wunde sonderte eine ätzende Feuchtigkeit aus und veranlaßte besonders bei veränderlichem Wetter eine rosenartige Entzündung. Die Menstruation hatte über ein Jahr aufgehört, und das Übel machte die Lage der

Allgemeine schwere Krankheitsfälle 111

Kranken von Tag zu Tag verzweiflungsvoller und um so hoffnungsloser, weil ärztliche Hilfe gänzlich fruchtlos blieb. Durch ihre Schwester veranlaßt, mein Heilverfahren in Anspruch zu nehmen, ist es mir gelungen, die Leidende wieder völlig herzustellen. Die Kur dauerte jedoch beinahe zehn Monate.

*

Madame W., 38 Jahre alt, in Bonn, litt jahrelang an geschwollenen Beinen, die im letzten Jahre zum Aufbrechen gekommen waren und große und tiefe Eiterwunden gebildet hatten. Da ihre Geschwister alle an der Schwindsucht gestorben waren, verzweifelte die Patientin selbst an ihrer Wiedergenesung. Obgleich die Kur länger als ein Jahr gewährt und in der schlechten Jahreszeit, am 22. November 1853, begonnen hat, so ergab dieselbe dennoch das günstigste Heilungsresultat, und die Genesene erklärte mir, nie in ihrem Leben gesünder gewesen zu sein, was auch ihr blühendes Äußeres schon bezeugte. Seitdem hat sie mehrere Wochenbetten glücklich überstanden, in den letzten fünf Jahren ihr großelterliches Erbe – ein Gut in Mehlem, Kreis Bonn – angetreten und ist bis jetzt (1868) noch kerngesund.

*

Herr vom Stein, 66 Jahre alt, Rentner, damals in Brühl, später in Bonn und jetzt in Königswinter wohnhaft, litt an Brustwassersucht, einer bis dahin in der Medizinalpraxis unheilbaren Krankheit. Als ihm endlich auch die Füße anschwollen, da staute sich ihm auch das Wasser in der Brust derart, daß die Ärzte seine Frau auf einen baldigen Erstickungstod vorbereiteten. In dieser Angst suchte er Hilfe beim Baunscheidtismus, und in etwa sechs Wochen, noch dazu in der schlimmen Jahreszeit vom Januar bis Mitte Februar 1855, war der Patient, der mich seitdem, wo er nur kann, für seinen Lebensretter publiziert, total hergestellt. Als die Gesundheit herannahte, trat noch ein merkwürdiges Symptom an seiner Nase auf, die so rot und voluminös wurde, daß dadurch die Hälfte seines Gesichtes bedeckt war. Auch dieser Erscheinung wich ebenfalls schnell, als das Hauptübel in der Wurzel zerstört war.

29. Veitstanz
Dieses Übel ist eine Entwicklungskrankheit und epileptischen Charakters, weshalb das gleiche Verfahren, wie unter „Fallsucht" angegeben, (vgl. den 6. Abschnitt) zu beachten ist.

30. Fehlerhafte Urinabsonderung (Incontinentia urinae)
Das Unvermögen, den Urin zu halten, kann in einer Erschlaffung sowohl der Blase selbst als auch des Blasenhalses oder anderer örtlicher Teile

bestehen. Reichliche Applikation des „Lebensweckers" im Rücken und Kreuze sowie besonders auf den Unterleib über der Blase beheben dieses lästige Übel sicher und gründlich.

31. Muttervorfall

Wenn dieses Übel in noch jüngeren Jahren durch schwere Geburten, Springen über einen Graben und dgl. entstanden ist (wie es gewöhnlich der Fall ist), so beweisen tausendfache Erfahrungen, daß die erschlafften Mutterbänder durch mein Heilverfahren nach und nach ihre gehörige Spannkraft wieder erlangen und somit das Übel behoben wird. In betreff der Anwendung wende man sich an einen erfahrenen Baunscheidtisten.

32. Unterdrückter Monatsfluß

Der unterdrückte Monatsfluß (Menstruation), welche Krankheit wie die Bleichsucht gewöhnlich in einer fehlerhaften Blutreinigung beruht, ist sicher und radikal mittels des „Lebensweckers" zu heilen. Behandlung, wie bei „Bleichsucht" (vgl. Abschnitt 9) angegeben. Vier- bis fünfmalige Nadelung von Rücken und Unterleib.

*

Frau S., 35 Jahre alt, zu Rodenkirchen bei Köln litt seit ihrem letzten, vor neun Monaten abgehaltenen Wochenbette an unwillkürlichem Abgang des Urins, weshalb dringend zu vermuten war, daß die Mutterbänder, der Blasenhals usw. sehr gelähmt und geschwächt waren. Dies Leiden war selten heilbar; dennoch gelang die Heilung vom 4. Dezember 1853 bis zum Juni 1854 zur Zufriedenheit der Patientin.

*

Anges F., 20 Jahre alt, zu Beppelhoven, Kreis Rheinbach, litt seit ihrer Kindheit am Nervenziehen, besonders stark im rechten Arme, der zur Zeit der Menstruation immer ganz lahm herabhing. Seit 13 Wochen hatte die Kranke zudem an Wechselfieber gelitten. Sechsmalige Anwendung vom 26. August bis zum 22. November 1852 hat aus der verwelkenden wieder eine blühende Jungfrau gemacht.

*

Christina W., 23 Jahre alt, zu Hürth bei Brühl, litt an Müdigkeit in Armen und Beinen, an Magenschmerz und beständigem Kopfschmerz sowie

Allgemeine schwere Krankheitsfälle

an unregelmäßiger Menstruation. Drei Anwendungen während der Monate August und September gewährten der Kranken so befriedigende Besserung, daß sie als Rekonvaleszentin mein Heilinstrument zur gänzlichen Beendigung der Kur mit nach Hause nahm.

33. Harnruhr

Auch dieses bisher meist mit dem Tode endende Leiden ist mittels des „Lebensweckers" sicher und radikal zu heilen; doch wird man am sichersten gehen, wenn man einen Baunscheidtisten zuzieht.

34. Steinbeschwerden

Sowohl die Gallen-, Blasen- als auch die Nierensteinbildung entsteht aus dem Unvermögen der betreffenden Organe, die ihnen zugeführten Säfte normal auszuscheiden. Das normwidrige Verhalten, das über die naturgemäße Zeitdauer hinausgehende Verweilen dieser Säfte an den betreffenden Stellen wird Ursache zur Absonderung, Niederschlagung von Schleim, Grieß und Steinen, die sich aber im Gebrauche des Baunscheidtismus nach und nach wieder absondern, sobald die entkräfteten Organe wieder zur erhöhten Lebenstätigkeit erwacht sind. Was aber auf diesem Felde kein Medikament leistet, das leistet erwiesenermaßen der „Lebenswecker". Die Fälle gehören indes in die Behandlung eines erfahrenen Baunscheidtisten. Wer in gesunden Tagen von Zeit zu Zeit den „Lebenswecker" anwendet und mittels desselben die Funktionen aller Organe im Status quo erhält, hat nie zu fürchten, von Steinbeschwerden befallen zu werden.

35. Blattern, Pocken, Varioliden

Sie sind ebenfalls mittels des „Lebensweckers" aus dem Körper herauszuziehen. Auch hier ist ein erfahrener Baunscheidtist zu Rate zu ziehen.

36. Syphilis

Diese Krankheit ist von einem erfahrenen Baunscheidtisten erfolgreich zu behandeln.

*

Z., 32 Jahre alt, Modelleur aus München, war früher einmal syphilitisch gewesen. Vor allem waren das Rückenmark und die Knochen sehr angegriffen, dabei war der rechte Hode um das Sechsfache vergrößert und sehr schmerzhaft. Krampfaderbruch. Auf den Rückgratwirbeln hatte sich eine Beule, deren Inhalt größtenteils aus Knochenablagerungen bestand, gebildet, und überhaupt war der Körper sehr kontrakt geworden, so daß der

Patient, als ich ihm nicht nur die bisher gesuchte Linderung, sondern Heilung zusicherte, hocherfreut wurde, die Möglichkeit aber dennoch bezweifelte. Nach sechs Anwendungen vom 29. Juni bis zum 10. Oktober 1854 war jeder Zweifel behoben.

*

Franz C., 35 Jahre alt, in E., litt seit vier Wochen an syphilitischen Beschwerden. Nach vier Anwendungen, am 18. und 28. Januar, am 11. und 22. März, war dem Übel abgeholfen, und zwar durch die Wirkungen des Baunscheidtismus.

37. Tollwut

Wenn es wahr ist, wie französische Blätter in neuerer Zeit meldeten, daß das Wesen dieser schrecklichen Seuche in Krämpfen besteht, so bin ich fest überzeugt, daß die wirklich ausgebrochene Tollwut mittels des „Lebensweckers" noch zu heilen ist. Dieses zu belegen, war indes bis heute noch keine Gelegenheit geboten.

38. Blutbrechen, Blutsturz

Weil der „Lebenswecker" den Blutumlauf im ganzen Körper regelt, so leistet das Instrument auch bei diesem schweren Krankheitsfalle treffliche Dienste. Man wende sich an einen erfahrenen Baunscheidtisten.

*

Adam Müller, Wirt in Witterschlick, Kreis Bonn, 42 Jahre alt, fürchtete schon lange, an einem Rückenmarkleiden krank zu sein. Der Patient hatte vor zehn Jahren zweimal an Blutsturz gelitten und vermochte nun nicht zu gehen. Mit einer Anwendung am 10. Juni 1853 war aller Schmerz und jede Lähmung beseitigt, und der Patient findet sich bisher (Ende September) völlig hergestellt.

39. Kotbrechen

Eine schreckliche Krankheit, wobei die Eingeweide (durch die gänzliche Untätigkeit der Haut) unter erhöhter Wärmekonzentration in Krampfzustände gebracht und endlich ganz ineinandergeschlungen werden, so daß die Exkremente durch den Schlund abgesetzt werden müssen. Die Behandlung erfolgt wie bei „Darmgicht" (vgl. Abschnitt 25 „Leichte Krankheitsfälle") in je drei zu drei Tagen. Die Hauptaufgabe besteht darin, Herr der Krämpfe zu werden, ein Problem, dessen Lösung mit dem „Lebenswecker" eine Kleinigkeit ist.

Allgemeine schwere Krankheitsfälle

40. Kalter Brand
Der „Lebenswecker" steckt, auf den gesunden Stellen des absterbenden Gliedes rundumher angewandt, dem Übel eine Grenze. Sollte es über die erste dennoch fortschreiten, so wird ihm die zweite ein größeres Hindernis sein usw.

41. Wasserbruch
Anwendung an der inneren Schenkelfläche, namentlich in Berührung des Testikels und seiner Umhüllungen (Tegumenta). Ob die Ausscheidungen seröse, muköse Salze oder fettige sind, sie alle scheiden sich erfahrungsgemäß an der Oberfläche durch die Nadelstiche aus.

42. Tabakmißbrauch
Dies ist eine oft schon beobachtete Krankheit, welche auf Mißbrauch des Rauchtabaks folgt. Die Kranken klagen über Schwindel, Angstgefühl in der Herzgegend, Schlaflosigkeit, haben Zittern der Glieder und leiden an Denkunfähigkeit; Verdauungsschwäche und gelbbraune Gesichtsfarbe vervollständigen die Krankheitserscheinungen. Der „Lebenswecker" in der Hand eines erfahrenen Baunscheidtisten verschafft auch hier bald Linderung.

43. Gesichtsrose
Kräftige Nadelung des Rückens, der Leber und des Bauches, des Gesichtes und Halses sowie Schultergürtels. Danach einige Tage Bettruhe, da nach der Behandlung meist ein leichtes Heilfieber auftritt.

*

Johann Josef Schumacher in Euskirchen, 49 Jahre alt, litt an heftigen Rückenschmerzen und zeitweilig an der Rose, überhaupt aber an Rheumatismus. Fünf Anwendungen am 6., 16. und 29. Juni, am 8. und 18. Juli 1853 stellten den Patienten gänzlich her.

44. Bandscheibenschaden
Wirbelgelenkerkrankungen und Bandscheibenbeschwerden können durch örtliche Hautreizung auf schnelle Weise günstig beeinflußt werden. Meist führen sechs Nadelungen zur völligen Genesung.

*

Heinrich Weffer, Ackerknecht zu Beppelhoven bei Rheinbach, 32 Jahre alt, litt seit einiger Zeit an furchtbaren Kreuz- und Rückenschmerzen, wodurch er arbeitsunfähig wurde. Drei Anwendungen, am 2., 13. und 31. Juli 1853 im ganzen Rücken und auf dem Kreuze reichten hin, den Kranken gänzlich herzustellen.

*

Matthias F., 25 Jahre alt, Fruchthändler in Buschhoven, Kreis Bonn, hatte im vorigen Jahre (1852) Anstöße von heftigen Rückenschmerzen, die sich im Oktober 1853 so derb wiederholten, daß der Patient kaum gehen und, wenn er sich gebückt hatte, sich nicht wieder aufrichten konnte. Nach zwei Anwendungen war die vollständige Heilung erzielt.

*

Nicht nur die vorstehend aufgeführten Krankheitsfälle liegen im Wirkungsbereiche des „Lebensweckers", er wirkt besonders effektvoll in solchen Fällen, wo das künstliche Reizverfahren vorzugsweise einzutreten hat, wie im Hüftgelenke zur Heilung der Coxarthrocace, im Oberarmgelenk (Omarthrocace); so wie überhaupt alle inneren Entzündungen und zurückgetretenen Hautausschläge mit Hilfe des „Lebensweckers" sofort herauszuleiten und gefahrlos zu machen sind.

*

Johann Jakob W., 29 Jahre alt, Bierbrauereibesitzer in Köln, längere Zeit an Hüftgelenkentzündung leidend, suchte am 21. Januar 1854 meine Hilfe nach. In drei Anwendungen war der Patient hergestellt und nahm sich die kleine Maschine als „Hausarzt" mit heim.

*

Peter Brühl in Merzbach bei Rheinbach, 26 Jahre alt, wurde an einer vermeintlich chronischen Hüftgelenkentzündung der rechten Hüfte im vorigen Jahre in der Klinik zu B. erfolglos behandelt und nach fünfmaliger Anwendung meines Verfahrens vom 29. Juli bis zum 25. September 1853 so gut wie hergestellt; ich habe ihm jedoch bedeutet, die Kur noch einige Wochen fortzusetzen, zumal ich das Leiden für eine Rückenmarkaffektion gehalten habe.

*

Konrad F., 40 Jahre alt, aus Rheindorf, Kreis Bonn, litt längere Zeit an großen Schmerzen, besonders im linken Hüftgelenke (durch die Weichen

Allgemeine schwere Krankheitsfälle 117

bis zu den Hoden sich hinziehend), höchst wahrscheinlich ein Rest von zweimal überstandenem Wechselfieber. Eine Anwendung am 18. Juli 1853 im Rücken und auf der leidenden Stelle erlöste den Kranken von seinem Übel.

Am 2. Dezember 1853 kam der Patient zum zweiten Male zu mir, über Schmerzen im rechten Oberarm klagend; und auch dieses Übel wurde durch einmalige Anwendung beseitigt.

*

Joseph K., 25 Jahre alt, Metzgermeister in Endenich, litt an großem Schmerz im Hüftgelenk (Omarthrocace), er hatte das Übel aus der Militärdienstzeit von 1850 mit heimgebracht. Zwei Anwendungen am 17. und 28. Juli 1853 im ganzen Rücken und direkt auf der leidenden Stelle zerstörten das Übel total.

*

In wärmeren Klimagegenden können die Einschnellungen zierlicher und die Zahl derselben geringer sein als in kälteren Zonen, weil in den wärmeren Gegenden schon die Sonne als natürlicher Lebenswecker tätig ist und der Haut höhere Reizbarkeit verleiht. Es versteht sich von selbst, daß die mehr oder minder starke Tragfähigkeit des zu behandelnden Körpers für das Einschnellen maßgebend sein muß.

Auch in der Tierheilkunst, wozu besondere Instrumente konstruiert wurden, leistet mein Heilverfahren die unübertrefflichsten Dienste. Das Verschlagen oder Verfangen der Pferde bringt, wie der Rheumatismus beim Menschen, beim Pferde ebenfalls Gicht hervor, die auf gleiche Weise durch den „Lebenswecker" zu heilen ist. Die Basis der Applikation des Instruments bei Tieren ist der Bugmuskel sowie das Rückgrat und beide Seiten desselben bis zum Kreuze, das Öl muß indes mit dem Finger in die Haut eingerieben werden, damit dasselbe nicht an den Haaren sitzen bleibt. Bei Koller und Augenkrankheiten ist zugleich hinter den Ohren zu applizieren. Die Haare ersetzen sich bald wieder.

*

Hannover, den 13. Febr. 1858
„Wohlgeborener Herr!
Ich habe Ihr Instrument sowohl als auch das Öl bei Hunden gegen die in den meisten Fällen unheilbare Seuche (Staupe), namentlich gegen die nachbleibende Lähmung, mit ganz außerordentlichem Erfolg angewandt und in kurzer Zeit zehn bis zwölf wertvolle Hunde dadurch gerettet.
R. Sch., Königl. Hannov. Hofjäger"

Verschiedene Gründe machten die Aufführung der vorstehenden Krankheitsfälle nötig, wobei ich mich an eine schärfere Klassifikation um so weniger gebunden glaubte, als der Baunscheidtismus, übrigens prinzipiell, nach dem Namen der Krankheit niemals fragt; seine Kur setzt vielmehr bei jedem Leiden voraus, daß etwas in dem Organismus sich entwikkelt hat, was nicht hineingehört und was daher hinausgeschafft werden muß. Für den „Lebenswecker" gibt es daher eigentlich nur eine Krankheit.

Das vorstehend gegebene Krankheitsverzeichnis dürfte jedoch nicht ungeeignet sein für die Entscheidung, inwiefern der „Lebenswecker" auf den Namen eines universalen Heilmittels Anspruch erheben könne oder nicht. Bemerkt wird noch, daß bei örtlichem Vorhandensein einer erhöhten Hitze nicht lokal, sondern nur ableitend mit dem „Lebenswecker" operiert werden darf.

Lebensretter bei Herzkollaps

Obwohl Carl Baunscheidt zahlreiche herzkranke Patienten behandelt hat, findet sich in seinen Schriften kein Hinweis, wie diese zu behandeln sind. Offensichtlich wollte er dieses Geheimrezept zu seinen Lebzeiten nicht preisgeben. In seinem Nachlaß fanden die Erben jedoch genaue Aufzeichnungen, wie der „Lebenswecker" bei akuten und auch latenten oder länger bestehenden Herzstörungen eingesetzt werden kann.

Bei unzähligen Behandlungen entdeckte Baunscheidt einen besonders wirkungsvollen Schockpunkt, der sofort auf den Herzmuskel wirkt. Bei noch mitteilungsfähigen Patienten kann dieser Punkt genau durch Fingerdruck festgelegt werden. Er liegt etwa zwei bis drei Fingerbreit unterhalb des vorderen linken Schlüsselbeinknochens im mittleren Abschnitt dem Herzen zu. Drückt der Behandler kräftig mit seinem Zeigefinger auf diesen Punkt, so wird der Patient an dieser Stelle einen leichten Schmerz empfinden, wodurch dem erfahrenen Baunscheidtisten angezeigt wird, daß er die richtige Stelle gefunden hat. Ist aber der Patient infolge tiefer Ohnmacht nicht mehr fähig, sich zu äußern, wird der „Lebenswecker" an der bezeichneten Stelle eingeschnellt, ohne daß diese vorher durch schmerzempfindende Äußerung des Kranken sichergestellt werden konnte.

Falls noch ein Lebensfunke vorhanden ist, wird der Patient innerhalb kürzester Zeit auf diesen plötzlichen Schockreiz reagieren und wieder zu sich kommen. Auch durch unregelmäßige Herzrhythmusstörungen bedingte Angst-, Beklemmungs- und nervöse Störungen sind auf die gleiche Weise zu behandeln, wobei der Kranke sofort nach dem Einschnellen der Nadeln von seinen Beschwerden befreit ist.

In manchen Fällen wurde auch eine Nadelung direkt in der Herzgegend, auf dem Rücken und auf den Waden erfolgreich angewandt (vgl. auch Abschnitt 22 „Scheintod" in der Beschreibung bei allgemeinen schweren Krankheitsfällen).

Bei akuter Lebensgefahr – wenn nicht sofort ein Arzt zur Stelle ist – kann sich Baunscheidts Nadelgerät im wahren Sinne des Wortes lebensweckend und lebensrettend erweisen. Auf jeden Fall sollte aber sofort ein Arzt hinzugezogen werden.

Alexander Windmüller, Privatsekretär in Bonn, 28 Jahre alt, befreite ich zu Anfang 1853:
1. von seinem Magenübel,
2. von seinem Herzklopfen,
3. von Rücken- und Kreuzgicht und
4. von seiner Halsentzündung.

Die Beseitigung dieser Übel begeisterte den Patienten so für das neue Heilverfahren, daß er, zur Auswanderung längst vorbereitet, am 16. Mai 1853 nach Neu-Budda im Jowa-Staate in Amerika, mit dem „Lebenswekker" ausgerüstet, abgesegelt ist.

*

J. H., 32 Jahre alt, zu L., litt seit zwei Jahren an Herzbeschwerden, so daß er genötigt war, sein Geschäft als Schreiner aufzugeben. Der Patient hat viele ärztliche Hilfe vergebens in Anspruch genommen und überreichte mir das nachstehende, in der Medizinisch-Klinischen Anstalt der Universität zu Bonn ausgestellte Unheilbarkeitsattest, dem man wohl ansieht, daß der Aussteller dem Kranken kaum noch einen Monat Lebensfrist zugetraut hat. Das Attest lautet:

„J. H. aus L. ist längere Zeit hindurch als Kranker in unserer Anstalt behandelt worden. Nachdem die Natur seines Übels auf das sorgfältigste erforscht worden, sind die bewährtesten Mittel angewandt worden. Leider haben wir indes nach einiger Zeit dem Patient eröffnen müssen, daß von keiner arzneilichen Einwirkung Heilung zu erwarten ist. Wir konnten dem Kranken nur raten, nicht ferner in der Anstalt zu bleiben, sondern nach Hause zurückzukehren und dort in geeigneter Weise zu leben. Wir empfehlen ihm dringend und als das einzige Mittel, sein Leben vor einem plötzlichen Tode zu bewahren, in keiner Weise sich heftig zu bewegen, sich vor jeder Aufregung zu hüten, kurz alles zu vermeiden, was Herzklopfen erregen könnte.

Wie wir uns wiederholt überzeugt haben, genügt die kleinste Anstrengung, um eine gewaltige Aufregung des Herzens hervorzubringen. Es ist also nicht daran zu denken, daß der Kranke sein Handwerk als Schreiner fernerhin ausüben könnte.

   Dieses der Wahrheit gemäß. Statt des Herrn Directors
    der Assistenzarzt der medicinischen Klinik in Bonn
        (gez.) Dr. E. Jung.

Bonn, den 14. December 1852."

Nach zehnmaliger Anwendung besuchte mich der Patient ein Jahr später am 5. November 1854, versicherte mir, daß er außer meiner vorjähri-

Lebensretter bei Herzkollaps

gen Kur nichts Ärztliches angewandt habe, zeigte, wie er keine Rückschritte gemacht, sondern kräftiger geworden sei, was auch seine Gesichtsfarbe bekundete, und wünschte die Kur, die er ein ganzes Jahr ausgesetzt hatte, jetzt nachträglich fortzusetzen, womit ich den Patienten, dessen Lebensfünkchen ich ihm unzweifelhaft zu erhalten und zu vergrößern gewußt habe, bis auf nächstes Frühjahr verwies. Der Patient bekam alsdann von mir ein Instrument, mit welchem er die Kur selbst fortsetzte. Am 20. April 1857 erklärte der Betreffende, wieder berufstätig zu sein.

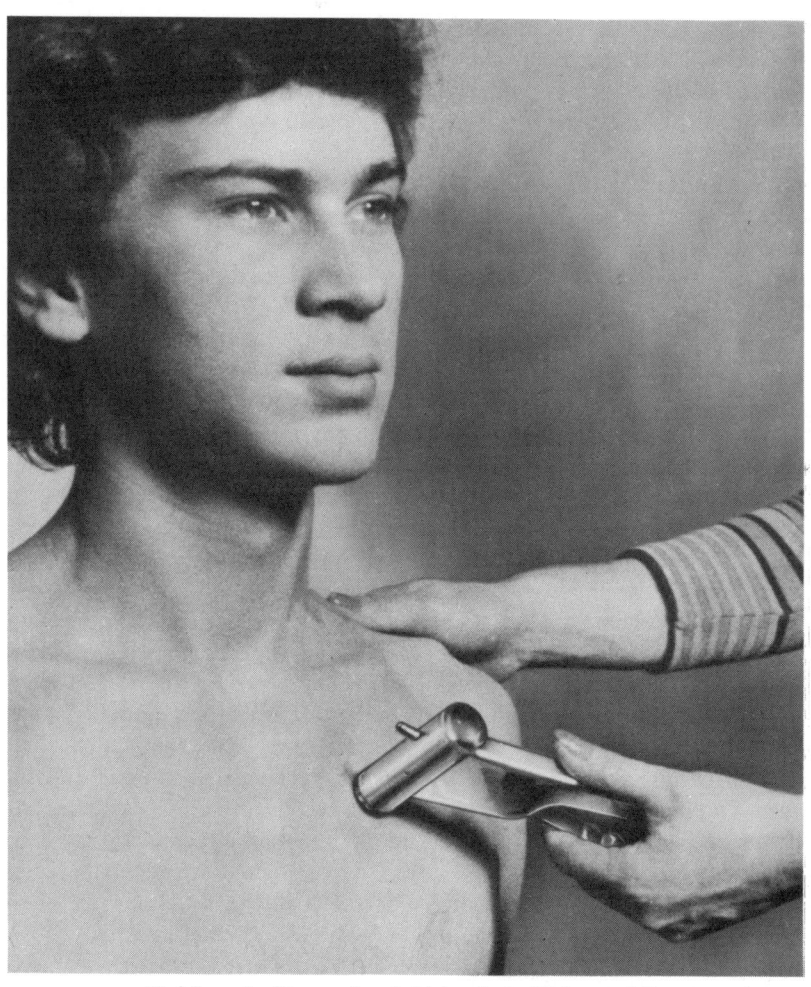

Nadelung des Herzpunktes bei lebensbedrohlichen Anfällen

Augenkrankheiten

Verblüffende Erfolge erzielten Carl Baunscheidt und seine Nachfolger bei Augenkrankheiten. Bei direkter Nadelung auf die Lider sollte allerdings immer ein erfahrener Baunscheidtist zu Rate gezogen werden. In der ärztlichen Praxis hat sich gezeigt, daß sich bei grauem Star, der schon zu fast völliger Erblindung geführt hat, nach 15 bis 20 Anwendungen innerhalb von sechs Monaten eine wesentliche Besserung einstellte und bei Wiederholung die dauernde Rettung der Sehkraft möglich war. Viele Fachaugenärzte, wie z. B. Dr. Schauenburg, berichten über gute Erfolge bei Geschwülsten der Augen ohne Operation, allein durch Baunscheidtisieren. Wir folgen wieder den Ausführungen Carl Baunscheidts:

Bevor ich zu den besonderen Krankheitsformen übergehe, gebe ich hier noch einige allgemeine Regeln, welche bei der Behandlung der Augenübel wohl zu beachten sind.

Zur Kühlung und Reinigung des kranken Auges soll man sich nie einer anderen Flüssigkeit bedienen als des reinen, von allen Salzen, erdigen und sonstigen Beimischungen befreiten Wassers, also des durchgeseihten Regenwassers, oder, noch besser, des destillierten Wassers. Ist dasselbe zu kalt, so gieße man einige Tropfen heißer Milch hinzu, bis es die geeignete Temperatur erlangt hat. Man lege dasselbe nie mit einem Schwamm, sondern stets mit einem weichen, leinenen Läppchen auf und reinige auch nur mit einem solchen (tupfend, nicht wischend) das Auge, um jede Reizung zu vermeiden. Je mehr Sekret ausgeschieden ist, desto größeres Gewicht ist auf diese Vorsichtsmaßregeln zu legen. Das entfernte Sekret darf nicht von neuem mit dem Auge in Berührung gebracht werden, deshalb ist das Läppchen sehr oft durch ein frisches zu ersetzen. Auch merke man sich, daß dieser ausgeschiedene Stoff höchst ansteckend ist, und sei deshalb sorgfältig bedacht, daß davon nichts in das eigene gesunde oder eines anderen Auge gelange. Das kranke Auge soll niemals zugebunden werden. Der dadurch bewirkte Druck ist äußerst nachteilig und steigert in den meisten Fällen das Übel. Man schütze dasselbe vielmehr mittels eines großen Schirms von grünem, grauem oder blauem Papier, eines lose hängenden leinenen Läppchens und verweile bei entzündlichen Zuständen womöglich in einem verdunkelten Zimmer.

Augenkrankheiten

Manche Augenübel – meist chronische – eignen sich nicht zur Selbstkur. Sie sind mit ihren hauptsächlichsten Symptomen nachfolgend angegeben. Der mit einem solchen behaftete Patient wende sich unter Beifügung seines Krankheitsberichtes an einen tüchtigen Baunscheidtisten. Um aber inzwischen zu verhüten, daß das Übel weitere Fortschritte mache, nehme er unter Beobachtung der in dieser Schrift angegebenen allgemeinen Regeln, bis er die spezielle Anleitung erhalten hat, die Operation mit dem ,,Lebenswecker" im ganzen Rücken vor. Diese ist niemals nachteilig, bildet aber in den allermeisten Fällen einen wesentlichen Teil des Verfahrens.

Wir schreiten nun zu der Betrachtung der einzelnen Augenkrankheiten und der Anwendung des ,,Lebensweckers" in den besonderen Fällen. Es liegt in der Natur der Sache, daß ich mich dabei nicht an die in anderen augenärztlichen Werken beobachtete Reihenfolge und Einteilung – meist auf die topographische Anatomie basiert – halte, sondern eine ganz andere Ordnung wähle. Bei meinem Heilverfahren kommt es in sehr vielen Fällen gar nicht darauf an, ob das Übel in diesem oder jenem Teile des Sehorgans seinen Sitz hat und wie es nach dem Augenspiegel beurteilt wird.

A) Augenentzündung (Ophthalmia)

Eine Entzündung überhaupt besteht darin, daß die kleinsten Blutgefäße (Kapillaren), durch deren Wanderung im normalen Zustande die zur Er-

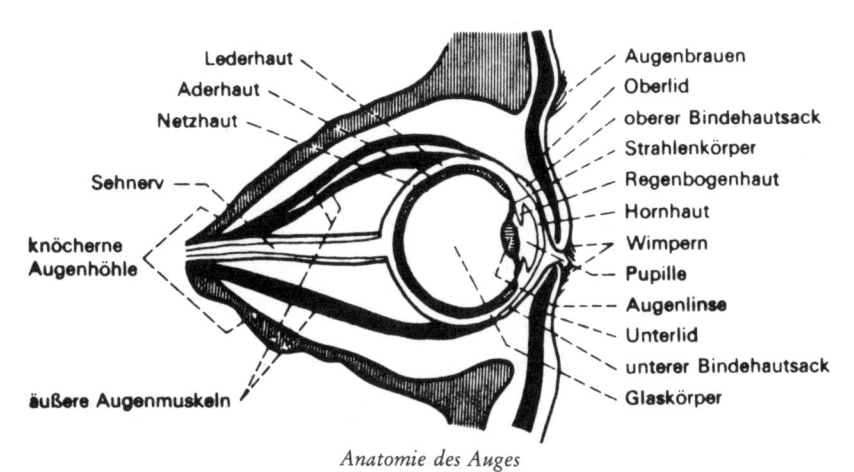

Anatomie des Auges
Das Auge: Sagittalschnitt durch den Augapfel und die Augenhöhle

nährung der Gewebe erforderliche Bildungsflüssigkeit aus dem Blut in qualitativ und quantitativ richtiger Weise durchschwitzt, sich erweitert und bis zur Stockung seines Laufes mit Blut überfüllt haben. In solchem Zustande muß natürlich eine anders gemischte Flüssigkeit in größerer Menge hindurchtreten; diese führt den Namen: Ausgeschwitztes, Exsudat. Das Exsudat tritt zwischen die kleinsten Teilchen der Gewebe, ergießt sich auch in Höhlen, wo diese vorhanden sind. Hier bildet es sich, dauert der Prozeß länger, zu abnormen Geweben, Fasern und Zellen oder zu Eiter um, welch letzterer schließlich jauchig zerfallen kann. So entstehen dann Geschwülste, Verwachsungen, Eiterung usw. Die Symptome der Entzündung sind Röte, Anschwellung, Hitze, Spannung, Schmerz. Die Heilung wird dadurch bewirkt, daß das Blut in dem entzündeten Teil wieder flott gemacht wird und das Exsudat zur Aufsaugung (Resorption) gelangt. Auf welche Weise der ,,Lebenswecker" dies bewirkt, haben wir bereits erfahren.

Die Ärzte haben für jedes Gebilde des Auges eine besondere ,,Entzündung" (Bindehaut-, Hornhaut-, Regenbogenhaut-Entzündung), obwohl sie selbst gestehen, daß diese sich sehr selten auf einen solchen Teil beschränkt. Wir bleiben hier bei der allgemeinen Ophthalmia und bringen dieselbe – weil hierauf die Verschiedenheit des Heilverfahrens beruht – nur nach ihren Ursachen in folgende Unterabteilungen:

a) Katarrhalische Augenentzündung (O. catarrhalis)

Symptome: Juckender, brennender Schmerz; Gefühl, als wäre Sand im Auge. Die Bindehaut ist gerötet; oft etwas ins Gelbliche spielend; die Blutgefäße derselben sehr deutlich. Die Lidränder und Augenwinkel oft blaßrot und etwas geschwollen. Morgens sind die Augen verklebt; die Lichtscheu ist abends am stärksten. Das Auge ist anfangs trocken; läßt das Übel nach, so beginnt die Schleimabsonderung.

Ursachen: Erkältung; sie erscheint häufig in Begleitung des Schnupfens.

Verlauf: Kann bis 14 Tage dauern. Bei Vernachlässigung wird sie leicht chronisch und geht in Schleimfluß über. Bei rechtzeitiger Anwendung des ,,Lebensweckers" geschieht das nie, und die Heilung erfolgt meist schon in zwei bis vier Tagen.

Heilverfahren: Der ,,Lebenswecker" wird im Nacken und hinter den Ohren (bei sehr hartnäckigen Fällen auch im Rücken) angewandt. Selbstverständlich sind hier, wie bei allen folgenden Fällen, Ruhe und größte Schonung des Auges erforderlich. Man trage einen Schirm und verweile im warmen Zimmer.

Augenkrankheiten

b) Rheumatische Augenentzündung (O. rheumatica)

Symptome: Viel heftiger, als bei der vorgenannten. Schmerz reißend und stechend, nicht nur im Auge, sondern auch in der Umgebung, im Kopf, in den Ohren, Zähnen usw. Die Röte ist sehr stark; oft trübt sich die Hornhaut, und die Pupille wird verengt durch Ausschwitzungsprodukte. Auf der Bindehaut ein eigentümlicher Kranz von Äderchen. Von Zeit zu Zeit Hervorbrechen von heißen Tränen. Starke Lichtscheu, welche spät abends am größten ist.

Ursachen: Rheumatismus und was denselben veranlaßt.

Verlauf: Langsamer als bei der vorgenannten, jedoch mit dem „Lebenswecker" ebenfalls sicher und in verhältnismäßig kurzer Zeit zu heilen.

Heilverfahren: Anwendung des „Lebensweckers" im ganzen Rücken, auf der Bauchfläche und hinter den Ohren. Zeigt sich nach drei bis vier Tagen noch keine bedeutende Abnahme der Symptome, so schnelle man noch ein bis zwei Züge in der Schläfengegend ein.

c) Gichtische Augenentzündung (O. arthritica)

Symptome: Schmerz bohrend und reißend, vorzüglich in den Augenhöhlenknochen. Dunkle Röte der Bindehaut, auf welcher einzelne Äderchen schlangenförmig verlaufen. Um den Hornhautrand ein bläulicher Ring. Ein weißer schaumiger Schleim wird abgesondert, welcher nicht erhärtet, wie der gewöhnliche. Heftige Lichtscheu; Flammensehen; das Sehvermögen ist gestört. Die Pupille kann verengt, aber auch erweitert und oval verzogen sein.

Ursachen: Gicht und deren Urheber; eine Erkältung veranlaßt oft den Ausbruch der Krankheit. Meist bei bejahrten Leuten.

Verlauf: Jahrelange Gichtanfälle, dann Schmerzen in den Knochen der Augenhöhlen und Prickeln im Auge, worauf sich die obigen Symptome nach und nach anreihen. Bei Vernachlässigung oder verkehrter Behandlung folgt äußerst leicht grauer oder schwarzer Star. Wer mein Heilverfahren gegen die bestehende Gicht anwendet, wird das Entstehen dieses Übels schwerlich zu fürchten haben; selbst bei Erscheinen der genannten Vorläufer wird dadurch der Krankheit noch in den allermeisten Fällen vorgebeugt oder der Verlauf doch zu einem sehr gelinden und gutartigen gemacht.

Heilverfahren: Der „Lebenswecker" wird in reichlichem Maße auf den ganzen Rücken, die Magengegend, im Nacken und hinter den Ohren appliziert und diese Operation wiederholt, sobald die entstandenen Pusteln usw. abgeheilt sind. Dabei sehr mäßige Kost. Ist die Krankheit verschwunden, so muß dennoch mit der Operation auf Rücken und Magenfläche noch einige Zeit fortgefahren werden.

d) Hämorrhoidal-Augenentzündung (O. haemorrhoidalis)
Symptome: Ähnlich den genannten, aber gelinder. Die Schmerzen sind klopfend, nicht bohrend. Oft Blutergüsse im Innern des Auges. Befällt nur ein Auge, nicht beide zugleich.
Ursachen: Unterdrückter Hämorrhoidalfluß und Stockungen in der Leber, verbunden mit Anstrengung der Augen.
Verlauf: Chronisch, in periodischen Anfällen. Die Aufhebung der Blutstockungen behebt das Leiden stets; soll es aber gar nicht wiederkehren, so müssen die Hämorrhoiden gänzlich beseitigt werden, was nur durch den „Lebenswecker" (falls derselbe mit einiger Beharrlichkeit angewandt wird) ausführbar ist.
Heilverfahren: Applikation im Rücken, namentlich in der Kreuzgegend, auf den Unterleib und die Waden sowie, in zwei bis drei Zügen, auf das Mittelfleisch (zwischen After und Geschlechtsteilen). Das Auge selbst wird bloß mit (nicht zu kaltem) Wasser gereinigt und abgekühlt.

e) Menstrual-Augenentzündung (O. menstrualis)
Symptome: Sehr ähnlich den vorgenannten; doch bilden sich hier auch kleine Geschwülste am Hornhautrande. Ferner leichte Anschwellung der Hornhaut und Augen-Wassersucht.
Ursache: Das Übel erscheint beim weiblichen Geschlechte durch Ausbleiben der monatlichen Reinigung.
Verlauf: Wie die vorhergehende.
Heilverfahren: Wie bei der vorhergehenden, nur ist es hier in hartnäckigeren Fällen auch geraten, auf die inneren Oberschenkelflächen zu applizieren. Die Patientin muß sich dabei stets warm halten, namentlich zur Zeit, wo die Menstruation eintreten soll. Am besten ist es, gerade dann die Applikation vorzunehmen und die ersten drei Tage im Bette zuzubringen. Auf das Auge Aufschläge von kaltem Wasser. Die Mensis wird auf diese Weise wieder hergestellt; bei Frauen aber, welche bereits das klimakterische Alter erreicht haben, wird der Blutandrang nach den Augen jedenfalls abgeleitet und das Übel so in allen Fällen geheilt.

f) Wochenbett-Augenentzündung (O. puerpuralis)
Symptome: Starke Röte der Bindehaut und zeitweise Anfüllung der Augenkammer mit der weißlichen Flüssigkeit. Meist nur auf einem Auge. Am häufigsten bei Wöchnerinnen.

Ursachen: Unterdrückte Milchabsonderung und gestörte Wochenbettreinigung.

Heilverfahren: Applikationen des „Lebensweckers" auf die Kreuzgegend, den Unterleib und die innere Seite der Oberschenkel stellt die gestörten Sekretionen wieder her und heilt so das Übel. Bei hartnäckigem Verweilen der trüben Flüssigkeit im Auge ein bis zwei Züge hinter das Ohr der kranken Seite.

g) Augenentzündung der Neugeborenen (O. neonatorum)
Symptome: Die Bindehaut rötet sich, das Oberlid schwillt ein wenig an; kleine Krusten an den Wimpern und des Morgens heller Schleim im Auge; dabei lichtscheu und vermehrte Tränenabsonderung. Später schwillt das obere Augenlid stärker an und wird rot, oft bläulich; viel ätzender Schleim, der erhärtend das Auge verklebt. Dieser Schleim wird endlich eiterartig, gelblich oder grünlich; das Augenlid sehr gespannt; die Hornhaut trübe und mit Geschwürchen bedeckt. Oft erscheint dann ein dem Blutwasser ähnlicher Ausfluß, und wenn es erst so weit gekommen, geht meistens das Auge zugrunde.

Ursachen: Sie befällt meist die zarten Augen der Neugeborenen einige Tage nach der Geburt bei schlechter Pflege und unreiner Luft. Zu starkes Licht oder plötzlicher Temperaturwechsel geben leicht Veranlassung zu diesem Übel. Sehr häufig ist sie epidemisch.

Verlauf: Die einzelnen Stadien können längere oder kürzere Zeit währen, oft nur einige Tage, oft wochenlang. Je rascher der Verlauf, desto größer die Gefahr. Hat das Übel erst seine höchste Stärke erreicht, so ist die völlige Heilung schwer und erfolgreich auch bei Anwendung des „Lebensweckers" nur nach sehr anhaltendem Gebrauche.

Heilverfahren: Größte Reinlichkeit, gleichmäßige Temperatur, dunkles Zimmer sind die ersten Bedingungen einer leichten und glücklichen Kur. Bei Erfüllung derselben bedarf es anfangs nichts, als daß ein wenig von meinem Öl hinter jedes Ohr gestrichen werde, um die Entzündung abzuleiten. Das Auge mit lauwarmem Wasser reinigen. Ist das zweite Stadium schon eingetreten, so müssen einige (leichte) Einschnellungen im Nacken hinzukommen. Das Auge muß sehr oft gereinigt werden; der Schleim darf keine Zeit haben, sich in größeren Mengen anzusammeln. Im dritten Stadium – welches bei rechtzeitiger Anwendung obigen Verfahrens nur äußerst selten erscheint – kommt die Applikation auf den Rücken (zehn bis zwölf Züge) hinzu. Die Eiterung hinter den Ohren infolge der Öleinreibung muß unterhalten werden, also neue Bepinselung, sobald die Eiterung aufhören will; auf die Reinigung ist die größte Sorgfalt zu verwenden.

h) Rosenartige Augenentzündung (O. erysipelatosa)
Symptome: Gelbliche Röte der Augenlider mit mäßiger Anschwellung. Schmerz und Lichtscheu nicht bedeutend, mehr Spannung und Druck. Tränenabsonderung reichlich. Dabei aber allgemeines Unwohlsein und oft auch Fieber. Befällt meist nur ein Auge. Alle diese Symptome können aber heftiger werden, und das Übel nimmt dann einen bösartigen Charakter an.

Ursachen: Das Übel ist ein Rotlauf und wird am Auge wie an anderen Körperteilen meist durch eine abnorme Reizung der Haut hervorgebracht.

Verlauf: Die Krankheit kann bei gehöriger Vorsicht von selbst verschwinden; aber es können sich auch eiternde Geschwüre bilden, und es kann Brand entstehen.

Heilverfahren: Applikationen auf den Rücken und hinter den Ohren (den hierauf folgenden Schweiß wohl unterhalten) verhindern jeden üblen Ausgang. Das Reinigen des Auges muß mit warmem Wasser geschehen.

i) Flechtenartige Augenentzündung (O. herpetica)
Symptome: Auf der Bindehaut flechtenartige, gelbliche oder bräunliche Flecken mit einzelnen vergrößerten Blutgefäßen. Das Licht wird nicht gut ertragen.

Ursachen: Fast immer entsteht das Übel infolge Verschwindens (resp. Vertreibung durch verkehrte Mittel) einer Flechte, welche sich hiernach auf das Auge wirft.

Verlauf: Je nach dem Alter mehr oder minder langsam.

Heilverfahren: Applikation des „Lebensweckers" auf den Rücken, hinter die Ohren und auf den Unterleib sowie an die Stelle, wo etwa die Flechte früher vorhanden war. Die Schärfe des Blutes wird dadurch entweder ohne weiteres beseitigt, oder die Flechte tritt erst wieder an ihrer früheren Stelle auf und verschwindet dann bei fortgesetztem Verfahren; in beiden Fällen wird das Auge frei.

k) Krätzige Augenentzündung (O. psorica)
Symptome: Auf den Augenlidern ein krätzartiger Ausschlag, der sich nach und nach weiter verbreitet. Juckender Schmerz, wie bei der Krätze.

Ursachen: Entweder Ansteckung durch Krätzgift oder zweckwidrige Vertreibung der Krätze, nach welcher diese sich auf die Augen wirft.

Verlauf: Wie bei der vorgenannten.

Heilverfahren: Reichliche Applikation des „Lebensweckers" auf den Rücken, den Bauch und hinter die Ohren, dabei auf höchste Reinlichkeit sowohl der Augen wie des ganzen Körpers achten.

Augenkrankheiten 129

1) Skorbutische Augenentzündung (O. scorbutica)
Symptome: Geschwollene rötliche Augenlider; das Auge dunkel gerötet mit geschlängelten Äderchen; trübe Hornhaut; schmutzige Schleimabsonderung; die Träne oft blutähnlich.
Ursache: Skorbutische Säfteentartung.
Verlauf: Wie bei der vorgenannten.
Heilverfahren: Reichliche, wiederholte Anwendung des „Lebenswekkers" im Rücken, Nacken, auf Magen und Bauch und hinter den Ohren. Das Auge ist mit kaltem Wasser zu reinigen.

m) Skrofulöse Augenentzündung (O. scrophulosa)
Symptome: Dunkle Röte mit erweiterten Blutgefäßen am ganzen Augapfel; stechender Schmerz; scharfer, dünner Schleim; große Lichtscheu, am stärksten des Morgens; starke Adern auf den Augenlidern; die Lidränder schwielig, oft hart und ungleich; Hornhaut rötlich trübe. Die Befallenen tragen meist die Zeichen allgemeiner Skrofulosis an ihrem ganzen Körper.
Ursache: Skrofulöse Säfteentartung.
Verlauf: Wie bei der vorgenannten; bei langer Dauer können Geschwüre auf der Hornhaut entstehen.
Heilverfahren: Da dasselbe gegen die allgemeine skrofulöse Krankheit sich wenden muß, diese aber sich zur Selbstkur nicht eignet, so wende man sich an einen tüchtigen Baunscheidtisten. Inzwischen operiere man reichlich auf dem Rücken, Unterleib und hinter den Ohren, und man ist jedenfalls sicher, daß das Übel keine weiteren Fortschritte mache.

n) Tripper-Augenentzündung (O. gonorrhoica)
Symptome: Starke Röte und Lichtscheu; Schmerzen in der Gegend der Augenbrauen; zäher grünlicher Schleimausfluß und reichliche Tränen; meist die Bindehaut wulstartig um die Hornhaut aufgetrieben. Der Schleim wird dunkelrot; endlich Geschwüre auf der Hornhaut.
Ursachen: Entweder Ansteckung dadurch, daß Trippergift in die Augen gekommen ist, oder plötzliches Aufhören, Stoppung eines vorhandenen Trippers.
Verlauf: Schneller oder langsamer, je nach den Umständen. Je rascher, desto gefährlicher. Es kann sogar, wenn nicht schleunige Hilfe kommt, das Auge verloren gehen.
Heilverfahren: Es wird im ganzen Rücken appliziert. Außerdem mag man ein bis zwei Züge hinter jedes Ohr machen. Die Augen sind mit lauwarmem Wasser zu reinigen, und zwar so häufig, daß das äußerst anstek-

kende Sekret sich nicht ansammeln kann, sondern entfernt wird. Dabei Ruhe und dunkles Zimmer. Behandlung durch einen Arzt erforderlich.

o) Syphilitische Augenentzündung (O. syphilitica)
Symptome: Allgemeine, doch nicht zu starke Röte des Augapfels mit einem Gefäßkranz um die Hornhaut; Schmerzen abends, morgens gewöhnlich keine; die Hornhaut trübt sich und später erscheinen Geschwürchen auf ihr, welche auch am freien Rande der Regenbogenhaut auftreten können; die Pupille ist verzerrt, das Sehvermögen gestört.

Ursachen: Allgemeine im Körper befindliche Venerie. Sie ist also eine ganz andere, als die vorgenannte und ebenfalls leicht zu erkennen.

Verlauf: Ähnlich wie bei der vorgenannten, aber langsamer.

Heilverfahren: Applikationen ganz wie bei der vorgenannten, aber auch im Nacken und in hartnäckigeren Fällen auch in der Schläfengegend. Dabei schmale Kost und (damit das syphilitische Gift aus dem Körper entfernt werde) sorgfältige Unterhaltung des Schweißes. Man wende sich auch hier an einen erfahrenen Arzt.

p) Ägyptische Augenentzündung (O. aegyptiaca s. bellica)
Symptome: Stimmen fast ganz, wenigstens anfangs, mit denen bei Augenentzündung der Neugeborenen überein. Auf der inneren Seite des unteren Augenlides hervorragende Pupillarkörper. Die Schmerzen steigern sich bald außerordentlich, und das Sehvermögen ist fast ganz aufgehoben. Wird nicht die richtige Hilfe geboten, so erreichen endlich alle Zufälle den höchsten Grad. Das obere Augenlid schwillt außerordentlich an, und das untere legt sich wulstig um, und schließlich geht das Auge verloren. Gewöhnlich werden beide Augen befallen.

Ursachen: Sie ist ursprünglich in Ägypten zu Hause, von woher sie durch das Heer Napoleons 1798 nach Europa herübergebracht worden ist. Da die Krankheit sehr ansteckend ist, kann sie sich rasch epidemieartig verbreiten.

Verlauf: Bald sehr schnell, bald langsamer. Hat sie schon länger bestanden, so ist eine radikale Heilung sehr schwer.

Heilverfahren: Man vermeide vor allem die begünstigenden Ursachen. Den „Lebenswecker" appliziere man im ganzen Rücken und Nacken, auf Kreuz und die Waden sowie hinter die Ohren. Das Auge wird sorgfältig und recht oft mit lauem Wasser gereinigt. Auf die Augenlider Aufschläge von kaltem Wasser.

Anmerkung: Es gibt zwar noch einige andere Arten von Augenentzündungen; allein wir dürfen uns auf die vorgenannten beschränken, da jene entweder mit der einen oder anderen der beschriebenen in ihren Haupt-

Augenkrankheiten 131

symptomen übereinkommen und dann auch ebenso behandelt werden oder die Begleiter irgendeiner Krankheit, z. B. der Masern, der Pocken, sind, wo sie dann bei Beseitigung dieser Krankheit ebenfalls verschwinden.

B) Augenschleimfluß (Blenorrhea oculi)

Dieses Übel hat die größte Ähnlichkeit mit einer Augenentzündung, es unterscheidet sich aber von derselben dadurch, daß hier auf der Bindehaut Papillen (Wärzchen) entstehen, welche die Röte des Auges verursachen, während diese bei Entzündungen von den Gefäßen herrührt; ferner wird hier der Schleim von der Bindehaut abgesondert, bei Entzündungen aber nur von den Drüsen der Lider.

Symptome: Bindehaut sehr rot, verdickt, mit Wärzchen besetzt; heftige Schmerzen; Lichtscheu; Sehvermögen oft ganz gestört. Dabei beständige Schleimabsonderung. Der Schleim ist anfangs dünn, weiß, wird aber immer zäher und zuletzt eiterartig; er ist so scharf, daß er böse Geschwüre erzeugen kann. Aus der Beschaffenheit des Schleims ergibt sich die größere oder geringere Heftigkeit des Übels. Je wässeriger derselbe ist, desto gelinder sind auch die übrigen Symptome und desto leichter die ganze Krankheit; je zäher, je mehr eiterartig der Schleim, desto heftiger und gefährlicher ist das Übel.

Ursachen: Die Krankheit erscheint selten von selbst, meist infolge vernachlässigter Entzündungen namentlich der rheumatischen, gichtischen und skrofulösen.

Verlauf: Wird recht bald das richtige Mittel angewandt, so geht die Heilung leicht und gut vonstatten; ein je höheres Stadium das Übel aber schon erreicht hat, desto größerer Sorgfalt und Energie bedarf es, wenn keine dauernden Nachteile zurückbleiben sollen. Bei Vernachlässigung oder verkehrten Mitteln können Geschwüre, Verwachsungen, Narben, Verdunkelungen usw. bis zur Zerstörung des ganzen Auges die Folge sein.

Heilverfahren: Applikation des „Lebensweckers" im ganzen Rücken, Nacken, hinter die Ohren nebst Aufschlägen von kaltem Wasser auf das Auge genügen, solange der Schleim noch dünnflüssig ist. Hat derselbe schon eine zähere Beschaffenheit erlangt, so müssen die genannten Einschnellungen sehr reichhaltig ausfallen; mehrere Punktationen mit dem „Lebenswecker" ohne Öleinreibung, welche täglich zu wiederholen sind. In diesem Stadium dürfen auch die Aufschläge nicht kalt, sondern müssen lauwarm sein. Der Schleim ist in allen Fällen viertelstündig mittels lauwarmen Wassers aus dem Auge zu entfernen.

C) Blutergüsse im Auge

Blutergüsse können stattfinden a) unter die Bindehaut, b) in die Augenkammer, c) zwischen Aderhaut und harte Augenhaut, selten zwischen Aderhaut und Netzhaut.

Symptome: a) Das Blut liegt zwischen der harten Haut und der Bindehaut, hat letztere aufgetrieben und schimmert durch.

b) Man sieht das Blut, wenn man ins Innere des Auges blickt; bei Beugung des Kopfes verändert es seine Lage. Wenn es sich mit der wässerigen Feuchtigkeit mischt, so erscheint eine gebliche Flüssigkeit.

c) Ist schwerer zu erkennen; meist aber sind die Ursachen derart, daß man daraus leicht auf einen Bluterguß schließen kann. Teilweise oder gänzliche Störung des Sehvermögens; Erblicken von schwarzen, braunen und roten Bildern im Gesichtsfelde.

Ursachen: Mechanische wie Schlag, Stoß usw. Sodann Störung des Hämorrhoidal- oder Menstrualabflusses, heftiger Blutandrang nach dem Kopfe, Neigung zu Blutungen, wie sie durch skorbutische oder gichtische Säfteentartung entstehen und dergleichen.

Verlauf: Nach der Heftigkeit mehr oder minder langsam, bei gehöriger Vorsicht meist immer günstig. Das ergossene Blut wird aufgesaugt, und die Krankheit ist geheilt. Will man sich aber vor Rückfällen (die gewöhnlich immer heftiger und bedenklicher werden) schützen, so muß man auf die Behebung des Grundübels hinwirken.

Heilverfahren: Dieses muß sich ganz nach der Veranlassung richten. Nur bei Ergüssen, die aus mechanischen Ursachen entstehen, kann man hinter den Ohren (und im Nacken) operieren. Bei Blutandrang nach dem Kopfe appliziert man zur Ableitung im ganzen Rücken und auf die Waden. Ist Gicht, Skorbut, Hämorrhoidal- oder Menstrualstörung die Ursache, so wende man die bei den betreffenden Augenentzündungen angegebenen Applikatonen an. Zu Beginn des Übels sind kalte Aufschläge angebracht; dabei große Ruhe des Auges sowohl wie des ganzen Körpers.

D) Wasseransammlungen im Auge

Wir unterscheiden vier Arten: a) serösen Erguß in und unter die Bindehaut (Chemosis); b) Wassersucht der vorderen Augenkammer (Hydrophthalmus anticus); c) Wassersucht des Glaskörpers (Hydrops corporis vitrei); d) Wassersucht des ganzen Augapfels (Buphthalmus).

Symptome: a) Auf dem Augapfel erblickt man eine meist ringförmig um die Hornhaut verlaufende Geschwulst. Diese ist nicht schmerzhaft, ela-

Augenkrankheiten

stisch, gelblich, mehr oder weniger durchsichtig. Auch die Lider sind dabei gewöhnlich angeschwollen.

b) Die Wassermenge in der vorderen Augenkammer treibt die Hornhaut hervor und drängt die Regenbogenhaut zurück; beide erscheinen also weiter voneinander entfernt. Die Hornhaut ist dabei (glänzend) verdünnt, mehr gewölbt; daher Kurzsichtigkeit; bei Trübung der Flüssigkeit hört aber das Sehvermögen mehr oder weniger auf.

c) Die Hornhaut ist normal, aber die Regenbogenhaut vorgedrängt. Der hintere Teil des Augapfels ist größer geworden, dabei hart; der Blick starr. Das Sehen ist gestört oder ganz aufgehoben.

d) Diese vereinigt die Symptome von b und c.

Ursachen: Selbständig treten diese Übel nur äußerst selten (seröser Erguß niemals) auf. Sie sind entweder (namentlich a) Begleiter, resp. Folgen von vernachlässigten oder schlecht behandelten Entzündungen oder haben in Allgemeinkrankheiten (Säfteverderbnis, Leberkrankheiten, gestörten Hämorrhoidal- und Menstrualflüssen, zurückgetriebenen Haut-, besonders Kopfausschlägen und dgl.) ihren Grund.

Verlauf: Man begreift leicht, daß die Krankheit von a bis d immer bedeutender und bedenklicher wird. Ist a nur ein unbedeutendes Übel, so bieten die andern drei die größte Gefahr, wenn nicht rasch die nötige Hilfe kommt. Schon durch den mechanischen Druck des angesammelten Wassers können die zarten Gebilde im Innern des Auges zerstört werden; hierdurch sowie durch das mögliche Bersten des Augapfels ist der Kranke des Gesichtes für immer beraubt, wenn auch nicht unbedingt (wie ebenfalls geschehen kann) dadurch die Veranlassung zu ferneren Entartungen, die die umliegenden Teile ergreifen und noch anderweitige Gefahren nach sich ziehen, gegeben wird.

Heilverfahren: Dieses wird sich ganz nach der jedesmaligen Ursache richten. Besteht dieselbe in einer Entzündung, so behandle man diese wie oben angegeben, aber immer sehr energisch. Bei Hämorrhoidal- und Menstrualstörungen findet man ebenfalls die Allgemeinbehandlung unter den betreffenden Augenentzündungen. Außer diesen müssen hier aber immer auch Einschnellungen hinter die Ohren und in der Schläfengegend gemacht werden, sowie (ausgenommen bei a) trockene Punktationen unter- und oberhalb des Auges. Dabei merke man sich noch, daß in solchen Fällen nasse Aufschläge niemals gestattet sind, sondern daß das Auge mit trockenen, gewärmten Tüchern bedeckt werden muß. Stets ist für genügende Darmentleerung durch bekannte Hausmittel zu sorgen.

E) Eiteransammlung im Auge (Hypopyon)

Symptome: Der Eiter, gebildet durch Ausschwitzungsprodukte bei Entzündungen, lagert sich innerhalb der Kammern ab. Man erblickt denselben, wenn nur wenig vorhanden, als einen gelben Streifen am Grunde der Kammer. Je mehr er sich ansammelt, desto größer wird dieser Streifen; nicht selten ist die ganze Augenkammer damit ausgefüllt, wo dann natürlich das Sehvermögen schwindet. Ist der Eiter ziemlich flüssig und füllt er nur einen Teil der Kammer, so folgt er den Bewegungen des Kopfes. Schmerzen verursacht der Eiter an und für sich nicht.

Ursachen: Das Eiterauge entsteht nur durch heftige Entzündungen, welche auch die inneren Gebilde des Auges ergriffen haben.

Verlauf: Meist gutartig. Die Behebung der zugrunde liegenden Entzündungen bringt auch den Eiter ziemlich rasch zur Aufsaugung.

Heilverfahren: Die Behandlung der betreffenden Entzündungen (s. diese) genügt. Einige Züge in der Schläfengegend beschleunigen die Resorption.

F) Geschwüre und Geschwülste der Augen

Wir übergehen hier diejenigen, welche sich mit oder infolge einer der oben behandelten Entzündungen entwickeln, da in solchen Fällen die Behandlung der Entzündung genügt.

a) Das Gerstenkorn (Hordeolum)

Eine entzündliche Anschwellung am oberen Augenlidrande, die den Namen von ihrer Form hat. Verursacht oft nicht unbedeutende Schmerzen, reichliche Schleimabsonderung und Anschwellung des ganzen Lides.

Ursachen: Reiz der Augenlider, Erkältung, Störungen der Verdauung oder der Menstruation.

Verlauf: Das Gerstenkorn verschwindet meist ziemlich bald durch Zerteilung oder Eiterung.

Heilverfahren: Eine Einschnellung hinter das Ohr der betreffenden Seite nebst häufiger Reinigung mit lauwarmem Wasser genügt in der Regel. Bei Menstrualstörungen und Magenbeschwerden muß das Verfahren gegen diese Übel gerichtet sein, sonst kehrt das Hordeolum öfters wieder.

b) Eiterbläschen der Augenlider (Eczema s. Crusta lactea palpebarum)

Kleine gelbliche Bläschen, welche meist auch über einen größeren Teil des Gesichts sich erstrecken, platzen, Krusten bilden, ineinander fließen

Augenkrankheiten 135

und bei Vernachlässigung eine bedeutende Entzündung des Auges zur Folge haben können.

Heilverfahren: Applikation des „Lebensweckers" im Nacken und hinter die Ohren. Dabei große Reinlichkeit, Abwaschung mit lauwarmem Wasser.

c) Blutgeschwüre (Furunculus und Carbunculus)
Sie unterscheiden sich nur durch ihre Heftigkeit. Unter der Haut sitzende, harte, umschriebene Geschwulst. Heftiger Schmerz, Fieber, Schauder, Schwäche, oft Ohnmachten.

Ursachen: Säfteentartung, am häufigsten in der Folge von Ausschweifungen entstanden; Ansteckung, am gefährlichsten die durch den Stich eines Insekts, nachdem dieses an dem giftigen Aase eines Tieres gesogen hat.

Verlauf: Wird nicht rasch und entschieden mit den richtigen Mitteln eingeschritten, so kann das Übel sehr gefährlich werden, große Zerstörungen und Brand verursachen.

Heilverfahren: Kräftige Applikation des „Lebensweckers" im ganzen Rücken, im Nacken und hinter den Ohren. Ist das Geschwür erst im ersten Entstehen, so mache man fortwährende Aufschläge von kaltem Wasser. Entwickelt es sich aber dennoch immer weiter, so müssen warme Wasser- oder Breiaufschläge an die Stelle treten, um die nicht mehr zu verhindernde Eiterung zur raschen Entwicklung nach außen zu bringen. Das Geschwür muß ferner, wie jedes andere größere, möglichst bald durch einen Einschnitt geöffnet werden. Der Eiter ist durch lauwarmes Wasser abzuwaschen; die warmen Aufschläge sind fortzusetzen. Am besten macht man dieselben mit warmem Wasser, dem man die Hälfte Holzessig zusetzt. Der Patient genieße dabei eine nährende, kräftige Kost nebst gutem Wein. Unter dem desinfizierenden Einfluß der „Lebenswekker"-Operationen gehört bei Beobachtung dieser Regeln ein übler Ausgang zu den größten Seltenheiten.

d) Hornhautgeschwüre (Ulcera corneae)
Sie sind oberflächlich oder tiefer eindringend, mit oder ohne Eiterbildung. Je nach der Heftigkeit begleitet sie Entzündung der Bindehaut, Röte, Schwellung oder Krampf der Lider und dergleichen.

Ursachen: Verletzungen, Katarrh, Augenschleimfluß. Sie können auf eine Entzündung folgen, die Blattern, Masern und manche ähnliche Krankheiten begleiten, oder auch durch Säfteentartung, besonders durch Skrofulosis, veranlaßt werden.

Verlauf: Je nach der Heftigkeit und dem Grundleiden. Sind sie sehr tief eindringend, eiternd und werden sie nachlässig oder unrichtig behandelt, so können Vernarbung, Trübung, Zerstörung der Hornhaut, wodurch das Sehvermögen mehr oder minder verlorengeht, folgen.

Heilverfahren: Muß sich ganz nach den Ursachen richten; man sehe darüber die verschiedenen Entzündungen. Applikationen hinter den Ohren und in der Schläfengegend sind hier immer von Nutzen. Reinigung des Auges mittels lauwarmen Wassers, Ruhe, gleichmäßige Temperatur, reine Luft und Abhaltung des Lichtes sind stets unumgängliche Erfordernisse.

e) Geschwülste des Auges, gutartige
Es sind hierzu die Balggeschwülste, Fett-, Faser- und Gefäßgeschwülste zu rechnen. Sie können sich an den Augenlidern, der Bindehaut, Hornhaut (seltener) und den Tränenorganen befinden. Von den bösartigen Geschwülsten (Krebs) sind sie teils durch ihre Farbe, Gestalt, größere Verschiebbarkeit usw., teils aber dadurch zu unterscheiden, daß beim Krebs immer eine sehr große Säfteentleerung im ganzen Körper vorhanden ist. Diese Unterschiede sind allerdings nicht genügend, um den Laien immer richtig zu leiten. Auch der Kenner hat, um ein bestimmtes Urteil abzugeben, sehr oft nötig, alle Umstände und Verhältnisse reiflich und genau zu erwägen. Die erwähnten Geschwülste können auf die verschiedenste Weise entstehen. Die mannigfachsten allgemeinen Krankheiten wie auch Lokalkrankheiten können dazu Veranlassung geben. Freilich können sie auch durch jede mechanische oder chemische Verletzung hervorgerufen werden und in sehr seltenen Fällen angeboren sein; allein das betrifft doch nur selten die große Minderzahl derselben. Aus dem Gesagten erhellt, daß ein Heilverfahren, welches sich stets nach den Ursachen und den obwaltenden Umständen richten muß, hier nicht wohl angegeben werden kann. Man wende sich an einen tüchtigen Baunscheidtisten.

f) Geschwülste des Auges, bösartige (Krebs)
Symptome: Der Augenkrebs kann sich an allen äußeren Teilen des Augens (den Lidern, der Bindehaut, der Tränendrüse), aber auch auf der Netzhaut entwickeln. Er erscheint an diesen Stellen meist als weicher Krebs, Markschwamm. Hat er seinen Sitz an diesen äußeren Teilen, so ist er ziemlich leicht zu erkennen. Von den andern Geschwülsten unterscheidet er sich:

a) durch sein tieferes Eindringen in die Gewebe, infolgedessen er sich nicht leicht mit der Haut verschieben läßt;

b) durch seine Gestalt, da er höckerige (maulbeerartige) Wucherungen darstellt;

c) durch seine dunkelrote oder auch schwarzblaue Farbe.

Auf der Netzhaut ist er – zu Beginn wenigstens – weit schwerer zu ent-

Augenkrankheiten 137

decken. Es stellt sich mehr und mehr zunehmende Erblindung ein. Sieht man durch die Pupille, so bemerkt man einen hellen gelblichen Schein. Später wird die Linse nach vorn gedrängt, und die Pupille verzerrt sich; der ganze innere Augapfel unterliegt der allmählichen Zerstörung.

Die Schmerzen sind stechend, anfangs sehr gering. Da der Krebs immer in einer allgemeinen Säfteentmischung (ganz ähnlich der skrofulösen) seinen Grund hat, so hat man hieran einen ziemlich sicheren Anhaltspunkt für das Urteil.

Ursachen: Die allgemeine Ursache ist immer, wie gesagt, eine Säfteentmischung. Die Veranlassung zur Entstehung des Krebses geben in den meisten Fällen mechanische oder chemische Verletzungen. Viel seltener entwickelt er sich freiwillig.

Verlauf: Dieses Übel endete bisher wohl immer mit Verlust nicht nur des Auges, sondern auch des Lebens. Die oft unternommene Fortschneidung, die Ausrottung des ganzen Augapfels nützt nichts; denn bald kehrt der Krebs an derselben oder einer andern Körperstelle wieder und wuchert dann um so rascher. Bei der Behandlung mit dem „Lebenswecker" ist noch eine Aussicht auf Heilung vorhanden.

Heilverfahren: Ist das Übel schon in ein höheres Stadium getreten, so muß auch ich von einer wirklichen Heilung abstehen und mein Mittel kann nur noch dazu dienen, das Leben des Patienten möglichst lange zu erhalten. Anders ist es bei beginnender Krankheit. Da mit der Säfteverbesserung die Ursache des Übels entfernt ist, so kann dieses auch natürlich nicht fortbestehen; und da mein Verfahren anerkannt auf die Säfteverbesserung von außerordentlichem Einfluß ist, so sieht man, daß die Genesung von dieser bisher unheilbaren Krankheit in den Bereich der Möglichkeit gehört.

Die Applikation des „Lebensweckers" wird daher in der Hauptsache im ganzen Rücken und Nacken und hinter die Ohren stattfinden müssen. Es sind indessen nach den Umständen auch hier so mancherlei Modifikationen erforderlich, daß jede solche Kur von einem Baunscheidtisten geleitet werden muß. In allen Fällen sind jedoch gute, nährende Kost, größte Reinlichkeit am ganzen Körper und der Aufenthalt in gesunder Luft notwendige Bedingungen für ein glückliches Gelingen der Kur.

G) Trübungen und Verdunkelungen der brechenden Augenmedien

Von den Trübungen der wässerigen Feuchtigkeit, welche durch den Erguß fremder Substanzen in dieselbe entstehen, ist schon die Rede gewesen. Wir betrachten daher die Verdunkelungen der Hornhaut, der Linse und des Glaskörpers.

a) Hornhaut

Die Verdunkelungen derselben können sehr mannigfacher Art sein. In erster Reihe steht das Augenfell (Pannus), eine dunkelrote, von Äderchen durchsetzte, teilweise oder gänzliche Trübung, welche von abgelagerten Ausschwitzungsprodukten herrührt. Als Ursachen sind zu nennen: fremde Reize, nicht behandelte Entzündung, Skrofeln, Hämorrhoidal- und Menstrualstörungen und dergleichen.

Die ferneren Trübungen sind ebenfalls teils vollständige, teils unvollständige oder Flecken. Zu jenen gehört die bleiche, neblige, nicht ganz undurchsichtige (Obscuratio nubosa) und die weiße undurchsichtige (Obscuratio opaca). Die Flecken können größer oder kleiner sein. Bei alten Leuten entsteht oft am unteren Rande der Hornhaut eine schmale, halbmondförmige Verdunkelung, der Greisenbogen (Arcus senilis). Wie die vollständigen Trübungen können auch die Flecken rauchig, neblig, etwas durchsichtig (Enubecula) oder ganz weiß und undurchsichtig (Nephelium), oder weiß, undurchsichtig und erhaben (Perla) sein. Sie sind ferner entweder nur oberflächlich oder tief in das Gewebe der Hornhaut eindringend. Endlich sind hierher auch noch die nach Geschwüren oder Verletzungen zurückgebliebenen Narben zu zählen. Es versteht sich von selbst, daß die Wirkung dieser Trübungen eine größere oder geringere Beeinträchtigung des Sehvermögens bis zur gänzlichen Aufhebung desselben ist.

Die Ursachen sind sehr mannigfaltig. Entzündung, mechanische und chemische Verletzungen (operative Eingriffe), Einträufelungen, besonders metallhaltiger Flüssigkeit; ferner Syphilis, Skrofeln, Rheumatismus, Gicht, unterdrückte Hautausschläge, gestörte Absonderungen und dergleichen.

Der „Lebenswecker" wird auch hier das vortrefflichste und fast immer hilfreiche Mittel sein. Es ist indes in sehr vielen Fällen ziemliche Ausdauer nötig.

Das Heilverfahren muß sich natürlich ganz nach der jeweiligen Ursache richten und kann deshalb hier unmöglich für alle Fälle angegeben werden, und selbst dann würde der Laie oftmals fehlgreifen. Anhaltspunkte für die

Augenkrankheiten

vorläufige Behandlung findet man in den vorhergehenden Kapiteln; man ziehe aber so bald wie möglich einen Baunscheidtisten zu Rate, denn je jünger das Übel ist, desto rascher kann es beseitigt werden.

b) Der graue Star (Cataracta)
Nach dem Sitze der Trübung, worin das Übel seinen Grund hat, teilt man den grauen Star ein in 1. Linsenstare (wo die Linse selbst getrübt, ihre Kapsel aber gesund ist), und zwar Kern-, Rinden- und Kernrindenstare, deren Unterschied sich aus den Namen ergibt; 2. Kapselstare (wo die Linse gesund, die Kapsel aber getrübt ist), und zwar kann die vordere oder die hintere Kapselwand ergriffen sein; 3. Kapsellinsenstare, wo die Trübung sich über Kapsel und Linse zugleich erstreckt.

Es gibt ferner einen weichen und einen harten Star. Jener ist entweder der käsige Star, von der Konsistenz einer dicken Gallerte, oder der flüssige (Milch-)Star, in welchem Falle die Linse gleichsam geschmolzen ist; dabei nimmt die Linse an Umfang zu. Bei hartem Star ist die Linse hornartig, ja sie kann so hart wie Knochen oder Stein werden, wobei dieselbe sich stets verkleinert.

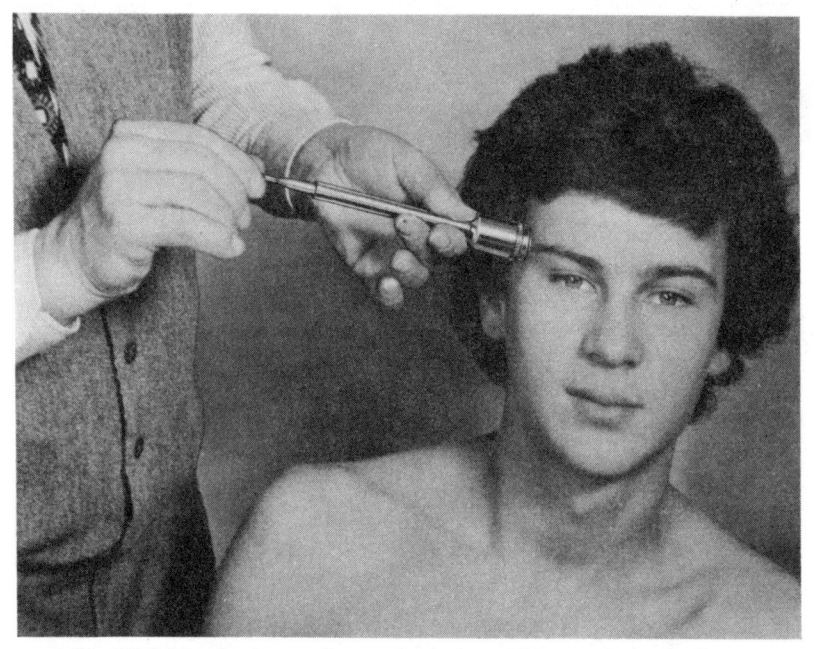

Eine Nadelung des Auges sollte nur durch einen erfahrenen Baunscheidtisten vorgenommen werden

Der Star kann ein teilweiser oder totaler, ein beginnender oder ausgebildeter, ein angeborener oder erworbener, ein reiner oder mit einem anderen Übel verbundener sein. Alle diese Umstände hat man als Einteilungsgründe benutzt, welche Klassifikationen wir hier aber übergehen dürfen. Er befällt meist beide Augen bald nacheinander.

Symptome: Die Verdunkelung entsteht in den allermeisten Fällen nur allmählich. Der Patient beginnt alle Gegenstände wie durch einen feinen Schleier zu sehen. Dieser Schleier wird immer dichter; ein Nebel lagert sich vor seinen Augen, der einfach grau oder auch verschieden gefärbt sein kann. Manchmal erblickt der Kranke Feuerfunken, Strahlen und dgl. Die Verdunkelung schreitet nun nach und nach fort bis zur völligen Blindheit, wobei jedoch meist noch Licht und Finsternis unterschieden wird. Da die Linse in der Mitte am dicksten ist, so ist die Trübung hier am größten, der Rand durchsichtiger. Durch letzteren dringen daher mehr Lichtstrahlen ins Auge, und der Kranke erblickt darum die seitwärts von ihm sich befindenden Gegenstände noch am deutlichsten. Aus demselben Grunde sieht der Patient an einem dunkleren Orte oder wenn das Auge beschattet wird, besser als bei vollem Lichte, weil im Dunkeln sich die Pupille erweitert und dann durch den durchsichtigeren Linsenrand mehr Lichtstrahlen eindringen können. Starblinde suchen daher den Schatten, tragen breitkrämpige Hüte, senken das Haupt, schließen halb die Lider. Schmerz ist nicht vorhanden. Daß nach der Art des Stars diese Haupterscheinungen sich vielfach abändern können, versteht sich von selbst.

Blickt man nun in das kranke Auge, so nimmt man dicht hinter der Pupille die Trübung wahr. Dieselbe ist anfangs nur gering, nimmt aber zu im Verhältnis zur Gesichtsabnahme. Die Farbe der Trübung ist weißlich, grau oder gelblich, nur selten rötlich oder braun; die Form und der Umfang sind verschieden nach den oben genannten Arten. An der Regenbogenhaut und der Pupille ist keine Abnormität zu bemerken.

Ursachen: Nur sehr selten entsteht der graue Star durch äußerliche Verletzungen oder Erschütterungen; wohl aber kann ein anderes Augenübel die Veranlassung geben. Am meisten ist auch dieses Übel in einer Säfteentartung, bei welcher der Krankheitsstoff sich auf die wenig Widerstand bietende Linse abgelagert hat, begründet. So können Rheumatismus, Gicht, Skrofeln, Syphilis, zurückgetriebene Hautausschläge und dgl. diesen Star zur Folge haben. Übrigens befällt er ältere Personen leichter als jüngere, und das männliche Geschlecht häufiger als das weibliche.

Verlauf und Heilverfahren: Der graue Star ist eines der bösesten Augenübel. Die Ärzte operieren das Auge, indem sie durch einen Einschnitt die Linse herausziehen oder niederdrücken. Sie gestehen indes, daß dieser äußerst gewaltsame Eingriff in ein so zartes Organ unter Hunderten von Umständen gar nicht vorgenommen werden dürfe und in Hunderten von Fällen vergebens gemacht werde; daß in gar vielen Fällen aber die bestehende Entzündung nicht gemeistert werden kann. Und hat ein Starkranker einmal wirklich durch die Operation sein Gesicht wiedererlangt, so ist es doch nur ein sehr geringer Ersatz für das gesunde Augenlicht; denn nun ist das Gleichgewicht des Sehorgans gestört, eins der brechenden Medien fehlt, und die scharfen Konvexbrillen vermögen dafür doch nur einen sehr geringen Ersatz zu leisten. Freilich hatten die Ärzte bis zu der Erfindung des „Lebensweckers" recht; denn eine geringe Hoffnung ist besser als gar keine. Mein Heilmittel vermag auf die Linse in derselben Weise wie auf andere innere oder äußere Körpergebilde zu wirken; und wenn das Übel noch nicht gar zu lange bestanden hat, der Kranke nicht zu alt ist, so darf ich ihm die völlige Wiedererlangung seines Augenlichtes in Aussicht stellen. Was aber das Verfahren betrifft, so bin ich genötigt, auf das unter a Gesagte zu verweisen.

c) Glaskörper
Die Verdunkelungen desselben sind ziemlich häufig. Ihr Umfang ist verschieden; Punkte, Flecken, Fäden. Je nach der Form und der Größe ist auch die Störung des Sehvermögens verschieden. Vom grauen Star unterscheiden sie sich, da die Trübung dicht hinter der Pupille nicht vorhanden ist, leicht, schwerer vom schwarzen; doch gibt es auch hier manche Anhaltspunkte (siehe schwarzer Star).

Meist haben sie ihren Grund in Blutergüssen, und das Heilverfahren hat daher die Aufgabe, den Andrang des Blutes vom Kopfe bzw. vom Auge abzuleiten. Daher Applikationen des „Lebensweckers" im Rücken und im Nacken, auf den Unterleib und die Waden. Dabei Ruhe des Auges und des ganzen Körpers, nebst einer leichten, nicht zu nahrhaften Kost. Das Auge werde beschattet, aber weder verbunden noch mit kaltem Wasser gewaschen.

H) Die nervösen Augenübel

Alle Teile des Auges, zu welchem Nervenfasern führen, sind solchen Erkrankungen ausgesetzt. Da die Netzhaut ganz und gar aus Nervenelementen besteht, so gehören die Krankheiten derselben stets in diese Kategorie. Es gibt eine große Anzahl von Nervenleiden des Auges, welche bald nur einen, bald mehrere Teile gleichzeitig befallen und entweder auf Schwäche oder auf Überreizung der Nerven beruhen.

a) Lähmungen der (Bewegungs-)Nerven, welche die Schutz- und Hilfsapparate der Augen versorgen, können zur Folge haben:
1. Unvermögen, das obere oder das untere Augenlid zu heben.
2. Unvermögen, den Augapfel nach oben oder unten, nach rechts oder links zu richten (Schielen).

Diese Fehler können natürlich kombiniert und kompliziert sein, wobei es darauf ankommen wird, ob mehr oder weniger und welche Nervenfasern gleichzeitig an der Lähmung teilnehmen. Schmerz braucht nicht dabei vorhanden zu sein, doch kann mit diesen Nervenstörungen solcher auch sowohl an den Augen selbst, als an den Zähnen, den Ohren, im Kopfe oder Gesichte empfunden werden.

b) Überreizung der unter a) bezeichneten Nerven geben sich als Krampfzustände zu erkennen. Der Krampf kann ein stetiger sein, d. h. er kann in dauernder Zusammenziehung eines oder mehrerer Muskeln bestehen, und zwar a) des Lidmuskels, wodurch das Auge sich mehr oder weniger vollständig schließt; b) des Oberlidhebers, welche das Schließen des Auges unmöglich macht; c) der Augenmuskeln, infolgedessen der Augapfel nach einer Richtung gestellt bleiben muß (krampfhaftes Schielen).

Der Krampf kann aber auch ein rhythmischer sein, d. h. die Zusammenziehung und Erschlaffung der Muskeln geschieht abwechselnd.

a) Wird der Lidmuskel davon befallen, so entsteht ein Zucken der Augenlider, welches sich bis zum gewaltsamen Blinzeln steigern kann; und oft nehmen daran noch andere Gesichtsmuskeln teil.

b) Betrifft das Übel die Augenmuskeln, so rollt der Augapfel hin und her, und das deutliche Sehen wird dadurch gestört.

c) Allgemeine Schwäche der (empfindenden) Lid- und Augenmuskelnerven wird im gewöhnlichen Leben mit Augenschwäche bezeichnet. Das Sehen ist ganz normal; aber das Auge ermüdet äußerst leicht. Vorübergehend haben wohl die meisten Menschen schon diesen Zustand empfunden. Nach bedeutender Anstrengung der Augen, namentlich bei Nacht, wird zuerst eine Ermüdung derselben empfunden, dann bei Fortgebrauch tritt Schwere und Schmerz hinzu, Tränen brechen hervor, Doppelsehen, Verworrenheit, Verdunkelung usw. Das gesunde Auge erholt sich aus diesem Zustande bald wieder und vermag alsdann neue Anstrengungen zu ertragen; das kranke aber verfällt nach ganz kurzem Gebrauch in denselben und erholt sich nur langsam wieder. Es kann diese Schwäche mit gänzlicher Empfindungslosigkeit des Lides und der Bindehaut oder auch in anderen Fällen mit Schmerzen in diesen Teilen verbunden sein.

d) Überreizung der unter c) genannten (Empfindungs-) Nerven tritt als Schmerz des Auges auf, welcher plötzlich erscheint, kürzere oder längere Zeit anhält und wieder verschwindet, um später das Auge wieder in derselben Weise zu befallen. Oder sie offenbart sich in einem hohen Grade von Lichtscheu, indem die in das Auge fallenden Strahlen alsbald heftigen Schmerz und Krampf verursachen.

e) Lähmung oder Überreizung der die Regenbogenhaut versorgenden Nerven kann sich auf dreierlei Weise zu erkennen geben:
1. In der krankhaften Erweiterung der Pupille (Mydriasis). Die Pupille ist sehr groß, oft sieht man von der Regenbogenhaut nur noch einen schmalen Saum. Das Einfallen von hellem Lichte, welches im gesunden Zustande die Pupille enger macht, hat wenig oder keine Wirkung. Der Augengrund erscheint, weil er stärker als normal beleuchtet wird, bleich. Der Patient ist bei hellem Lichte geblendet und sieht nur im Halbdunkel ziemlich gut.
2. In der krankhaften Verengerung der Pupille (Myosis). Sie bildet das gerade Gegenteil von der vorigen Beschattung des Auges, hat nur eine geringe oder gar keine Erweiterung zur Folge.
3. In dem rhythmischen Krampf der Regenbogenhaut (Hippus). Die Pupille erweitert und verengt sich bei diesem Übel in schnellem Wechsel. Geringe Grade haben sehr wenig Unbequemlichkeiten zur Folge; steigert der Krampf sich aber, so können sowohl Gesichtsstörungen als auch andere Augenübel (namentlich nervöse) veranlaßt werden.

Alle die genannten Nervenleiden können auf unendlich verschiedenen Ursachen beruhen, so daß es unmöglich ist, sie hier alle anzuführen. Obenan stehen diejenigen Krankheiten des Körpers, welche eine abnorme Ernährung der Nerven überhaupt bedingen. Ich nenne hier nur Rheumatismus, Gicht, Syphilis, kaltes Fieber, Hämorrhoidalbeschwerden, Bleichsucht und gestörter Monatsfluß, unterdrückte Hautausschläge und Fußschweiß, Hypochondrie und Hysterie; ferner alles, was einen direkten oder indirekten abnormen Reiz auf die Augennerven ausübt; Druck an ihrem Ursprung oder Verlauf durch Verwachsungen, Geschwülste und dgl., Schreck, anhaltende Gemütsverstimmung, Entzündungen, Zahnkrankheiten, Wurmreiz, Ätzmittel und Gifte; endlich alle anhaltenden und bedeutenden Anstrengungen der Augen: Lesen oder Verrichtung feiner Arbeiten in zu grellem oder ungenügendem Lichte, zu langes Schauen durch Mikroskope oder Fernrohre.

Man sieht leicht ein, daß das Heilverfahren auf Beseitigung des Grundübels gerichtet sein muß und daß es daher mehr auf dieses als auf den Namen der Krankheit ankommt. Ebenso klar wird es auch jedem sein, daß es eine Unmöglichkeit ist, in dieser Beziehung alle Fälle hier abzuhandeln. Immer aber wird es nötig sein zu unterscheiden, ob Blutandrang nach dem Kopfe besteht oder ob Blutandrang in demselben zu den veranlassenden Momenten gehört, um – nebst der Applikation des „Lebensweckers" im Rücken – in jenem Falle Einschnellungen auf die Waden, in diesem hinter die Ohren vorzunehmen. Damit möge der Patient die Kur vorbereiten, bis er, falls er aus den Prinzipien meiner Heillehre das richtige Verfahren nicht selbst herzuleiten vermag, von einem tüchtigen Baunscheidtisten die fernere Anleitung erhält. In den allermeisten Fällen darf er auf Heilung rechnen.

f) Der schwarze Star (Amaurosis). Teilweiser oder gänzlicher Verlust des Sehvermögens infolge eines Leidens der Netzhaut oder der Sehnerven. Die partielle Blindheit (Amblyopia) ist meist nur die Übergangsstufe zu der totalen. Die Bezeichnung „schwarzer Star" ist eigentlich nur ein Gesamtnamen für äußerst verschiedenartige Sehnervenübel, die nur darin übereinkommen, daß sie den Patienten des edelsten der Sinne berauben. Das Übel ist ebenso häufig, wie seine Ursachen zahlreich sind, und da hier gerade mein Heilverfahren seine glänzendsten Siege gefeiert hat, will ich versuchen, mich etwas ausführlicher zu äußern.

Die Erkennung der Krankheit ist nicht gerade leicht; denn ihr Sitz ist in den Nerven, tief im Innern des Auges, welches im übrigen ganz normal sein kann. Verzerrung, Unbeweglichkeit oder abnorme Erweiterung der Pupille, welche nach einigen Fachleuten sie begleiten soll, ist sehr häufig gar nicht vorhanden oder kann auf ganz anderen Ursachen beruhen. Die Pupille erscheint indes manchmal früher als im gesunden Zustande; zuweilen erblickt man hinter ihr einen gräulichen Hintergrund, welcher aber so tief im Innern des Auges liegt, daß nur von einem ganz Unerfahrenen eine Verwechslung mit dem grauen Star möglich ist. Meist kann man aber daraus auf das Vorhandensein des Übels schließen, daß der Kranke, wenn er einen Gegenstand betrachten will, schielt. Der Geübtere hat solch unsichere Anhaltspunkte nicht nötig. Wenn er einen Blick in das kranke Auge wirft und bemerkt, wie das eigentliche Leben, der Geist, das Seelische aus demselben gewichen, und wenn er dabei den allgemeinen Körperzustand berücksichtigt, so wird er sich sagen können: Hier hat der Verkehr der Seele mit der Außenwelt aufgehört; ihre Vermittlungsorgane, die Nerven, sind tot – das ist der schwarze Star.

Der schwarze Star kann auf sehr verschiedene Art auftreten. Oft vergehen viele Monate oder Jahre vom Beginne des Übels bis zu völligen Blindheit; oft erscheint letztere plötzlich. Folgende sind einige Hauptarten des traurigen Leidens, wobei zu bemerken ist, daß die Verschiedenheiten sich nur während der Ausbildung zeigen können; denn in dem Schlußresultat, der vollkommenen Blindheit, herrschen keine merklichen Unterschiede mehr.

1. Der Kranke sieht bei Tageslicht immer schlechter, endlich gar nicht mehr, erhält aber, nachdem die Sonne untergegangen ist, sein Gesicht wieder. Es hat ihn die Tagblindheit (Hemeralopia) befallen, und selbst im Dunkeln sieht er am Tage nichts. Dabei ist das Auge sehr empfindlich; Lichtstrahlen reizen es zu Tränen oder Krämpfen und verursachen Schmerz.

2. Der Kranke beginnt die Gegenstände undeutlich, neblig zu sehen. Das Licht ist ihm selbst am Tage nicht stark genug, und vom Abend bis zum Morgen unterscheidet er gar nichts. Dieser Zustand heißt Nachtblindheit (Nyctalopia) und beruht auf Schwäche.

3. Der Kranke klagt über heftige Kopfschmerzen, namentlich in der Nähe der Augenbrauen. Dabei treten Mattigkeit, Schläfrigkeit, Lähmungen einzelner Muskeln, Schwindel auf. Nun beginnt das sogenannte Mückensehen. Schwarze Punkte und kleinere Figuren schweben im Gesichtsfelde und entweichen, wenn der Patient sie fixieren will. Die Figuren vereinigen sich, verändern ihre Gestalt; es entstehen Striche, Halbmonde, Raupen, Schlangen, dann stark zusammengesetzte Zeichnungen, welche allmählich in ein schwarzes Netz oder einen Flor übergehen und die Außenwelt wie von einem Nebel verhüllt erscheinen lassen. Der Nebel aber wird immer dichter und endlich zur schwarzen Nacht. Zuweilen werden die Figuren auch in verschiedenen Farben oder glänzend feurig gesehen. Dieses Leiden kann durch sehr verschiedene Ursachen bedingt sein.

4. Das Übel hat erst einen Teil, die Hälfte, der Netzhaut befallen. Der Patient sieht daher die Gegenstände auf dem kranken Auge nur halb: Halbsehen (Hemiopia). Reizzustände liegen demselben zugrunde.

5. Krankheit tritt periodisch auf, regelmäßig oder unregelmäßig. Nach Tagen, Wochen oder Monaten, in welchen der Patient ganz gut sieht, wird er plötzlich, oft zu bestimmter Stunde, blind. Die Blindheit verschwindet aber nach einiger Dauer wieder, um ebenso zur Zeit zurückzukehren. Magen- und Unterleibsübel, kaltes Fieber, Unordnung in der Menstruation und dgl. sind gewöhnlich die Urheber.

6. Manche Frauen werden während der Schwangerschaft jedesmal starblind. Dieser Zustand kann kürzere oder längere Zeit, oft sogar bis zur Entbindung dauern. Als Ursache kann man nur eine Idiosynkrasie (Abneigung gegen gewisse Stoffe) annehmen; entsteht das Übel jedoch allmählich erst gegen das Ende der Schwangerschaft, so wird ohne Zweifel wohl eine Blutanhäufung im Kopfe der Grund sein.

Der schwarze Star kann angeboren sein, und in diesem Fall beruht er wohl immer auf solchen Mißbildungen, daß an eine Heilung nicht zu denken ist. Manchmal ist er aber auch erblich, beginnt in einem bestimmten Lebensalter, und auch dann ist die Genesung nur selten zu bewirken.

Indem wir nun einen Blick auf die gewöhnlichsten der mannigfachen Ursachen werfen, bemerke ich, daß die meisten durch den „Lebenswekker" zu beseitigen sind; doch wird hier noch mehr als in anderen Fällen das Alter des Patienten, die Dauer des Übels und die bereits stattgefundene Behandlung von wesentlichem Einfluß auf den glücklichen Fortgang der Kur sein. Das eigentliche Verfahren muß wiederum, wie leicht einleuchten wird, dem Manne vom Fach zur Leitung überlassen werden. Ich kann nur einige Andeutungen in betreff der vorbereitenden Behandlung geben, welche aber um so wichtiger ist, als es hier sehr auf das frühzeitige Einschreiten ankommt.

Zu der ersten Art von Ursachen gehören mechanische Verletzungen der Sehnerven oder der Netzhaut und Unterbrechung der Leistungsfähigkeit des ersteren. Hierher sind zu zählen: Knoten, Geschwülste und Ablagerungen in diesen Teilen, wo Heilung nur möglich ist, wenn dieselben (wie es freilich meistens der Fall ist) durch Säfteentmischung (skrofulöse, gichtige, syphilitische) entstanden und die Nerven noch nicht verletzt sind; ferner Zerreißung der Nerven durch heftige Erschütterungen, Verwundungen usw., wo jeder Heilversuch vergeblich bleiben muß, plötzliche heftige, anhaltende Blendung.

Man appliziere den „Lebenswecker" vorläufig im ganzen Rücken und hinter die Ohren.

Die zweite Klasse der Veranlassung wird durch wässerige, blutige oder eitrige Ergüsse gebildet. Diese werden fast immer hervorgerufen durch gestörte Absonderung des Schweißes, der Milch, des Menstrualblutes usw. Sind dadurch noch keine wesentlichen organischen Verletzungen entstanden, so erfolgt nach Hebung der Ursache die Resorption des Ergossenen und mit ihr die Heilung. Applikationsflächen sind Rücken und Bauch.

Blutandrang nach dem Kopfe ist eine so häufige Veranlassung der Krankheit, daß wir ihn als eine dritte Klasse anführen. Herbeigeführt wird derselbe durch mancherlei Störungen der Zirkulation: Hemmung der gewöhnten Blutflüsse, Unterdrückung der Wochenbettreinigung oder große anhaltende Gemütserschütterungen. Energische Ableitung durch kräftige Applikation des „Lebensweckers" auf den Rücken, besonders der unteren Hälfte desselben, und auf die Waden, ist der erste Schritt eines richtigen Heilverfahrens.

Eine vierte Klasse von Ursachen wird gebildet durch Blutentmischung, wie sie entsteht bei verschiedenen Nieren- und Leberkrankheiten, unverheilten alten Fußgeschwüren, verkehrter Behandlung und Zurücktreibung von Hautkrankheiten (Kopfgrind, Krätze, Flechten, Friesel, Masern, Blattern und Syphilis).

Es kommt hier hauptsächlich darauf an, die Krankheitsstoffe durch die Haut auszuscheiden und durch Anregung der Verdauungsorgane zu erhöhter Tätigkeit in gleicher Zeit gesundes Blut zu bereiten; daher ist die erste Applikation des „Lebensweckers" im ganzen Rücken (kräftig) und auf den Magen und Bauch.

Zur fünften Klasse ist die durch Blutmangel entstehende, ungenügende Nervenernährung zu rechnen. Dieselbe wird hervorgebracht durch Blutentziehungen, Blutsturz, Blutbrechen, lang anhaltenden Durchfall, schlechte Ernährung, Ausschweifungen usw.

Die Ursachen müssen natürlich baldmöglichst behoben werden, aber auch die Blutströmung nach dem Kopfe ist zu befördern. Die Applikationen, durch nahrhafte Kost unterstützt, macht man im ganzen Rücken, namentlich in der oberen Hälfte, im Nacken und hinter den Ohren.

Wir fügen endlich noch eine sechste Klasse hinzu, welche verschiedene Nervenreize umfaßt, die durch Fortleitung den Sehnerv ergreifen. Dahin sind zu zählen: Rückenmarksaffektionen, Epilepsie, Krämpfe, heftige langwierige Schmerzen in verschiedenen Körperteilen, Wurm- oder Steinbeschwerden usw.

Nicht alle, aber viele Ursachen dieser Art sind zu beseitigen. Applikationen im Rücken, recht nahe der Wirbelsäule und direkt auf dieselbe, bei Würmern auch auf den Bauch, um den Nabel, sind zunächst vorzunehmen.

I) Augenkrankheiten, welche chirurgische Operationen erfordern oder ganz unheilbar sind

In diesem Kapitel werde ich die hauptsächlichsten der Augenübel erwähnen, gegen welche der „Lebenswecker" nicht angewandt werden kann. Manche werden vielleicht meinen, daß ich diese hätte ganz übergehen können, allein mit Unrecht. Mein Bestreben geht dahin, das Gebiet meines Heilverfahrens mehr und mehr genau abzugrenzen, und denjenigen Männern, welche sich mit demselben befassen, anzudeuten, wo sie Erfolge zu erwarten haben und wo nicht. Es ist mir niemals in den Sinn gekommen, der Chirurgie ihr Verdienst auch nur im geringsten zu schmälern oder zu behaupten, Operationen dürften am Auge niemals vorgenommen werden. Ich nenne nun die einzelnen hierher gehörenden Krankheiten:

a) Mangel des Augenlides, eines oder beider (Ablepharon), angeboren oder (durch Verletzung, fressende Geschwüre) erworben.

b) Mangel der Wimpern und Augenbrauen (Madarosis). Ist gewöhnlich ein Folgezustand nach syphilitischen und anderen Geschwüren, Entzündungen, Blattern und dgl.

c) Mangel der Regenbogenhaut (Irideremi), angeboren oder (durch Verletzung) erworben.

d) Mangel der Pupille (Atresia pupillae) angeboren und meist durch vernachlässigte heftige Entzündungen erworben.

e) Spaltung des Augenlides (Coloboma palpebrae) angeboren oder (durch Verletzung) erworben.

f) Durchbohrung der Hornhaut (Perforatio corneae), meist durch ein zerstörendes Geschwür bewirkt.

g) Spaltung der Regenbogenhaut (Coloboma iridis) angeboren.

h) Verwachsung der Lidränder miteinander (Ankyloblepharon), angeboren oder erworben infolge von Verschwärung, Verwundung, Ätzung und Operationen.

i) Verwachsung der Lider mit dem Augapfel (Symblepharon), wie h).

k) Verwachsung der Regenbogenhaut nach vorn oder hinten (Synechia) nach Entzündung und Verschwärung.

l) Hasenauge (Lagophtalmus), verkürzte Augenlider, meist nach Eiterungen, Knochenfraß und Brand.

m) Einwärtsgekehrte Augenlider (Entropium) angeboren oder infolge von Entzündungen, Verletzungen, Ätzung, Krampf usw. erworben.

n) Auswärtsgekehrte Augenlider (Ektropium), „Hexenauge", meist infolge von heftigen Entzündungen oder Skrophulosis, auch Narben (besonders Brandnarben), Kontraktion.

o) Hornhautbruch (Keratocele). Die Hornhaut ist verdünnt und durch den Druck der inneren Feuchtigkeiten blasenförmig vorgetrieben; nach Geschwüren.

p) Vorfall der Linse (Dislocatio lentis), wobei die Linse häufig ganz in die vordere Augenkammer tritt; meist durch heftigen Stoß oder Schlag auf das Auge oder den Kopf.

q) Vorfall der Regenbogenhaut (Photosis iridis). Die Regenbogenhaut tritt in und durch eine Öffnung in die Hornhaut, welche durch mechanische Verletzung oder Geschwüre entstehen kann.

r) Vorfall des Augapfels (Opthalmoptosis), wobei infolge heftiger Erschütterungen oder gewalttätiger Verletzung der Augapfel zum Teil oder ganz aus der Augenhöhle heraustritt.

Augenkrankheiten 149

s) Hornhauterweichung (Malacia corneae); infolge von Entzündungen, Verletzung der Nerven usw. Da dabei die Ernährung größtenteils aufgehoben ist, kann an Heilung nur schwerlich gedacht werden.

t) Erweichung der harten Haut (Sclerectasia). Siehe s).

u) Erweichung des Glaskörpers (Synchysis corporis vitrei); immer infolge anderer Krankheiten, welche die Ernährung dieses Körpers hindern. Energisches Einschreiten gegen die Grundkrankheiten kann im Beginn das Übel beheben.

v) Verletzungen (Laesiones), mechanische oder chemische, Hieb-, Stich- und Schnittwunden, Eindringen fremder Körper, lebende Tiere, Ätzmittel usw. Sie können die Lider (hier auch Verbrennung), die Bindehaut, harte Haut, Horn-, Regenbogen- und Aderhaut, die Linse oder auch den ganzen Augapfel betreffen.

w) Das Schielen (Strabismus), beruhend auf angeborener oder erworbener Fehlerhaftigkeit in den Muskeln oder Nerven, Gewohnheit und Krampfzuständen, welch letzterer heilbare Fall schon im vorigen Kapitel erwähnt wurde.

x) Kurzsichtigkeit (Myopia), von welcher in Abschnitt 4 die Rede war.

y) Weitsichtigkeit (Presbyopia), begründet in zu geringem Berechnungs- oder Akkomodationsvermögen der betreffenden Augenmedien.

z) Tränensackfistel (Fistula sacci lacrimalis), besteht in einer widernatürlichen Öffnung des Tränensackes in eine der Gesichtshöhlen oder nach der Wange. Ist das Übel infolge einer allgemeinen Krankheit, wie Syphilis, Skrofeln und dgl. entstanden, so wird die Bekämpfung dieser auch die Beseitigung der Fistel bewirken; meist aber ist auch dieses Leiden ein Ausgang nicht behandelter Entzündungen, des Knochenfraßes und dgl. oder beruht auf dem Vorhandensein von Geschwülsten im eigentlichen Tränenkanal.

Man sieht, daß noch eine bedeutende Menge von Augenkrankheiten vorhanden ist – und ich übergehe noch mehrere selten vorkommende –, deren Heilung ich mittels meines Verfahrens nicht übernehme; man sieht aber auch gleichzeitig, daß die allermeisten nicht ursprüngliche Übel, sondern infolge anderer Krankheitsprozesse entstanden sind.

K) Krankenberichte aus der Kartei Carl Baunscheidts

Wilhelm Klein zu Scherbach, Kreis Rheinbach, 20 Jahre alt, litt seit zwei Jahren an partieller Lähmung beider Sehnerven, so daß derselbe mit dem rechten Auge fast völlig blind war und mit dem linken den Weg noch eben verfolgen konnte. Der Patient vermutet, das Übel zwei Jahre vorher auf dem nächtlichen Jägerstande im Schnee (mehrere Nächte hindurch) erhalten zu haben, indem er bei grimmiger Kälte zu sehr auf einen Punkt hingeblickt hätte. Diese natürliche Erklärung scheint auch sehr vieles für sich zu haben, jedoch traten drüsige Umstände mit hinzu. Am 2. Januar erfolgte die erste Applikation und am 25. Mai die achte Anwendung, wonach der Patient seinem Ackererberufe wieder nachgehen kann.

*

Katharina Dieck, 40 Jahre, verehelichte Wolter zu Impekoven, Bürgermeisterei Oedekoven, hatte sich mit einem Roggenhalm die Hornhaut des Auges im Jahre 1853 zerstoßen. Nach sechs Anwendungen war sie wieder völlig hergestellt. Schon nach der ersten Anwendung war die große, äußerst schmerzhafte Entzündung verschwunden, die kranke Hornhaut wurde bald grau, endlich weiß und schälte sich ab, um der neuen Platz zu machen.

*

Paul Steg, 32 Jahre alt, Maurer zu Cuchenheim, leidet seit seiner Kindheit an drüsigem Augenübel. Nach der dritten Anwendung am 14. März wurde bei dem alten Übel eine achttägige Entzündung hervorgerufen, die allemal den Zweck hat, die früher gebildeten Häute zu lösen. Nach der neunten Anwendung am 26. Mai 1853 im Rücken und hinter den Ohren sahen die Augen sehr gut aus. Und nach der dreizehnten Anwendung am 10. Juli 1853 sind die Augen hell und klar.

*

Anton Piel zu Lengsdorf, Kreis Bonn, 19 Jahre alt, litt an rheumatischem Augenübel, so daß das linke Auge blutrot in Eiterung versetzt und bedeutend verkleinert war. Nach der ersten Anwendung am 24. Februar 1853 hinter das Ohr der leidenden Stelle war der Patient von seinem Übel erlöst. Die Jugendkraft beschleunigte die Sache. Nach der bisher üblichen Behandlung trat bei Übeln wie diesem fast immer Erblindung ein, die nun bei kunstgerechter Anwendung meines neuen einfachen Heilverfahrens nie mehr eintreten kann.

*

Martin Krämer zu Erlenbusch, Gemeinde Neukirchen, Kreis Rheinbach, 18 Jahre alt, ist gemäß seiner Angabe mit dem grauen Star auf dem rechten Auge geboren; und als die Krankheit späterhin sich auf das linke

Augenkrankheiten 151

Auge hinüberziehen wollte und der Kranke fast erblindet war, suchte er, von andern aus seiner Gegend aufgemuntert, Schutz, Rat und Tat bei mir. Nach viermaliger Anwendung meines Verfahrens war die Sehkraft des linken Auges am 17. Mai 1853 gerettet.

NB. In dem schlechten Wetter hatte sich der Patient am 9. Mai 1853 im Walde beim Holzschlagen mittels der großen Säge wieder sehr verdorben; daher tags darauf die siebente Applikation stattfinden und ich das Verdorbene wieder gutmachen mußte.

*

Anna Christina M., 14 Jahre alt, zu Schüren bei Münstereifel, ist durch heftige Entzündung auf dem linken Auge, welches ihr ganz aus dem Kopfe herausschwor, vor fünf Jahren total erblindet; als die gleiche Entzündung aber auch das rechte Auge in derselben heftigen Weise ergriff, beseitigte ich das Übel innerhalb dreier Monate, vom Monat Dezember 1853 bis Ende Februar 1854.

*

Gertrud E., 63 Jahre alt, zu Rodenkirchen bei Köln, litt seit Jahren am grauen Star auf dem rechten Auge, der seit drei Jahren völlig ausgebildet war; und da das linke Auge nunmehr auch die Sehkraft zu verlieren begann, so suchte die Leidende meine Hilfe auf und erklärte, außerdem noch schwerhörig zu sein. Nach der ersten Anwendung am 11. August 1853 hatten sich rund um den Hals dicke Blutgeschwüre gebildet, die zirka drei Wochen offen blieben. Nach der vierten Anwendung am 11. Oktober 1853 hatten sich Gesicht und Gehör merklich gebessert. Die Patientin kaufte mir ein Instrument ab, um durch ihre Kammerjungfer die Kur vollenden zu lassen.

*

Herr Leven, Küster zu Egidienberg bei Königswinter, zählt unter meine wichtigsten Heilungsfälle von Blindheit. Nachdem der Patient die Hilfe der renommiertesten Augenärzte vergeblich gesucht hatte und trotz der verschiedenen Kuren längere Zeit völlig erblindet war, eröffnete ich die Kur mit ihm im Jahre 1854. Dieselbe hat jedoch zweieinhalb Jahre gedauert, und nur mein Zureden, im Bewußtsein meines heilbringenden Verfahrens, gewährte dem Unglücklichen, der sich noch im kräftigsten Mannesalter befand, Trost genug, die Behandlung so lange fortzusetzen. Schon über ein Jahr wieder in seinem kirchlichen Amte fungierend, stellte sich Herr Leven am 21. April 1858 mir vor, um mich persönlich von der glücklichen Heilung zu überzeugen. So dankerfüllt mir der Geheilte entgegenkam, so rührend und süß war mir selbst der Anblick seiner klaren Augen, die vorher wie mit Kalk übertüncht ausgesehen hatten.

*

Frau Margareta L., 52 Jahre alt, zu Niedercassel, litt längere Zeit an rheumatischem Augenübel auf beiden Augen, deren Entzündung so groß war, daß dieselben aus den Höhlen herausplatzen zu wollen schienen. Bei Ärzten hatte sie noch nicht vorgesprochen. Die Kur war denn auch, beginnend im September, am 19. November 1854 schon beendigt und die Patientin befriedigend hergestellt.

*

Gutsbesitzer B., 42 Jahre alt, zu Haus W. bei Köln, litt längere Zeit an Lähmung der Sehnerven, wogegen das Brillentragen als unratsam von mir bezeichnet wurde, worauf der Patient seine Brille sofort ablegte. Im Juni 1854 besuchte mich der Patient zuerst, und kaufte mir ein Instrument ab zur Selbstbehandlung. Am 3. November desselben Jahres stellte er sich mir als fast Genesener vor.

*

Eisenbahnbeamter Brand, 42 Jahre alt (Zugführer bei der Köln-Mindener Eisenbahn), stationiert zu Oberhausen, war seit eineinhalb Jahren fast völlig erblindet, dienstunfähig und stand in Gefahr, seinen Dienst und mit diesem sein Brot zu verlieren. Eine dreimonatige, bis Anfang Januar 1855 gewährte Behandlung stellte ihn soweit wieder her, daß er von dieser Zeit ab wieder in Arbeit steht. Jetzt (1863) ist er Restaurateur am Eisenbahnhofe zu Niederschelden bei Siegen, weil dieser Beruf ihm besser zusagt. Seine Augen sind immer besser geworden, wie er dies am 23. Juni 1863 selbst schreibt.

*

Witwe Maria Renchens in Witterschlick, 63 Jahre alt, litt fast seit ihrer Kindheit an drüsigem Augenübel. Sie wurde im Jahre 1852 von mir behandelt, binnen drei Monaten wieder hergestellt und erfreut sich seitdem des schönsten Augenlichts.

*

Bertram Schmidts zu Kirchheim, Kreis Rheinbach, 55 Jahre alt, Akkersmann, litt längere Zeit an rheumatischem Augenübel, so daß er im vorigen Jahre sechs Wochen blind sitzen mußte. Am 19. Februar 1853 kam

Augenkrankheiten

Patient in schlimmem Zustand zu mir. Ich applizierte den „Lebenswekker" im Rücken und hinter die Ohren, setzte dies in zehntägigen Zwischenräumen bis zum 19. Juni fort, und der Patient ist mit seiner Herstellung zufrieden.

*

Karl Theodor Wierig zu Holzlar bei Pützchen, Kreis Siegburg, 24 Jahre alt, litt schon im vorigen Jahre an starkem Fluß am rechten Auge, der sich jedoch ziemlich von selbst wieder verzogen hat, um jetzt im Februar 1853 desto heftiger zum Vorschein zu kommen. Vier Wochen dauerte die größte Entzündung, die schon eine dicke Eiterpocke auf der linken Seite des Auges gesetzt hatte. Die Heilung durch mein Verfahren hinter das Ohr der leidenden Seite ging am 22. Februar, 5. März und 15. März 1853 vor sich. Der Kranke war noch der Meinung, daß zurückgetriebene Krätze Veranlassung zu seinem Augenübel sei. Die erste Anwendung meines Verfahrens hatte fast gar keine Wirkung, da der Patient gegen meinen Willen Fußbäder angewandt hatte.

*

Apollonia Kräuter zu Kirchheim, Kreis Rheinbach, 49 Jahre alt, hatte vor acht Jahren im Wochenbette ein Augenübel bekommen, woran sie zeitweilig ganz blind war. Die Augen waren zugeschwollen, mit dicken Häuten überzogen und äußerst lichtscheu. Eine Applikation erfolgte am 9. Februar 1853 im Rücken und hinter den Ohren, wonach wenig Besserung erfolgte, weil das Wetter schlecht und kalt geworden war. Am 19. Februar zweite Applikation an eben denselben Stellen. Nach zehn Tagen große Besserung, die Augen waren offen, die Lichtscheu ganz verloren und die Flecken merklich verdünnt. Bei dritter Applikation und so fort bis zum Schluß der Kur am 5. Juni, fortschreitende Besserung und Heilung. Die Patientin litt noch dabei früher an kalten Füßen, welchem Übelstande nunmehr auch abgeholfen war.

*

Engelbert Rütt, 29 Jahre alt, Arbeiter in der Alaunfabrik des Herrn Bleibtreu im Kreise Siegburg, litt schon früher im Militärdienste an rheumatischem Augenübel, so daß er zirka vier Monate im Lazarett zubringen mußte. Seit dem September 1853 trat das Übel auch auf das andere Auge mit solcher Heftigkeit über, daß der Patient arbeitsunfähig wurde. Nach neunmaliger tüchtiger Anwendung im Rücken, wo große Schmerzen vorhanden waren, sowie hinter die Ohren konnte der Kranke Anfang Februar trotz des schlechten Wetters wieder arbeiten, und es schien, daß selbst das linke Auge wieder Licht bekommen wollte. Nach der zehnten Anwendung am 14. März waren die Augen wieder gut bis zum 1. Mai, da sich die Entzündung auf dem rechten Auge durch plötzliche Erkältung bedeutend erneuert hatte. Eine Anwendung hinter dem rechten Ohre reichte hin, das Übel bis heute zu vernichten.

*

Dem zehnjährigen Töchterchen des Herrn Richard Gielsdorf zu Roitzheim bei Euskirchen waren die drüsigen Augen längere Zeit krampfhaft geschlossen, so daß ich trotz aller Mühe die Augenlider nicht trennen, noch weniger also das eigentliche Augenübel beurteilen konnte. Nach der zweiten am 11. Februar 1853 stattgehabten Anwendung hinter den Ohren vermochte die Patientin des Morgens der darauf folgenden drei Tage allemal die Augen um einige Minuten wieder zu öffnen und konnte Gegenstände erkennen. Nach der dritten Anwendung am 22. Februar hatten sich die Augen in dem kalten Schneewetter wieder geschlossen. Bei der vierten Applikation, am 4. März, bedeutende Besserung, und so fort, bis am 4. April bei der achten Anwendung mit einem Male die kleine Kranke bleibend sehen konnte. Die Flecken waren verschwunden, das Auge sonnenhell, und das Gesicht hatte eine gefälligere Form angenommen.

*

Katharina Hammerscheidt zu Ippendorf, 62 Jahre alt, litt längere Zeit an äußerst schmerzhaftem rheumatischem Augenübel, so daß das rechte Auge um die Hälfte verkleinert war, beide Augen sehr entzündet waren und die arme Frau nur wenig sehen konnte. Nach der ersten Anwendung meines Verfahrens am 30. Januar 1853 stellte sich bedeutende Besserung ein: die Stiche in den Augen ließen nach. Die zweite Anwendung am 9. Februar 1853 zeigte gar nichts, weil die alte Frau sich nicht in acht genommen, Kartoffeln geschält hatte und naß geworden war. Die dritte Anwendung am 19. Februar, die vierte am 1. März, die fünfte am 15. März und die neunte am 12. April brachten totale Heilung.

*

Kleidermacher Dressel in Bonn, 54 Jahre alt, litt früherhin an Steinbeschwerden, und hatte 1845 durch den Geheimen Medizinal-Rat Dr. Wutzer den Steinschnitt glücklich ausgestanden. Der Körper war indes später

Augenkrankheiten .155

sehr rheumatisch, und der Rheumatismus hatte sich besonders heftig auf die Augen geworfen, wie dies auch früherhin der Fall, wo De Leuw in Gräfrath vorteilhaft gewirkt haben soll. Eine Anwendung erfolgte am 15. Februar 1853 im Rücken und hinter beiden Ohren, wonach das Übel schon merklich verschwunden war und der Patient seinem Beruf wieder nachkommen konnte. Dieser Mann war nach der zweiten und dritten Anwendung am 5. und 29. März total hergestellt.

*

Christian Jonas zu Ramersdorf bei Rheinbach, 14 Jahre alt, hatte seit seiner frühesten Kindheit dicke, drüsige, ganz verhärtete Flecken auf beiden krampfhaft verkleinerten Augen, welche nach elfmaliger Anwendung hinter den Ohren, im Rücken und auf dem Bauche so verdünnt und verdrängt wurden, daß der Patient jetzt wieder gut sehen kann. Am 16. Mai 1853 zeigte der Patient persönlich mir seine völlige Wiederherstellung an. Sein Bruder Adolf Jonas wurde am 16. Mai 1853 nach einmaliger Anwendung von seinem rheumatisch-drüsigen Übel des linken Auges befreit.

*

Johann Zavelberg zu Ollheim, Kreis Rheinbach, 17 Jahre alt, wurde im Jahre 1852 von seinem Vater als ganz erblindet zu mir gebracht. Der Patient litt seit seiner Kindheit an drüsigem Augenübel, wodurch die Augen endlich ein Ansehen bekommen hatten, als wenn ein Horndrechsler ein paar dicke hervorstehende Hornknöpfe über den Augen befestigt hätte. Nach der fünften Anwendung meines Verfahrens hatten sich die Häute schon verdünnt, so daß der Patient den Weg selbst wieder sehen und ohne Führer zu mir kommen konnte. Die Kur hat beinahe eineinhalb Jahre gedauert. Der Patient würde dieselbe nicht so lange ausgehalten haben, hätte er nicht tagtäglich Besserung verspürt. Er befindet sich seit drei Jahren ganz hergestellt.

*

Jakob Flink, Gutsbesitzer zu Palmersheim, Kreis Rheinbach, 44 Jahre alt, litt seit langer Zeit an rheumatischem Augenübel, wovon besonders das rechte Auge stark angegriffen war. Die Behandlung vom Hofrat De Leuw in Gräfrath im vorigen Jahre hatte momentan lindernd, doch nicht heilend gewirkt; denn nach der Zeit hatte das Übel wieder den alten Grad erreicht. Früherhin hatte der Patient an Rücken- und Hüftgelenkschmerzen usw. gelitten. Vom 15. Juni bis zum 13. August 1853 von mir behandelt, war der Kranke in sechs Anwendungen hergestellt; er kaufte mir eines meiner Heilinstrumente ab, um den untrüglichsten „Hausarzt" für sich und seine Familie in der Kommode aufzubewahren.

*

Katharina W. in D., 18 Jahre alt, litt seit ihrem elften Lebensjahre an drüsigem Augenübel mit Flecken an beiden Augen, wodurch letztere ein hervorstehendes Ansehen hatten; die Augenlider waren sehr gerötet, das Auge selbst war sehr entzündet. Nach sechs Anwendungen war die Patientin am 11. September 1853 so gut wie hergestellt.

*

Katharina Filz zu Cuchenheim, 26 Jahre alt, litt früher an rheumatischen Schmerzen im Rücken und in den Schultern; seit zwei Jahren hatte sich dieses Übel verzogen und auf die Augen geschlagen. Erste Anwendung am 15. März 1853 hinter beiden Ohren und im Rücken sowie um die Schultern herum. Große Besserung. Zweite Anwendung am 26. März, die dritte am 10. April an eben denselben Stellen, und die Patientin war ganz hergestellt.

*

Witwe Anna Mertens, geborene Castenholz, in E., 69 Jahre alt, litt an stark rheumatisch entzündetem Augenübel, so daß sie das rechte Auge nicht öffnen konnte. Nach der ersten Anwendung am 15. März 1853 vermochte die Kranke binnen zehn Minuten mit Leichtigkeit beide Augen wieder offenzuhalten, die Entzündung nahm sofort bei der alten Frau ab, und nach der zweiten Anwendung, welche schon am 21. März stattfinden konnte, war sie hergestellt.

*

Wilhelm Zürichhofen zu Bandorf, Kreis Ahrweiler, 25 Jahre alt, litt seit neun Jahren an starken Flecken auf dem rechten Auge, wodurch dasselbe in der letzten Zeit sehr entzündet und schmerzhaft geworden war. Erste Anwendung am 24. Juli 1853 hinter das Ohr der leidenden Seite (weil der übrige Körper gesund war), wonach auf dem Flecken zwei Eiterpöckchen sich bildeten und die Entzündung fast sofort aufhörte. Mit der vierten Anwendung am 9. September war die Sache abgetan.

*

Augenkrankheiten

Frau Brauweiler in Ludendorf, Kreis Rheinbach, 35 Jahre alt, litt an drüsig-rheumatischem Augenübel, wodurch das rechte Auge mit einer Haut überzogen war und die Pupille desselben sich bedeutend erweitert hatte und gleichsam erstarrt zu sein schien. Herr Geh. Med.-Rat W. in B., hatte geäußert, das Auge stände in Gefahr, blind zu werden. Die Frau wurde auf beiden Augen so gut wie blind. Die Patientin hatte früher das Nervenfieber gehabt, und seitdem glaubte ein jeder, daß sie hektisch sei. Erste Anwendung am 6. Juli 1853; nach der vierten Anwendung am 7. August vermochte die Patientin die Farben ihres Kleides wieder zu erkennen, und mit der siebenten Applikation am 9. September war die volle Herstellung da.

*

Martin Lohmer zu Kirchheim, 18 Jahre alt, litt seit seiner Pockenimpfung an entzündetem Augenübel, welches allmählich so schlimm geworden, daß das linke Auge, sehr verkleinert, schon völlig verloren zu sein schien und die Sehkraft desselben sehr schwach war. Erste Anwendung am 15. März 1852 hinter den Ohren, wonach große Besserung entstand, namentlich hatte das verkleinerte Auge fast seine Normalität erreicht. Die zweite Anwendung am 31. März aber brachte Heilung.

*

Margarete Kessel aus Dünstekoven, Kreis Rheinbach, 21 Jahre alt, hatte das Unglück, vor etwa vier Jahren beim Überspringen eines Grabens ins Wasser zu fallen. Die dadurch herbeigeführte Erkältung verursachte in der ersten Zeit große Zahnschmerzen, und als diese sich legten, warf sich das Übel auf beide Augen, so daß Entzündungen, später Flecken entstanden und die Sehkraft nicht mehr durchtreten konnte. Die erste Anwendung hatte bei mir am 17. Juli 1853 statt, und mit vollendeter sechster Applikation am 21. September sah man den Augen fast nichts Krankhaftes mehr an.

*

Johann Rang zu Cuchenheim bei Euskirchen, 36 Jahre alt, litt seit acht Monaten an sehr schlimmem Augenübel, wodurch die Augen fast völlig geschlossen wurden. Das Übel wurde immer heftiger, die Entzündungsschmerzen wurden größer. Der Patient wurde am 30. März 1853 in Begleitung seiner Schwester und seines Vetters zu mir geführt, und ich wandte bei ihm alsdann zuerst mein neues natürliches Verfahren an. Die zweite Anwendung erfolgte am 8. April, die dritte am 18. April, wonach große Besserung eintrat, so daß die Augen mehr als zur Hälfte geöffnet waren. Die Besserung schritt mit jeder Anwendung vorwärts, und nach der achten Anwendung am 23. Juni wurden die Augen zusehends stärker.

✳

Jakob Krämer, Schustergesell bei Meister Forsbach in Bonn, 26 Jahre alt, litt seit drei Wochen an rheumatischem Augenübel, wodurch das rechte Auge sehr entzündet war. Die am 4. April 1853 stattgehabte Applizierung befreite den jungen Mann von seinem Übel.

✳

Gretchen Keller in Köln, Nr. 13 auf der Blaubach, 15 Jahre alt, wurde im Sommer 1852 von partieller Lähmung beider Sehnerven (Beginn des schwarzen Stars) binnen vier Monaten gänzlich befreit, so daß die beinahe Blinde nunmehr ihr volles Angesicht wieder besitzt und überhaupt gesund und blühend geworden ist.

✳

Gertrud C., 20 Jahre alt, zu Mummendorf, litt an drüsigem Augenübel, Flecken auf beiden Augen und völliger Blindheit, wogegen vieles vergeblich versucht worden war. Die erste Anwendung erfolgte am 9. April 1853; nach der vierten Anwendung am 9. Mai trat erhebliche Besserung ein; nach der siebenten Anwendung am 8. Juni konnte Patientin schon im Buche lesen, und nach der achtzehnten am 15. Oktober waren die Augen hell und klar.

✳

Peter Bauer, Schuhmachermeister in Hersel bei Bonn, 46 Jahre alt, hat als Kind an drüsigem Augenübel gelitten, wovon auf beiden Augen noch verhärtete Flecken übrigblieben. Vor einem Jahre hat der Patient, wie er sagt, die heftigsten Rückenschmerzen sowie rheumatische Beschwerden in den Beinen gehabt, welches Übel sich vor kurzer Zeit mit großer Heftigkeit auf die Augen und Luftröhre warf. Große Heiserkeit, beständiger Husten und Abmagerung waren die Nachzügler alles früheren Ungemachs, und jedermann sagte und mußte sagen, der Patient sei im höchsten Grade schwindsüchtig. Am 1. Juli 1853 eröffnete ich die Kur; mit der dritten Anwendung am 22. Juli erklärte der Patient, er habe ,,schon viel gewonnen" und könne jetzt wieder auf der rechten Seite schlafen, und mit der achten Anwendung am 25. September ist derselbe gerettet, setzt jedoch mein Verfahren zu aller Vorsorge noch einige Zeit fort.

✳

Augenkrankheiten

Anna Maria Rosenbaum, Töchterchen des Herrn Arnold Rosenbaum zu Euskirchen, 14 Monate alt, war seit acht Monaten am schwarzen Star völlig erblindet. Als Ursache sind unzweifelhaft die bei dem Beginn des bisher unheilbaren Übels stark aufgetretenen Krämpfe anzusehen, wobei der Kopf des Kindes sich noch jetzt sehr krampfhaft nach hinten beugt und die Zunge zugleich gelähmt ist. Alle konsultierten Ärzte hatten die Kleine für unheilbar gehalten. Die erste Anwendung meines sicheren und untrüglichen neuen Heilverfahrens geschah am 7. Juli, die zweite am 18. Juli, und mit der dritten am 29. Juli 1853 konnte das Kind wieder sehen, griff nach meiner Uhr usw. usw.

*

Christina Schwäbig in Rammelshoven, Kreis Bonn, 16 Jahre alt, hatte seit sieben Jahren den grauen Star auf dem linken Auge, wovon sie ganz erblindet war, und sie sah, angeblich seit 14 Tagen, auch mit dem rechten Auge sozusagen gar nichts mehr. Die Menstruation hatte sich noch nicht eingestellt. Das neue Übel bestand in Lähmung der Sehnerven. Erste Anwendung am 1. Mai 1853 hinter beide Ohren und im Rücken, zweite Anwendung am 10. Mai, dritte Anwendung am 21. Mai, vierte Anwendung am 1. Juni, wonach die Kranke anfing wieder zu sehen. Nach der achten am 15. Juli stattgehabten Anwendung erklärte mir die Patientin, wieder nähen zu können, und mit der neunten Applizierung am 26. Juli war die Herstellung gelungen.

*

Joh. Leeser, Schneidergesell zu Flerzheim, Kreis Rheinbach, 20 Jahre alt, litt schon seit längerer Zeit an Lähmung der Sehnerven und seit Ostern (1853) am schwarzen Star, so daß er natürlich seinen Beruf aufgeben mußte. Seit der zweiten Anwendung am 15. Mai 1853 ist der Patient wieder mit seinem Handwerk beschäftigt.

*

Agnes K., 45 Jahre alt, in Rheinbach, litt seit Jahren an rheumatischem Augenübel und vermutete nicht zu Unrecht, daß der Ursprung aus dem letzten Wochenbette datiere, deren sie elf abgehalten habe, und das Übel von Erkältung herrühre. Vom 1. Juli bis zum 16. Oktober 1853 von mir behandelt, waren die sehr schlimmen Augen wieder in Ordnung.

*

Johann K., 20 Jahre alt, zu Oberdrees, seit eineinhalb Jahren an Augenentzündung leidend, die rheumatischer Natur und soweit vorgerückt war, daß das rechte Auge an völliger Lähmung litt. Schon nach der ersten Anwendung am 5. Juni ließ die große Hitze im ganzen Körper nach, und mit der dritten am 9. Juli 1854 trat völlige Herstellung ein.

*

Theodor W., 19 Jahre alt, zu Lannesdorf, litt an gänzlicher Lähmung der Sehnerven (schwarzer Star) und konnte mit offenen Augen nicht sehen. Der geschwollene Kopf, Hals und die dicken Lippen zeugten von Drüsenkrankheit im Körper. Klinisch war der Patient einige Male mit Augenwasser erfolglos behandelt worden. Erste Anwendung am 3. April 1854; nach der dritten Anwendung am 29. April hatten die Augen Hitze bekommen; nach der einundzwanzigsten Anwendung am 20. Dezember vermochte der Patient zu sehen, und der geschwollene Kopf war normal geworden. Bei dieser Gelegenheit erklärte mir der Patient, heute zum ersten Male das Poppelsdorfer Schloß gesehen zu haben. Er befindet sich unter täglich fortschreitender Besserung noch in Behandlung. Jetzt (1857) gänzlich arbeitsfähig.

Ohrenkrankheiten

Neben den Augenkrankheiten hat sich Carl Baunscheidt vor allem mit den Ohrenkrankheiten beschäftigt, welche er erfolgreich mit seinem „Lebenswecker" zu heilen vermochte. Das Ohr wird infolge seiner Lage nur zu leicht in krankhafte Mitleidenschaft gezogen, wenn benachbarte Organe erkrankt sind. Um Krankheiten des Gehörs möglichst zu vermeiden, gibt Baunscheidt folgende Ratschläge:

Mit dem „Lebenswecker" sind wir befähigt, aufs schnellste und sicherste die Folgen einer Erkältung zu eliminieren; denn wir führen die gestörte Hauttätigkeit schnell zur Norm wieder zurück und können so nach Entfernung der krankmachenden Ursache auch den Effekt der Ursache, die Krankheit, rasch beseitigen oder gar vermeiden. Daher denn auch die großen und schönen Erfolge des Baunscheidtismus! Es sind nun an dieser Stelle einige einfache Verhaltungsmaßregeln angebracht, die wohl zu beherzigen sind.

Man vermeide jederzeit, besonders aber in den Herbst-, Winter- und Frühlingsmonaten sorgfältig die Zugluft. Ist man genötigt, sich derselben aussetzen zu müssen, so verstopfe man, zumal bei vorhandener Disposition zu Ohrenkrankheiten, die Ohren mit Wattepfropfen. Hat aber trotzdem eine Erkältung stattgefunden, so appliziere man sofort auf der Halswirbelsäule und zwischen den Schulterblättern reichlich den „Lebenswecker" und sorge wenigstens über Nacht für reichliche Transpiration.

Ganz besonders vermeide man auch das Sitzen neben einer zerbrochenen Fensterscheibe oder einem schlecht schließenden Fensterladen, da hierbei die kalte Zugluft nicht nur durch die Fallopische Röhre zum inneren Ohre, sondern auch direkt in den äußeren Gehörgang gelangt.

Ferner gehe man bei windigem Wetter und abends nicht ohne Mantel vor die Haustür, denn gerade hier ist die Zugluft meist am stärksten. Auch ist abzuraten, zur heißen Sommerzeit Tür und Fenster gleichzeitig zu öffnen, um sich der momentan erquickenden und erfrischenden Zugluft auszusetzen. Mancher bleibt ungestraft, viele aber büßen zeitlebens; denn es bedarf wohl kaum der Erwähnung, daß durch dieses törichte Benehmen nicht allein Ohrenkrankheiten, sondern noch viel gefährlicheren Erkrankungen edler innerer Organe der allerbeste Vorschub geleistet wird.

Man hüte sich, soviel es geht, vor Durchnässung des ganzen Körpers. Nach einer stattgehabten Durchnässung beeile man sich mit dem Wechsel der Kleidungsstücke und reibe stets vor dem Wechsel den ganzen Körper mit dem Handtuche so lange, bis leichte Hautröte erfolgt. Auch hier ist sehr anzuraten, den „Lebenswecker" prophylaktisch längs der ganzen Wirbelsäule zu applizieren.

Während der rauhen Jahreszeit trage man ein weiches, flanellenes Hemd auf dem Körper.

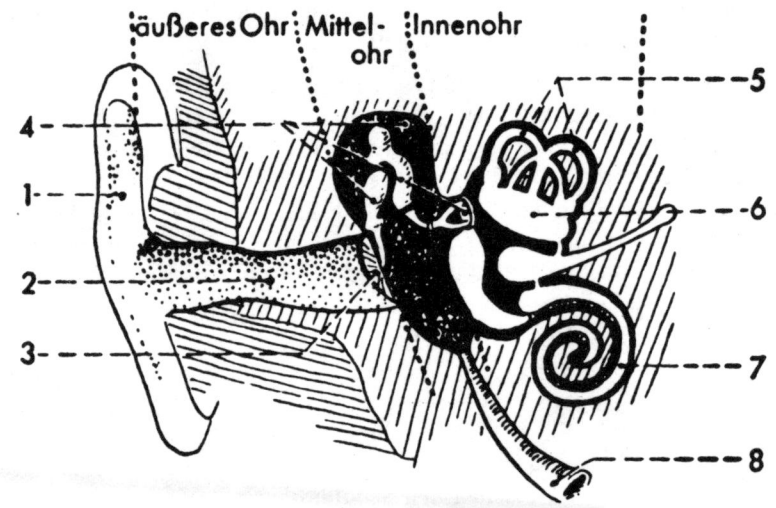

Ohraufbau, Schema, 1. Ohrmuschel, 2. äußerer Gehörgang, 3. Trommelfell, 4. Paukenhöhle mit Gehörknöchelchen, 5. Bogengänge, 6. Vorhof des Labyrinths, 7. Schnecke, 8. Ohrtrompete

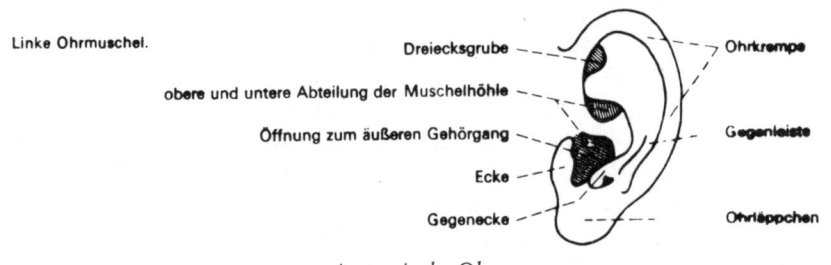

Anatomie des Ohres

Ohrenkrankheiten

Eine häufige Ursache ganz plötzlicher Erkrankungen, besonders des äußeren Gehörganges, gibt unvorsichtiges Waschen oder Schneiden der Haare bei feuchter und stürmischer Witterung ab. Hat man sich die Haare gewaschen oder schneiden lassen, so sollte man sich nicht gleich stürmischem Wetter aussetzen.

Es ist eine recht leidige Angewohnheit vieler (namentlich das schöne Geschlecht stellt da ein großes Kontingent), mit Instrumenten aller Art, Haarnadeln, Federn usw. in dem äußeren Gehörgange herumzubohren, um auf die schnellste und sicherste Art selbst die subtilsten Spuren von Ohrenschmalz zu entfernen. Ich will hier nicht weiter von den leicht möglichen tieferen Verletzungen, besonders des Trommelfells, sprechen, sondern nur mit wenigen Worten anführen, welches der Effekt auf den äußeren Gehörgang selbst sein muß. Der Gehörgang ist mit einem äußerst zarten Häutchen ausgekleidet und dieses wird bei nur einigermaßen heftigen Insulten sofort bluten. Ist der Gegenstand verunreinigt oder treten von außen Infektionskeime hinein, so ist eine Entzündung mit nachfolgender Eiterbildung (Furunkel) die Folge. Daher soll auf diese Art der Gehörgang nicht von Staub und Ohrenschmalz gereinigt werden, sondern dies bewerkstelligt man am zweckmäßigsten auf folgende Weise. Man legt den Kopf auf eine Seite und läßt wenige Tropfen lauwarmes Olivenöl von einer zweiten Person einträufeln. Die Flüssigkeit muß etwa eine Viertelstunde im Gehörgange verweilen; denn durch diese wird das verdickte Ohrenschmalz aufgelöst und läßt sich alsdann leicht ohne Schaden dadurch entfernen, daß man das Ohr reichlich mit lauwarmem Wasser oder Kamillentee ausspült.

Die zeitweilige Reinigung des Gehörganges ist gewiß gut; denn wenn das Ohrenschmalz sich massenhaft ansammelt, tritt Schwerhörigkeit ein, weil die Schallwellen die dicke Lage von Ohrenschmalz schlecht durchdringen, sie werden gleichsam wie die Tritte durch den Teppich gedämpft. Allein diese Reinigung soll nicht öfter wie höchstens alle Monate einmal vorgenommen werden; doch läßt sich nicht für alle ein bestimmter Zeitabschnitt angeben, da bei dem einen Menschen nur spärlich, beim andern reichlich Ohrenschmalz abgesondert wird und viele Verhältnisse das vermehrte Eindringen von Staub begünstigen, z. B. das Müllergeschäft, die Farbfabrikation usw.

Nahe verwandt mit der eben geschilderten Unsitte ist eine andere, welche besonders von Kindern häufig in mutwilliger Weise geübt wird, ich meine das Hineinstecken kleiner Gegenstände in den äußeren Gehörgang.

Bevorzugt sind bei diesen Spielereien Hülsenfrüchte und kleine Kerne, Glasperlen oder Schuhknöpfe. Erstere passieren leicht den Gehörgang, quellen aber bei längerem Verweilen in demselben beträchtlich auf, so daß einesteils ihre Entfernung schwer, oft nur mit Hilfe eines Instruments möglich ist; dann aber erzeugen sie fast ohne Ausnahme eine sehr heftige, mit hochgradiger Anschwellung verbundene Entzündung des Gehörganges, welche selten ohne Eiterung verläuft. Daher soll man die Kinder auf das nachdrücklichste vor solchen Spielereien warnen und sie scharf beaufsichtigen. Die Vorbeugung ist hier leicht, die Behandlung schwer und der endliche Ausgang oft sehr traurig, nämlich unheilbare Taubheit. Aus demselben Gesichtspunkte verbiete man auch den Kindern das Liegen im Grase oder auf der bloßen Erde, weil darin die Möglichkeit naheliegt, daß Insekten in den äußeren Gehörgang kriechen, welche ebenfalls sowohl schwer herauszubefördern sind als auch wiederum sehr leicht die Veranlassungen zu Entzündungen und Eiterungen geben.

Berüchtigt ist in dieser Beziehung der Ohrwurm (Forficula auricularia) und der sogenannte kleine Ohrwurm (Forficula minor) – vielleicht zu Unrecht.

Ein Rachenkatarrh sollte niemals vernachlässigt werden, vielmehr sofort und zweckmäßig zur Behandlung kommen. Ist dieser beseitigt, so ist natürlich hiermit auch die Möglichkeit einer Erkrankung des Ohres aufgehoben. Wärme, Einwickeln des Halses in Watte, Vermeiden aller reizenden, namentlich spirituösen Getränke, und häufiges Gurgeln mit leichten Gurgelmitteln beseitigt denselben in den allermeisten Fällen sehr rasch. Vor allem aber darf derselbe nicht gering angeschlagen oder gar gänzlich außer acht gelassen werden. Zumal leiden Kinder in den ersten Lebenstagen und Lebensjahren häufig an Rachenkatarrh oder Mandelentzündung, und gerade hier ist eine sorgfältige Behandlung am dringendsten angezeigt, will man mißliche Folgen vermeiden.

Endlich mögen hier noch einige Worte, welche sich auf eine über die ganze Erde verbreitete Unsitte beziehen, ihren Platz finden, ich meine die Unsitte, Kinder mit „Ohrfeigen" zu bestrafen. Das an sich so zarte Gehörorgan ist bei Kindern natürlich durch jeden rohen Schlag, der das Ohr trifft, leicht und schwer verletzlich. Wer aber vermag, und zwar in gereizter Stimmung, im Zorne, die Kraft einer Ohrfeige abzuwägen? Früher war das Ohrfeigen in der Schule allgemeine Sitte, jetzt ist es besser geworden, und die Fälle von lebenslänglicher Taubheit bei Kindern kommen seltener zur Beobachtung, immerhin kommen sie aber noch vor. Man kann Kinder auf so viele andere Weisen bestrafen, daß man, wenigstens in Rücksicht auf so ein wichtiges Organ, wie es das Gehör ist, das Ohrfeigen ganz unterlassen sollte.

Eine wenn auch seltener von schlimmeren Folgen begleitete weitere Unsitte bildet das Zupfen an den Ohren – auch dieses sollte füglich unterbleiben –, weil es wenigstens schaden kann.

Bei der Abhandlung über die ursächlichen Momente, die anatomischen Gewebsveränderungen und die Folgezustände der Erkrankungen des Ohres im allgemeinen will ich auch wieder dem von der Natur selbst angezeigten Wege folgen, will mich nur an das rein Positive halten und jede Spekulation über Bord werfen.

Wir sehen auf der beigegebenen anatomischen Zeichnung des Ohrs, daß das Hörorgan aus Haut, Knorpel, Schleimhaut, Muskeln, Nerven und Knochen äußerst kunstvoll zusammengesetzt ist. Jedes dieser Gewebe kann für sich erkranken, aber auch mehrere oder vielleicht alle können gleichzeitig krankhaft ergriffen sein, ja bei den tiefer gelegenen Organen des Ohres gehört es gewiß zur Regel, daß mehrere Gewebe, ob primär oder sekundär, gleichzeitig leiden. Die Erkrankungen der Haut, an denen der Überzug der Ohrmuschel partizipiert, beruhen nur in Ausnahmefällen auf einer Allgemeinerkrankung und haben alsdann kein Anrecht speziell zu den Erkrankungen des Ohres gezählt zu werden. Sie schwinden, wenn die Grundkrankheit gehoben ist. Das widerstandsfähige und zähe Gewebe des Ohrknorpels erkrankt nur selten spontan in Form umschriebener Entzündungen. Neubildungen sind selten. Der äußere Gehörgang ist nicht von einer Schleimhaut ausgekleidet, wohl aber von einer zarten, der äußeren Haut in der Struktur fast homogenen Membran, welche das Ohrenschmalz bereitet.

Jede Absonderung kann nun entweder qualitativ oder quantitativ verändert sein. In Hinsicht auf die Quantität ist sie entweder krankhaft vermehrt oder vermindert. Zu reichliche Sekretion findet dann statt, wenn die Sekretionsorgane zu stark erregt werden oder wenn ihnen eine zu reichliche Menge von Ernährungsmaterial (Blut) zugeführt wird (Hyperämie) oder infolge von Erschlaffung und verminderter Reize zur Sekretion. Die Folgen hiervon sind: Schmerzhaftigkeit, herabgesetzte Ernährung und endlich Gewebsveränderung. Verminderte Sekretion entsteht infolge erhöhter Reizbarkeit der Gefäße oder infolge Entziehung gewohnter Reize, durch Antagonismus und allgemeine Schwäche des Organismus.

Folge hiervon ist die vermehrte Absonderung in anderen Organen, zumal benachbarten. Hinsichtlich der Qualität sind die Sekrete entweder zu konsistent oder zu flüssig, zu reizend, oder sie enthalten ganz abnorme Bestandteile, gewöhnlich Eiter. Diese allgemein gültigen Prinzipien sind bei den Erkrankungen nicht nur von Sekretionsanomalien des äußeren Gehörganges, sondern noch mehr bei denen der Trommelhöhle, da diese von wahrer Schleimhaut ausgekleidet ist, allein maßgebend zur Erklärung der einzelnen Krankheitsvorgänge.

Die knöcherne Grundsubstanz des mittleren und inneren Ohres erkrankt gewiß viel häufiger, als man bis jetzt annimmt; denn wegen der versteckten Lage sind die Teile dem Auge unzugänglich. Wie sich diese Krankheiten in den meisten Fällen äußerst langsam, schleichend entwickeln, so geschieht auch ihre Heilung (Regeneration) sehr langsam. Häufig basieren die entzündlichen Ernährungsstörungen der Knochen auf einer allgemeinen Dyskrasie (Ernährungsstörung), besonders infolge Skrophulose, Rheuma, Syphilis. Jede Entzündung bedingt natürlich eine vorausgegangene Hyperämie (Blutüberfüllung).

Ihrem Verlauf nach sind die Knochenentzündungen entweder akut oder chronisch – beim Ohr gewöhnlich chronisch oder schleichend. Jede Entzündung geht mit Exsudatbildung einher, d. h. es wird ein neuer Stoff vom Blute gebildet, der entweder eitrig oder tuberkulös zerfällt und somit einen Substanzverlust hinterläßt oder sich zu bleibendem Gewebe umwandelt. Somit ist leicht einzusehen, daß bei einer stattgehabten Knochenentzündung im Inneren des Ohres vollkommene Heilung ohne Beeinträchtigung des Gehörs selten möglich sein wird und nur in dem Beginn der Erkrankung und bei zweckmäßiger Behandlung zu erzielen ist. Darum der wichtige Rat, diese Krankheiten beizeiten an der Wurzel anzugreifen und mit dem geeigneten Mittel!

Krebsige Degeneration der Ohrknochen gehört zu den allergrößten Seltenheiten und entsteht nur durch direkte Fortpflanzung vom Gehirn auf die Schädelknochen.

Ich nenne hier die Allgemeinstörungen, welche so oft den Grund zu tiefen Erkrankungen des Ohres abgeben, wie die Skrophulose, Tuberkulose, die Gicht, den Rheumatismus und die Syphilis.

Hinsichtlich des großen Feldes der nervösen Ohrkrankheiten wollen wir folgende allgemeine pathologischen Tatsachen festhalten. In der Richtung der Sensibilität oder Empfindlichkeit der Nerven (hier vorzüglich der Gehör- und Antlitznerven) kann eine dreifache krankhafte Erregung stattfinden. Entweder ist die Sensibilität erhöht oder vermindert oder in verschiedenen Richtungen ergriffen. Ist sie erhöht, so werden alle äußeren Eindrücke zu lebhaft empfunden, es herrscht mithin in allen physischen und psychischen Verrichtungen eine erhöhte Empfänglichkeit vor. (Leise Töne erregen unangenehme Empfindungen, Ohrenklingen, Ohrensausen, Ohrenschmerzen.)

Ist die Sensibilität vermindert, so tritt sie in den psychischen Sinnesverrichtungen als Stumpfheit (Stupidität) auf. Ist sie dagegen in verschiedenen Richtungen ergriffen, so treten krankhafte Empfindungen der verschiedensten Art gleichzeitig auf. Die Verminderung der Erregbarkeit kann sich zum vollständigen Erlöschen des Nervenlebens, dem Nerventode (absolute Taubheit) steigern.

Anatomisch liegen diesen Erkrankungen fast immer direkt Hyperämie oder entzündliche Erscheinungen mit ihren vielfachen Ausgängen zu Grunde, welche indirekt gewöhnlich durch benachbarte Gewebe hervorgerufen werden. Es würde hier zu weit führen, die subtilen anatomischen Veränderungen der Nerven, auf denen diese Krankheiten basieren, näher zu besprechen. Zum Verständnisse wird dieses Wenige ausreichen.

A) Krankheiten der Ohrmuschel

Der angeborene Mangel einer oder beider Ohrmuscheln und die angeborenen fehler- und mangelhaften Entwicklungen können hier ebensowenig wie die durch Verletzungen oder auf andere Weise erfolgten Verstümmelungen der Ohrmuschel besprochen werden, weil sie in das Gebiet der Chirurgie fallen. Dasselbe gilt von den ausgesprochenen krebsigen Entartungen der Ohrmuschel, da auch hier nur auf operativem Wege das Leben zu erhalten bzw. zu verlängern ist.

Es wäre zeitraubend und gewiß auch nutzlos, wollte ich hier auf all die vielen Ausschlagsformen, welche nur als geringste Teilerscheinungen der Allgemeinerkrankung an sich aufzufassen sind oder infolge ihres seltenen Vorkommens zu den Raritäten gehören, näher eingehen.

Ich bin überzeugt, daß man all die vielen Hautkrankheiten mit einem einzigen Mittel bekämpfen kann, wenn man dasselbe nur in der richtigen Art und konsequent anwendet. Darum will ich hier auch nur die Ausschlagsformen erwähnen, welche am häufigsten den Körper ergreifen und dann gewöhnlich die Ohrmuschel in den Krankheitsprozeß mit hineinziehen oder nur auf ihr allein Wurzel fassen.

a) Die feuchte Flechte oder Honigflechte (Eczema) der Ohrmuschel

Das Ekzem der Ohrmuschel ist gewöhnlich eine Teilerscheinung eines Ekzems der behaarten Kopfhaut und basiert wohl immer auf einer allgemeinen Säfteverderbnis. Es entsteht aus zahlreichen, heftig juckenden und auf hochgerötetem Boden emporschießenden kleinen Bläschen, deren Inhalt bald zu dünneren oder dickeren Schuppen und Borken vertrocknet. Diese Ausschlagsform ergreift am liebsten den äußeren oder konvexen Teil der Ohrmuschel und ist bei Kindern sehr häufig, bei Erwachsenen seltener.

Behandlung: Besonders mit stark ätzenden Substanzen behandelt, ist das Übel oft sehr langwierig, schmerzhaft, auch ekelerregend; es kann durch den langen Säfteverlust sehr schwächen, zu tieferen Erkrankungen edler innerer Organe führen und hinterläßt, mit Ätzmittel behandelt, stets häßliche, gestreifte Narben.

Eine vernünftige Behandlung soll sich auf große Reinlichkeit (öfteres Abwaschen mit lauwarmem Kamillentee oder reinem Wasser mittels reiner Leinwand oder eines sehr feinen Badeschwammes) und energische Applikation des „Lebensweckers" im Nacken und Rücken bis über die Mitte der Wirbelsäule hinab beschränken. Dabei vermeide man stark gesalzene Speisen und sorge durch unschädliche Mittel für hinreichenden Stuhlgang. Dauer der Behandlung bis zur Heilung: drei bis sechs Wochen.

b) Die einfache Flechte der Ohrmuschel (Herpes)

Man versteht hierunter eine nicht ansteckende Form kreisrunder Bläschen auf entzündetem Grunde, welche zwischen sich Strecken gesunder Haut haben. Die Bläschen vertrocknen in acht bis vierzehn Tagen zu platten Krusten. Kommt diese Ausschlagsform an der Ohrmuschel vor, so finden sich ähnliche Formen gewöhnlich an anderen Stellen des Kopfes (Stirn, Wange) oder am Halse. Da diese Krankheit mit Fieber, Appetitmangel, Mattigkeit, Kopfschmerzen und Frost verbunden ist, ist dies für mich ein Beweis, daß es kein lokales Leiden ist, daß vielmehr hierdurch die Natur das Bestreben an den Tag legt, irgendeinen Krankheitsstoff aus dem Körper zu entfernen.

Behandlung: Diese soll nur das Naturbestreben unterstützen. Daher reichliche Applikation des „Lebensweckers" im Verlaufe der Wirbelsäule und auf den Unterleib. Gewöhnlich reicht bei gutem diätischem Verhalten (leicht verdauliche Nahrung, Reinlichkeit) eine einmalige Applikation zur Heilung aus.

c) Die fressende oder die kriechende Flechte (Lupus) der Ohrmuschel

Diese Form basiert auf einer Neubildung mikroskopisch kleiner Zellen (Epithelialzellen), welche unter Entzündungserscheinungen zustande kommt und gewöhnlich von den Haarbälgen und Talgdrüsen der Haut ihren Ausgangspunkt nimmt. Der Lupus hat das Eigentümliche, daß er an manchen Stellen das normale Gewebe zum vollständigen Schwunde bringt, während an anderen Stellen neues Gewebe gebildet wird. Bei seiner Weiterentwicklung schont er keine Gewebsgattung und vernichtet langsam Haut, Knorpel und Knochen. Sein Lieblingssitz ist in allen Teilen des Gesichtes, vorzüglich Nase und Ohrmuschel, und er beruht immer auf einer verdorbenen Säftemischung. Sein Verlauf ist ein sehr langsamer, und seine Dauer kann auf Jahre berechnet werden.

Behandlung: Wie bei den verschiedenen Formen der Hauttuberkulose ist die Allgemeinbehandlung von Wichtigkeit. Für die äußere Behandlung

Ohrenkrankheiten 169

kommen verschiedene Methoden in Betracht, von denen die geeignete am besten ein erfahrener Arzt angibt. Außer den eben geschilderten Ausschlagformen kommen, wie schon erwähnt, in seltenen Fällen noch andere vor, welche aber alle schnell der angegebenen Behandlungsweise weichen. Bevor wir nun zur Besprechung der Krankheiten des Ohrknorpels übergehen, will ich noch eine häufige, auf das spärliche Bindegewebe zwischen Haut- und Ohrknorpel zu lokalisierende Krankheit erwähnen:

d) Blutaustritt zwischen Haut und Ohrknorpel (Thrombus auricularis)

Diese Krankheit kommt am häufigsten bei Geisteskranken infolge anhaltenden Zerrens am Ohrläppchen vor und kann auch bei Vernünftigen aus einer kräftigen Ohrfeige resultieren. Infolge des anhaltenden leichten oder des einmaligen heftigen Insultes werden die zarten Wände der Blutgefäße der Ohrmuschel zerrissen, und es tritt Blut in verschiedenen Mengen zwischen Haut und Knorpel. Das gerinnende Blut wirkt als ein fremder Körper und erzeugt eine Entzündung der Haut, des Bindegewebes und des Knorpels. Hierdurch entsteht oft eine bedeutende Anschwellung und Verdickung des Ohrläppchens, stets aber große Schmerzhaftigkeit desselben. Das infolge der Entzündung gesetzte Exsudat (Ausgeschwitzte) wird gewöhnlich in bleibendes Bindegewebe umgestaltet, welches stets die Neigung hat, sich zusammenzuziehen oder zu verkürzen. Hierdurch kommen bedeutende Verunstaltungen oder Verdickungen der Ohrmuschel zustande.

Behandlung: Im Beginne des Leidens kalte Wasserumschläge und Applikation des „Lebensweckers" hinter und unterhalb des äußeren Ohres; nach längerem Bestehen warme Wasserumschläge und Applikationen des „Lebensweckers" hinter und unterhalb der Ohrmuschel und in der ganzen Nackengegend. Mit dieser Krankheit verwandt sind:

e) Gefäßerweiterung der Ohrmuschel (Teleangiectasiae)

Dieses Übel ist gewöhnlich angeboren oder in der frühesten Lebenszeit erworben und kommt nur sehr selten bei Erwachsenen vor. Im letzteren Falle sind Hämorrhoiden, Quetschungen oder Wunden die Ursache. Das Übel ist anatomisch in der Erweiterung der Endverzweigungen der Schlagadern, Blutadern und der Lymphgefäße gegründet.

Das Aussehen ist meist bläulich-rot, oder weißlich-rot, weil die ausgedehnten Blutadern oberflächlicher, wie die Schlagadern, liegen. Sie bilden bald kleinere und größere Geschwülste, und fühlen sich weich und elastisch an. Übt man einen Druck auf die Geschwülste aus, so verkleinern sie sich, so lange aber nur, wie der Druck dauert. Plötzliches Zerreißen von Gefäßen mit nachfolgenden, oft erschöpfenden Blutungen machen diese Geschwülste, besonders da sie im zartesten Kindesalter auftreten, nicht ungefährlich.

Behandlung: Andrücken der Ohrmuschel an den Schädel mittels einer Binde beschleunigt die Heilung. Zur Hebung und Regelung des Blutlaufes in der Ohrmuschel: Applikation des „Lebensweckers" rings um das Ohr. Ein bis zwei Applikationen genügen in der Regel zur vollständigen Heilung.

f) Entzündung des Knorpels der Ohrmuschel (Perichondritis und Chondritis)

Das Knorpelgewebe hat nur sehr wenige Blutgefäße, welche die sogenannte Knorpelhaut, d. h. die den Knorpel umhüllende Ernährungshaut, in den Knorpel als feine Gefäße hineinsendet. Daher kann eine Entzündung des Knorpels nur sekundär nach Entzündung der Knorpelhaut erfolgen. Eine primäre Knorpelentzündung anzunehmen, entbehrt jeder anatomischen Grundlage. (Ebenso läßt sich annehmen, daß eine Entzündung der Knorpelhaut den Knorpel selbst stets in Mitleidenschaft ziehen muß.)

Mit einer solchen Entzündung sind Geschwulst und Auflockerung des Knorpelgewebes, welche zur Eiterung oder zur Neubildung von Knorpel, Bindegewebe und Knochen führen können, verbunden. Das Leiden hat meist einen sehr langsamen Verlauf und erregt oft nur ganz unbedeutende Schmerzen. Folgen sind teilweise Zerstörung des Knorpels oder Formveränderung desselben. Die Geschwulst und die fix lokalisierten geringen Schmerzen lassen dies Übel mit keinem anderen verwechseln.

Ursachen sind gewöhnlich Skrophulose und Rachitis (allgemeine Knochenerweichung, englische Krankheit).

Das Übel kommt, auf die Ohrmuschel allein beschränkt, sehr selten infolge heftiger mechanischer Insulte vor, gewöhnlich in Begleitung von Knorpelleiden in anderen Körperregionen.

Behandlung: Diese muß vorzüglich das Grundleiden ins Auge fassen und dahin zu streben suchen, daß die Konstitution verbessert wird. Da gewöhnlich Skrophulose und Rachitis zugrunde liegen, verweise ich auf die betreffende, dort beschriebene Behandlungsweise. Ist das Übel durch mechanische Verletzungen entstanden, so genügen Ruhe und in der Regel eine einmalige Applikation des „Lebensweckers" zur Herstellung.

Auch am Knorpel der Ohrmuschel kommen gut- und bösartige Neubildungen vor, doch so äußerst selten, daß ich diese hier übergehen kann, zumal deren Behandlung den Rat eines tüchtigen Baunscheidtisten verlangt.

B) Krankheiten des äußeren Ohres (des äußeren Gehörganges und des Trommelfells)

Als häufigste Erkrankungen des äußeren Gehörganges treffen die mit den aus verschiedenen Ursachen resultierenden Entzündungen zusammen. Wohl an jeder Entzündung des äußeren Gehörganges muß infolge seiner Lage das Trommelfell teilhaben. Vom rein praktischen Gesichtspunkte aus ist es gewiß am besten, die verschiedenen Entzündungen nach ihrer Ursache allein einzuordnen, da nur sie für die Behandlung maßgebend sein kann und darf.

Schon an anderer Stelle habe ich hervorgehoben und betont, daß die Ohrenerkrankungen, vielmehr aus allgemeinen oder Konstitutionserkrankungen herzuleiten sind. Dies gilt ganz besonders auch von den entzündlichen Affektionen des äußeren Gehörganges und des Trommelfelles. Nicht allein die Skrofulose, die Rachitis, das Rheuma, die Gicht sind Ursachen dieser Erscheinungen, sondern sie sind auch Folgeerscheinungen vieler ganz akut auftretender und verlaufender Erkrankungen, namentlich des Typhus, der Masern, des Scharlachs, der Pocken und (bei Ergriffensein der Knochen) der Syphilis. Allein auch die einfache Erkältung spielt hier eine große Rolle, zu häufig ist eine Ursache gar nicht streng nachweisbar. In letzterem Falle darf die Behandlung natürlich nur nach den ersichtlichen Symptomen geschehen.

Die Symptome aller dieser Erkrankungen sind charakteristisch und meist nur einer Deutung fähig, da der Herd der Erkrankung dem Gesichte zugänglich ist.

Von einem eigentlichen Katarrh kann bei den Entzündungen des äußeren Gehörganges nicht die Rede sein, da, wie wir gesehen haben, derselbe von keiner eigentlichen Schleimhaut überkleidet ist, sondern von einer Übergangshaut, welche zwischen äußerer Haut und Schleimhaut die Mitte innehält.

Die Behandlung ist nur verschieden hinsichtlich des Ortes der Anwendung; das Mittel ist in einzelnen Fällen dasselbe.

Wir wollen nun im folgenden, nach den Ursachen gruppiert, die Erkrankungen des äußeren Gehörganges und Trommelfelles näher betrachten.

a) Entzündung des äußeren Ohres infolge mechanischer Reize

Ursachen: Am häufigsten ist verhärtetes und eingetrocknetes Ohrenschmalz die Ursache, entweder infolge vernachlässigter Reinigung oder infolge von Stockungen und Verhärtungen der zur Absonderung des Ohrenschmalzes bestimmen Drüsen. Außerdem geben Veranlassung ins Ohr gelangte Fremdkörper, besonders Insekten und Hülsenfrüchte, alsdann übertriebenes Reinigen der Ohren, zumal mit scharfen Instrumenten, wodurch direkte Verletzungen möglich sind.

Krankheitsbild: Der Kranke fühlt einen anhaltenden, heftigen brennenden oder stechenden Schmerz in einem oder beiden Ohren. Der äußere Gehörgang sieht hochrot aus, ist geschwollen, glänzend, und im späteren Verlaufe wird eine dünne Flüssigkeit abgesondert. In vernachlässigten Fällen können Geschwüre und heftige Eiterung folgen. Seltenere Begleiterscheinungen sind Fieber, Kopfschmerz, Schlaflosigkeit und große Unruhe. Das Gehör an sich ist nur in seltenen Fällen, nämlich bei starkem Mitergriffensein des Trommelfelles oder zu massenhafter Ansammlung des Ohrenschmalzes, betroffen. Bei zweckmäßiger und schneller Behandlung hat das Übel keine schlimmen Folgen und ist schnell beseitigt.

Behandlung: Verhärtetes Ohrenschmalz soll zunächst durch lauwarmes, mildes Öl erweicht und alsdann durch vorsichtiges Ausspritzen oder Ausspülen entfernt werden. Anderweitige fremde Körper müssen sehr schonend und vorsichtig mit einer kleinen Pinzette entfernt werden, worauf man ebenfalls das Ohr behutsam reinigt. Die entzündlichen Erscheinungen verschwinden sehr rasch nach einmaliger Applikation des „Lebensweckers" hinter dem Ohre und im Nacken. Es ist ratsam, während der Erkrankung ein weiches Tuch oder Watte um die Ohren zu tragen, um jede Erkältung sorgfältig zu vermeiden.

Die gewöhnliche Dauer der Krankheit beschränkt sich bei dieser Behandlung auf nur wenige Tage.

b) Entzündung infolge einfacher Erkältung
Ursachen: Plötzlicher Temperaturwechsel. Hier sind besonders hervorzuheben: die Zugluft, das Sitzen neben einer zerbrochenen Fensterscheibe, kaltes Waschen des Kopfes bei allgemein erhitztem Körper, das Eindringen kalter Flüssigkeiten in den äußeren Gehörgang.

Krankheitsbild: Plötzlich auftretende Rötung und Schwellung des äußeren Gehörganges, dumpfes, wenig schmerzhaftes Gefühl im Ohre. Bisweilen glaubt man plötzlich einen Knall im Ohre zu hören. Das Trommelfell hat seine normale Farbe mit einer roten vertauscht. Gewöhnlich sind Zahnschmerzen mit diesem Leiden verbunden oder anderweitige Störungen wie Schnupfen, Husten usw., welche gewöhnlich Folgen von Erkältungen sind. Im späteren Verlaufe des Übels kann es zur Sekretion und Eiterung kommen, ja das Trommelfell kann dauernd verlorengehen. Bei zweckentsprechender Behandlung ist indes das Übel schnell behoben.

Behandlung: Verweilen im mäßig erwärmten Zimmer. Man befördere tunlichst die Transpiration und appliziere einmal den „Lebenswecker"

Ohrenkrankheiten 173

hinter dem Ohre (sechs bis acht Einschnellungen). Bei dieser Behandlung ist das Übel in wenigen Tagen beseitigt.

c) Rheumatische Entzündung
Krankheitsbild: Sie wird mit der eben beschriebenen Entzündung häufig verwechselt, ist aber auch zuweilen mit ihr kompliziert. Zur Unterscheidung beider dient der Umstand, daß bei der rheumatischen Entzündung der äußere Gehörgang fast karmosinrot, dagegen bei der durch Erkältung entstandenen mehr violettrot erscheint. Zumeist ist sehr heftiger Schmerz, besonders abends und nachts vorhanden. Der Kranke leidet häufig zugleich an rheumatischen Kopfschmerzen, Zahn- und Gliederschmerzen, und fast immer sind der äußere Gehörgang und das Trommelfell nicht allein ergriffen, sondern das mittlere und innere Ohr leidet mehr oder minder mit. Daher ist denn gewöhnlich auch ein höherer oder niederer Grad von Schwerhörigkeit, Ohrenklingen und Ohrensausen mit diesem Leiden verbunden. Wie bei fast allen rheumatischen Krankheiten, so ist hier die Sekretion sehr spärlich, und zu einer eigentlichen Eiterung kommt es nur in sehr seltenen Fällen.

Der Verlauf ist sehr akut, meist sehr schleppend. Dieses Leiden ist eins der häufigsten von allen Ohrenleiden, und obwohl das höhere Alter besonders davon heimgesucht wird, kommt es doch in jeder Altersstufe vor.
Ursache: Rheumatismus.

Behandlung: Man halte alles Nasse und Kalte vom Ohre sorgfältig fern, besonders vermeide man das Waschen der Ohren mit kaltem Wasser. Man begünstige soviel wie möglich die Transpiration und halte sich während des ganzen Verlaufes der Krankheit stets im warmen Zimmer auf. Rheumatische Affektionen werfen sich sehr gern auf die Nerven (Nervenscheiden); darum sei man hier sehr vorsichtig, um einesteils spätere Schwerhörigkeit oder gar Taubheit zu vermeiden, dann aber auch, damit man den überaus schmerzhaften Alterationen des Antlitznerven, die so gern diesem Leiden folgen, vorbeuge.

Die Anwendung des „Lebensweckers" erfolgt sofort beim Beginne des Leidens, und zwar auf dem ganzen Rücken und hinter dem Ohre in ausgiebiger Weise. Genügt eine einmalige Applikation zur Herstellung nicht (der gewöhnliche Fall), so erfolge in zehntägigen Pausen eine zweite oder dritte Applikation. Durch den „Lebenswecker" ist es möglich, das Leiden zu mindern, stets aber erfolgt die Herstellung schneller als bei jeder anderen Behandlungsweise.

d) Gichtige Entzündung (Inflammatio arthritica)
Die gichtige Ohrenentzündung ist wohl nie auf den äußeren Gehörgang

und das Trommelfell allein beschränkt, sondern vielmehr auf alle das Gehörorgan zusammensetzenden Gebilde verbreitet. Sie ist selten, befällt nur das höhere Alter, besonders alternde Frauen in den klimakterischen Jahren, d. h. in den Jahren, wo allmählich die Menstruation versiegt. Das Übel tritt entweder sehr akut oder chronisch auf. In beiden Fällen ist der Schmerz äußerst heftig und strahlt in die Schläfen und das innere Felsenbein aus, so daß die Patienten den Schmerz stets tief in das Gehirn hinein verlegen. Der äußere Gehörgang ist hochrot, heiß und ganz trocken, das Trommelfell glänzend, in akuten Fällen rot, in chronischen schiefergrau gefärbt. Das Gehör ist wegen Mitergriffenseins innerer in der Paukenhöhle oder dem Labyrinth gelegener Organe stets gereizt und infolge der heftigen Schmerzen und der Schlaflosigkeit meist auch das Allgemeinbefinden schlecht. Bei längerem Bestehen hat das Übel gewöhnlich unheilbare traurige Folgen und gewiß ist, daß die im Alter so sehr häufige Schwerhörigkeit lediglich eine Folge dieses in der Behandlung vernachlässigten Übels ist.

Ursachen: Gicht der Füße und Hände und die Momente, welche einen plötzlichen Gichtausbruch veranlassen, besonders Erkältung.

Behandlung: Sie muß hier hauptsächlich auf das Grundleiden, die Gicht gerichtet sein. Bei sehr mäßiger Nahrung und zeitweisen Fußbädern mit Senfmehl muß der „Lebenswecker" reichlich über den ganzen Rücken, den Unterleib, den Nacken und hinter den Ohren angewendet werden. Sobald die Pusteln verheilt sind, muß die Applikation aufs neue erfolgen. Ich kann nicht dringend genug empfehlen, beizeiten gegen Anfälle der Gicht durch mein Heilverfahren einzuschreiten, weil hierdurch sicher das arge Übel vermieden wird.

e) Skrophulöse Entzündung (Inflammatio skrophulosa)
Krankheitsbild: Sie ist eine der häufigsten Erkrankungen des kindlichen Alters und basiert auf skrophuloser Säfteentmischung. Die Zeichen allgemeiner Skrophulose sind stets vorhanden; vorwaltende Neigung zu Erkrankungen der Lymphdrüsen, gedunsene plumpe Körperentwicklung mit langsamer geistiger Auffassung bei bleicher Hautfarbe, oder schlanker Körperbau mit fast durchsichtiger weißer Haut, roten Wangen und schwacher Muskulatur bei großer geistiger Erregbarkeit und Befähigung. Die Ohrenentzündung neigt mit Vorliebe zur Eiterung und hat das Charakteristische, daß sie Jahre lang währt und dann zu wahren Geschwüren des äußeren Gehörgangs führt. Der Eiter wird sehr reichlich abgesondert und hat meist einen üblen, scharfen Geruch. Die Diagnose ist fast immer, wenn man die allgemeine Erscheinung berücksichtigt, sehr leicht.

Behandlung: Am besten wendet man sich an einen tüchtigen Arzt, da die Behandlung langwierig und schwierig ist und viel Zeit und Geduld erfordert. Die Tilgung der Säfteentartung ist die Hauptsache. Gute Nahrung, besonders Fleisch-, Eier- und Milchkost, frische Gemüse, allgemeine Bäder, Aufenthalt in trockener gesunder Luft sind unerläßliche Bedingungen zur Heilung. Örtlich beachte man peinliche Reinlichkeit. Die Anwendung des „Lebensweckers" gegen das lokale Leiden geschieht hinter dem Ohre und im Nacken; in betreff der Behandlung der allgemeinen Skrophulose verweise ich auf das dort Gesagte.

f) Skorbutische Entzündung

Krankheitsbild: Das Wesen dieser Krankheit beruht weniger auf einer entzündlichen Erregung, besonders in ihrem Beginne, als vielmehr auf einer Neigung zu Blutungen infolge sehr wässeriger Blutbeschaffenheit, wodurch dann indirekt entzündliche Erscheinungen hervorgerufen werden. Als krankhafte Schädigung des Ohres allein kommt die Krankheit gar nicht vor, sondern stets sind zugleich skorbutische Prozesse an anderen Körperteilen zugegen: auf dem Zahnfleische, der Mund- und Nasenhöhle, der Lunge, dem Magen und besonders der äußeren Haut. Die zarten Gefäße des äußeren Gehörganges und des Trommelfelles zerreißen bei skorbutischer Dyskrasie leicht und geben dann zu übermäßigen Blutungen Veranlassung. Das geronnene Blut wird Ursache einer Entzündung. Der Skorbut ist leicht kenntlich an der blaßbläulichen Gesichtsfarbe, dem gedunsenen roten Zahnfleische und den Blutungen in das Gewebe der Haut (Petechien). Nur wenn gleichzeitig eine Blutung in das mittlere oder innere Ohr mit nachfolgender Entzündung stattfindet, ist die Gehörfunktion gefährdet oder dauernd aufgehoben. Ist dies nicht der Fall und ist es möglich, die skorbutische Blutbeschaffenheit auf eine normale zurückzuführen, so wird in den meisten Fällen auch das Gehör nicht dauernd beeinträchtigt bleiben und der ganze Prozeß im Ohre schnell behoben sein. Sei es nun infolge mangelhafter Ernährung des Gehörnerven allein oder infolge allgemeiner Nervenschwäche, stets ist, sobald Blutungen aus dem Ohre im Skorbut eingetreten sind, das Gehör sehr geschwächt, oder es treten ganz abnorme Gehörempfindungen auf.

Ursache: Verdorbene und bereits in Zersetzung übergegangene Nahrungsmittel wie Fische, Wurst, besonders faulendes Wasser, Mangel an frischem Gemüse und Obst, schlechte Luft und feuchte Wohnungen sind in der Regel die ursächlichen Momente. Daher ist die Krankheit noch jetzt und war es früher noch weit mehr, auf Schiffen heimisch.

Behandlung: Dieselbe kann natürlich nur auf die veranlassende Ursache gerichtet sein und hat ihren Schwerpunkt in dem diätetischen Verhalten.

Reichlicher Genuß von frischem Gemüse (Spinat, Kohl, Mohrrüben usw.), Obst, Fruchtsäften, frischer Milch, frischem Fleisch.

g) Entzündungen infolge akuter, fieberhafter Erkrankungen (Typhus, Masern, Scharlach, Pocken usw.)
Im Verlaufe der genannten Krankheiten treten sehr häufig plötzlich, besonders nach Erkältung oder nach andersartigen Schädlichkeiten übergreifende Entzündungen des äußeren Ohres, und zwar bisweilen von Anfang an heftig und mit bösartigem Charakter, auf. Am berüchtigsten sind in dieser Hinsicht der Typhus und die Masern. Die Krankheit hat an und für sich nur das Eigentümliche, daß sie wegen der allgemeinen Schwäche sehr wenig Neigung zur Heilung hat und leicht tiefere und bleibende Zerstörungen bewirkt. Gerade im Stadium der Genesung sind diese gefürchteten Komplikationen am häufigsten.

Die Behandlung sei von vornherein eine energische. Man schnelle den „Lebenswecker" hinter den Ohren, im Genick und im Verlaufe der ganzen Wirbelsäule kräftig und wiederholt ein. Dabei bewahre man den Kranken aufs sorgfältigste von allen Schädlichkeiten, namentlich Erkältungen und Diätfehlern, und umhülle die Ohren mit Watte.

h) Furunkel (Blutschwären) im äußeren Gehörgange
Krankheitsbild: Bei hinreichender Erweiterung des äußeren Gehörganges erblickt man eine erhabene, umgrenzte, dunkelrote Entzündungsgeschwulst, welche bei der Berührung sich hart anfühlt und sehr schmerzhaft ist. Diese Geschwulst hat meist die Größe einer Linse oder Erbse. Allmählich spitzt sich die Geschwulst zu, wird an der Spitze weich, bricht endlich auf und ergießt mit Blut vermischten Eiter. Begleiterscheinungen sind in seltenen Fällen leichtes Fieber, Kopfschmerzen und bei entstandener Verengung des Gehörganges Schwerhörigkeit, Ohrensausen und Ohrenklingen. Der Furunkel währt meist fünf bis sieben Tage und dauert nur bei chronischem Verlaufe mehrere Wochen.

Ursachen: Das Übel entsteht gewöhnlich ohne nachweisbare Ursache. Manche Menschen werden sehr häufig nach geringen Erkältungen davon heimgesucht. Bisweilen liegt eine krankhafte Blutbeschaffenheit (Zucker) zugrunde.

Behandlung: Damit der ganze äußere Gehörgang und das Trommelfell nicht in entzündliche Mitleidenschaft gezogen werden, ist häufige Reinigung des äußeren Gehörganges durch lauwarmes Wasser oder Kamillentee sehr anzuraten. Daneben verstopfe man das Ohr sorgfältig mit Watte und hüte das Zimmer. Zur Beschleunigung der Krankheitsdauer schnelle

Ohrenkrankheiten 177

man behufs Ableitung einigemal den „Lebenswecker" hinter dem Ohre ein.

i) Polypen des äußeren Gehörganges und des Trommelfells (Pseudometamorphosis polyposa)

Krankheitsbild: Ein Polyp ist eine nachfolgende Neubildung, welche ihren Sitz auf Schleimhäuten oder diesen nahe verwandten, absondernden Häuten auf. Der Polyp sitzt gewöhnlich auf einem dünnen Stiele und ist stets von einer eigenen Haut umhüllt. Die Gestalt ist gewöhnlich eine birnförmige, doch teilen sich auch die Polypen an ihrer Spitze beerenartig und gehen, wenn äußere Reize hinzutreten, leicht in Eiterung über. Die Polypen des äußeren Gehörganges haben starke Ähnlichkeit mit sekundären, syphilitischen Feigwarzen (Condylomen) und sitzen entweder mit ihrer Grundfläche auf dem Trommelfell oder den Seitenwandungen des äußeren Gehörganges fest. Stets ist bei einiger Größe der Neubildung Schwerhörigkeit gegeben, ja es fehlen auch in einigen Fällen Schmerzen nicht.

Ursachen: Eiterflüsse des Ohres bei Miterkrankung des Trommelfelles. Häufig ist keine definitive Ursache nachweisbar.

Behandlung: Sitzt der Polyp an den Wänden des äußeren Gehörganges, so ist die Beseitigung desselben durch die Schlinge ungefährlich und hilft am schnellsten; wurzelt dagegen der Polyp auf dem Trommelfell, so ist vor jedem chirurgischen Eingriffe streng zu warnen. Hier paßt der „Lebenswecker", der bis zum Verschwinden des Polypen konsequent in der äußeren Umgebung des Ohres anzuwenden ist. Derselbe ist natürlich überall auch da angezeigt, wo langdauernde Ohreiterungen die Ursache der Polypen abgegeben haben oder wo erst durch die Gegenwart des Polypen eine Eiterung erregt wurde, zur radikalen Beseitigung der letzteren.

j) Spezielle Krankheiten des Trommelfells

Krankheitsbild: Die anatomische Lage des Trommelfelles schließt in sich, daß es an allen Erkrankungen des äußeren Gehörganges, der Trommelhöhle und gewöhnlich auch des Labyrinths teilnehmen muß. Das Trommelfell ist sehr gefäß- und nervenreich, und hierin liegt der Grund, daß der Übergang einer Erkrankung auf dasselbe sich gewöhlich ganz plötzlich und durch sehr heftige Symptome wie unerträglichen Kopfschmerz, Ohrenklingen, Ohrensausen, Fieber, Schmerzen tief im Ohre, plötzliche Ohnmachten, ja Delirien kundgibt. Besichtigt man in solchen Fällen das Trommelfell, so erscheint es dem Auge hochrot und blaurot, mit seinen deutlich angegrenzten dunkleren Partien, den ausgedehnten Blutgefäßen.

Entwickelt sich eine Krankheit des Trommelfells chronisch, so treten die eben beschriebenen Symptome nur ganz allmählich auf und erreichen in der Regel auch nie die Höhe wie in akuten Fällen. Es präsentiert alsdann eine schiefergraue Oberfläche.

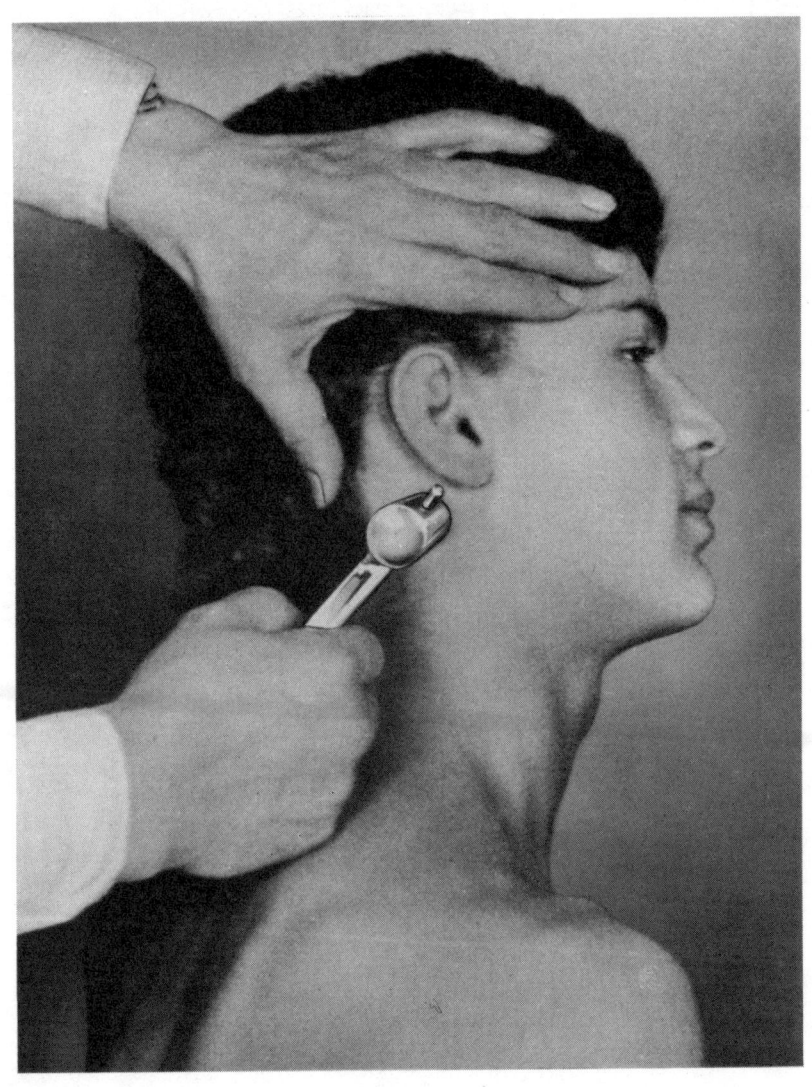

Nadelung nach Baunscheidt hinter dem Ohr

Ohrenkrankheiten

Bisweilen ist das Trommelfell infolge langwieriger Eiterungen des äußeren Gehörganges oder der inneren Ohrorgane mit warzigen Wucherungen der kleinen Geschwüre bedeckt, welche zu Durchlöcherungen desselben führen können. Das Gehör leidet stets bei Durchbohrungen des Trommelfelles, aber es ist nicht immer notwendig, daß dasselbe sehr erheblich entzündet ist, besonders bei ganz kleinen Öffnungen, welche die Schalleitung durch die Gehörknöchelchenkette nicht wesentlich stören.

Haben krankhafte Prozesse auf dem Trommelfell lange Zeit bestanden und sind dieselben durch starke, metallische zusammenziehende Mittel behandelt worden, so tritt eine beträchtliche Verdickung desselben ein, welche neben bedeutender Schwächung des Gehöres in den meisten Fällen auch abnorme Gehörsempfindungen und schmerzhafte Zufälle im Gefolge hat.

Behandlung: Dieselbe muß stets eine sofortige energische und bis zum Ablauf des Krankheitsprozesses andauernde sein. Man reinige den äußeren Gehörgang behutsam, aber hinlänglich von allen Sekreten mittels lauwarmen Wassers und verstopfe ihn zum Schutze gegen kalte Luft durch einen Wattepfropfen.

Den „Lebenswecker" appliziert man reichlich hinter dem Ohr, im Nacken und in alten und hartnäckigen Fällen auch über den ganzen Rücken und die Waden. Dabei vermeide man alles, was Wallungen zum Kopfe verursacht, namentlich starke und erhitzende Bewegungen und Alkohol. Daneben ist es sehr zweckmäßig, durch milde, natürliche Mittel für reichliche und regelmäßige Stuhlentleerung zu sorgen. Sorgfältig vermeide man alle stark wirkenden Eintröpfelungen oder Einspritzungen.

C) Krankheiten des Mittelohres

a) Der akute Katarrh der Paukenhöhle

Krankheitsbild: Wir haben schon früher hervorgehoben, daß nur das mittlere Ohr von einer wahren Schleimhaut ausgekleidet ist, mithin auch allein nur katarrhalisch krankhaft befallen werden kann. Jeder Katarrh ist zunächst mit vermehrter Sekretion verbunden, indem das Sekret entweder abnorm große Mengen von Schleim führt oder indem in einem späteren Stadium die Schleimkörperchen die Verwandlung in Eiterkörperchen eingegangen sind. Begleiterscheinungen des Katarrhs sind Schwellung und Wulstung der Schleimhaut. Durch die vermehrte Sekretion der Schleimhaut wird dieselbe, indem stets der oberste Belag derselben (das Epithel) abgestoßen wird, gleichsam in eine wunde Fläche umgewandelt, und dadurch ist die Möglichkeit gegeben, daß die Schleimhautflächen miteinanderverwachsen oder wenigstens verlötet werden können. Der Kubikinhalt der Paukenhöhle ist nur ein sehr geringer, so daß sich schon im gesunden Zustande die Schleimhautflächen an vielen Stellen fast berühren. Dadurch ist es uns erklärlich, daß bei den katarrhalischen Schädigungen einige Verlötungen und Verwachsungen zu den gewöhnlichsten Erscheinungen und Folgen gehören müssen.

Die Erscheinungen des akuten Katarrhs sind charakteristisch meist durch ganz plötzliche Abnahme des Gehöres oder gar ausgesprochene Taubheit (oft im Verlaufe eines oder weniger Tage). Der Kranke hört ein fortwährendes Hämmern und Läuten in den Ohren. Der innere Schleimhautüberzug des Trommelfelles ist gerötet, und gewöhnlich sind Schlingbeschwerden, Rachen- und Nasenkatarrh gleichzeitig vorhanden. Zunächst wegen der nahen Nachbarschaft der Gehirnhäute und der Paukenhöhle, ganz besonders aber wegen der direkten Verbindung der Gefäße der harten Hirnhaut mit den Gefäßen, welche das Mittelohr versorgen, ist es ersichtlich, daß Hirnerscheinungen wie Kopfschmerz, Fieber, ja Delirien mit der akuten Form des Katarrhs gewöhnlich verbunden sind, und ganz besonders bei Kindern kann leicht eine Verwechselung mit einer entzündlichen Krankheit der Hirnhäute stattfinden.

Ursachen und Verlauf: Aus den anatomischen Tatsachen ist ersichtlich, daß infolge von katarrhalischen Erkrankungen der Rachen- und Nasenschleimhaut, Katarrhe der Paukenhöhle durch direkte Fortleitung durch die Eustachische Röhre nicht nur entstehen können, sondern sehr häufig entstehen müssen. Da nun akute Erkrankungen der Rachen- und Nasenhöhle (Schnupfen) meist durch Erkältung, seltener Syphilis hervorgerufen werden, so ist hiermit einsichtig, daß bei naßkalter Witterung auch Katarrhe des mittleren Ohres am häufigsten vorkommen. Bei ungeeigneter Behandlung ist der Übergang des akuten Katarrhs in den chronischen die gewöhnliche Folge. Der Kranke erhält wohl für einige Zeit das Gehör wieder, allein dasselbe nimmt, sei es infolge des chronischen Katarrhs an sich, sei es infolge stattgehabter Verwachsungen, von Jahr zu Jahr bis zur vollen Taubheit mehr ab, wenn nicht der noch schlimmere Ausgang, Fortleitung des Krankheitsprozesses auf die Gehirnhaut oder das Gehirn selbst schon früher eintritt und dem Leben in den meisten Fällen ein Ende macht. Bei geeigneter Behandlung ist indes das Leiden weder langdauernd noch von bleibenden Gehörstörungen gefolgt, noch für das Leben gefährlich.

Behandlung: Die Vermeidung des Übels durch sorgfältiges Verhüten der das Leiden hervorrufenden Ursachen ist leicht. Ist das Übel aber ausgebrochen, so muß schleunigst eine energische Behandlung eintreten. Jeder Schnupfen oder Rachenkatarrh, der als Begleiterscheinung auch das

Leiden unterhält, muß zweckmäßig behandelt werden. Das Zimmer ist bis nach völlig abgelaufenem Prozesse nicht zu verlassen, und damit die Transpiration der Haut möglichst unterhalten werde, soll dasselbe bei Tag und Nacht geheizt sein. Warme Kleidung resp. Bedeckung und der reichliche Genuß von Fliedertee muß den Schweiß unterhalten.

Der „Lebenswecker" werde sofort kräftig hinter den Ohren, im Nakken bis über die Mitte des Rückens hinab und auf die Waden appliziert. Gewöhnlich genügt eine einmalige Applikation, im anderen Falle muß dieselbe nach Abheilung der ersten Anwendung wiederholt werden.

b) Der chronische Katarrh der Paukenhöhle

Krankheitsbild: Die anatomischen Veränderungen bestehen in der Schwellung der das Mittelohr auskleidenden Schleimhaut, welche Schwellung bei jeder neuen Kongestion (Blutandrang zum Mittelohr) stärker und deutlicher ausgesprochen ist. Gleichzeitig ist übermäßige Absonderung eines weißen, zähen Schleimes vorhanden. Dieser einfache chronische Katarrh ist wohl die häufigste aller Ohrenkrankheiten, denn er kommt sowohl in der frühesten Kindheit als auch im höchsten Greisenalter und bei beiden Geschlechtern gleich häufig vor.

Es ist nicht schwierig, diesen Prozeß sicher zu erkennen. Denn das Trommelfell wird an seiner, dem Mittelohr zugekehrten Fläche stets in den Krankheitsprozeß mit hineingezogen. Die Feinheit des Trommelfelles gestattet aber, Krankheitsvorgänge selbst an seiner inneren Fläche genau und deutlich mit dem Auge zu erkennen. Beim chronischen Katarrh hat das Trommelfell eine schiefergraue Färbung, und nur bei noch ziemlich frischen Fällen erscheint es mattglänzend und gelb bis rostbraun verfärbt. Die Farbe des Trommelfelles ist weiß, ja zuweilen glänzend, perlmutterartig glänzend, wenn dünne Krusten von Kalk auf die innere Oberfläche desselben sich abgelagert haben. Natürlich büßt das Trommelfell hierdurch seine Elastizität mehr oder weniger ein; würde man in diesen Fällen den sehr gefährlichen Versuch wagen, durch Ausblasen dasselbe vorzubauschen, so würde die spröde gewordene Haut in den meisten Fällen zerreißen. Ein noch anderes Aussehen gewinnt das Trommelfell dann, wenn Verwachsungen und Verklebungen vorhanden sind – eine sehr häufige Folgeerscheinung des chronischen Katarrhs der Paukenhöhle. Es sieht alsdann höckrig oder gefalten aus bei gleichzeitiger abnormer Verfärbung, und der normal vorspringende Hammergriff erscheint eingezogen.

Eine Begleiterscheinung des chronischen Paukenhöhlenkatarrhs ist in den meisten Fällen ein chronischer Rachenkatarrh.

Die subjektiven Erscheinungen sind mannigfach.

Gewöhnlich besteht das Leiden viele Jahre, ehe die Kranken endlich um Hilfe nachsuchen, und hat meist ganz unmerklich begonnen. Die häufigste Klage ist allmählich immer stärker werdende Schwerhörigkeit, und zwar hat dieselbe entweder ganz allmählich zugenommen oder hat ausnahmsweise durch eine plötzliche Schädlichkeit plötzlich bedeutend zugenommen. Neben diesem allgemeinsten Symptom leiden die Kranken an den verschiedensten, früher als nervös gedeuteten Allgemeinerscheinungen wie Schwindel, Ohrensausen, Widerwillen gegen geistige Beschäftigungen oder gar an allmählicher Abnahme der Geisteskräfte, an Veränderungen in der Gemütsstimmung, Kopfschmerzen u. dgl. mehr. Auch diese sogenannten nervösen Erscheinungen sind nicht schwer zu deuten, wenn man bedenkt, mit wie vielen Organen des Kopfes, besonders des Gehirns, das Mittelohr in direkter Nerven- und Blutverbindung steht. Hierin mag auch der Grund für die sicher nachzuweisende Erblichkeit dieses Übels, ohne daß gleichzeitig eine erblich bedingte Krankheit vorliegt, zu suchen sein.

Der chronische Paukenhöhlenkatarrh veranlaßt außer den beschriebenen anatomischen Veränderungen noch eine große Menge von der Feinheit der betroffenen Organe entsprechenden ganz feinen krankhaften Produkten, welche ohne Zweifel oft mächtig das Gehör beeinflussen müssen, deren einzelne Momente aber lange nicht mit Sicherheit zergliedert sind, vielmehr größtenteils nur durch Hypothesen gedeutet werden können. So kann zunächst die Stelle der Gehörknöchelchen durch Eiter- und Schleimabsonderung aus der normalen Lage gebracht, die Gelenkverbindung der einzelnen Gehörknöchelchen kann gelockert oder fester werden, ja in eine starre ungelenkige Verbindung verwandelt werden. Das Gehör wird hierdurch ohne Zweifel ganz bedeutend gestört, es kann vielleicht ganz verloren gehen. Entartungen am runden und eirunden Fenster und den übrigen noch feineren Organen des Mittelohres haben ohne Zweifel eine große Beeinträchtigung des Gehöres stets zur Folge; jedoch können wir dieselben weder sicher am Lebenden erkennen, noch sicher deuten. Es ist daher müßig, dieselben ganz speziell zu erörtern, zumal die Behandlung der einzelnen Krankheitsvorgänge des Mittelohres im wesentlichen dieselbe ist.

Ursachen und Verlauf: Der chronische Paukenhöhlenkatarrh geht wohl immer aus einem akuten hervor, und wir können daher hinsichtlich der ursächlichen Momente auf das über den akuten Katarrh Gesagte verweisen. Der Verlauf ist ein sehr langwieriger und währt, wird die Krankheit sich selbst überlassen, meist bis ans Lebensende. Eine Fortleitung der Prozesse zu den benachbarten Hirnhäuten kann dem Leben plötzlich ein Ende machen.

Behandlung: Die Behandlung durch den „Lebenswecker" hat stets Erfolge aufzuweisen, ist aber sehr schwierig, und ich rate jedem an dieser Krankheit Leidenden, sich an einen tüchtigen Baunscheidtisten oder Arzt zu wenden. Vorzüglich muß auf die Ursache, welche einen ursprünglichen akuten Katarrh veranlaßte, volle Rücksicht genommen werden. Ist eine bestimmte Ursache nicht nachweisbar, so behandle man das Leiden nach den beim akuten Katarrh angegebenen Prinzipien. Jeder mit der Krankheit verbundene Rachen- und Mundkatarrh muß sorgfältig behandelt werden. Die Applikation des „Lebensweckers" geschehe reichlich in der ganzen Umgebung des Ohres und, je nach der vorliegenden Ursache, über den Rücken, die Bauchfläche und die Waden. Die Anwendungen müssen so lange wiederholt werden, bis eine weitere Besserung nicht mehr ersichtlich ist. Reizlose Diät und sorgsame Regulierung des Stuhlganges und der Hauttätigkeit sind wesentliche Bedingungen für eine glückliche Behandlung. Ist das Trommelfell durch Eiterung im Mittelohr bereits durchlöchert, so beachte man eine vorzügliche lokale Reinigung des äußeren Gehörganges mittels warmen Wassers und verschließe denselben nach geschehener Reinigung und Austrocknung durch einen Wattepfropfen.

D) Krankheiten des inneren Ohres

Wir sind hier zum dunkelsten, zum unerforschtesten und unzugänglichsten Kapitel in der ganzen Heilkunde angelangt. Nach den jetzigen und jüngsten Forschungen sind die direkten Erkrankungen des Ohrnervs und der Organe, in denen er sich ausbreitet, sehr selten und betragen vielleicht nur ein Zehntel der Ohrenerkrankungen überhaupt. Es gab eine Zeit, wo man aus Unkenntnis der Sache mehr als die Hälfte aller Ohrenkrankheiten mit dem Namen nervös bezeichnete. Eine exakte Beobachtung, eine ziemliche Anzahl von Leichenöffnungen und die physiologischen Experimente an Tieren haben die zahlreichen nervösen Ohrenleiden auf die richtige anatomische Grundlage, katarrhalische Zustände der Paukenhöhle nebst ihren Ausgängen, zurückgeführt und die Seltenheit der Erkrankung der Ohrennerven zur Genüge bewiesen.

Krankheitsbild: Die anatomischen Veränderungen entsprechen keineswegs der Heftigkeit der Krankheitserscheinungen.

Bei den Leichenöffnungen hat man am allerhäufigsten entzündliche Ausschwitzungen in den Endverzweigungen des Hörnervs, ganz besonders in den halbzirkelförmigen Kanälen, aufgefunden; weit seltener wurde Entzündung des Hörnervs oder seiner Scheide von seiner Endausbreitung beobachtet. Beispiele von Neubildungen in der Ausbreitung des

Hörnervs sind nur einige wenige bekannt. Es liegt auf der Hand, daß ein andauernder Katarrh der Paukenhöhle schließlich auch Ernährungsstörungen des inneren Ohres herbeiführen muß, einmal wegen der direkten Verbindung beider Höhlen, dann auch besonders durch den Druck, welchen die Platte des Steigbügels bei Schleim- oder Eiteransammlung im Mittelohr indirekt auf die überaus zarten Organe des inneren Ohres ausüben muß. So sehen wir denn auch hier wieder, daß die entzündlichen Erscheinungen die häufigsten sind. Das innere Ohr erhält sein Blut durch die sogenannte innere Ohrarterie (Arteria auditiva interna), welche direkt aus dem Gehirn hervorkommt. Das vom inneren Ohre zurückgeführte Blut ergießt sich in die großen Blutleiter der harten Hirnhaut. Es ist somit klar, daß Blutlaufstörungen in den Teilen des inneren Ohres einmal den Blutlauf im Gehirn beeinflussen werden, dann aber auch, daß Störungen im Blutlaufe des Gehirns auf die Zirkulation im inneren Ohr einwirken müssen. Diese Tatsache, wird durch die Beobachtung bestätigt. Nach erschöpfenden Krankheiten, großen Blutverlusten, bei bleichsüchtigen Frauen, bei Herzkrankheiten finden wir fast stets abnorme Empfindungen des Gehörs, Ohrensausen, Ohrenklingen, Ohrenschmerzen usw. Allein diese Leiden verschwinden, sobald der Blutlauf wieder normal geworden ist.

Bisweilen treten solche Blutlaufstörungen ganz plötzlich ein: beim Schlaganfall, nach einer heftigen Erkältung, zumal bei menstruierenden Frauen, nach den heftigsten Gemütsbewegungen. Die fast ausnahmslose Folge ist unheilbare Taubheit.

Wie der Augennerv ganz plötzlich durch eine heftige Lichterscheinung dauernd gelähmt werden kann, so auch der Hörnerv nach plötzlichen heftigen Lufterschütterungen, z. B. bei einem lauten Knall. Ist der Gehörnerv oder seine Ausbreitung in irgendeiner Weise erkrankt, so ist das Gehör stets tief ergriffen, gewöhnlich erloschen. Man kann freilich alle Abstufungen von geringer Schwerhörigkeit bis zur vollendeten Taubheit beobachten, allein die Art der Erkrankung ist leider gewöhnlich eine solche, daß der unglückliche Kranke vollständig taub ist. Plötzliche Erkrankungen des Gehörnervs repräsentieren bisweilen ganz das Bild eines heftigen Blutandranges zum Gehirn oder gar eines Schlaganfalles: plötzlicher Schwindel, Erbrechen, Ohnmachtsanfälle, Ohrensausen und Behinderung der Bewegung, und hinterlassen Taubheit.

Ein Forscher hat durch Experimente an Tieren nachgewiesen, daß Verwundungen der halbzirkelförmigen Kanäle eine merkwürdige Unsicherheit in den Bewegungen, besonders im Gehen und Stehen hervorruft. Diese Erscheinungen beobachten wir in der Tat bei Menschen, deren Gehörnerv plötzlich krankhaft ergriffen wird.

Im übrigen ist das allgemeinste Symptom der Krankheiten des inneren Ohres die ganz bedeutende, entweder allmählich oder plötzlich entstandene Schwerhörigkeit oder Taubheit bei vollständig normaler Beschaffenheit der dem Auge zugänglichen Organe des Ohres.

Die hier angeführten Symptome sind die uns bekannten, einzig annähernd zuverlässigen, und wir sind der festen Überzeugung, daß bei der total verborgenen Lage des inneren Ohres eine sichere Diagnose niemals – oder vielleicht in sehr seltenen Fällen nur – möglich ist.

Ursachen: Hierhin gehören zunächst alle die Momente, welche Blutlaufstörungen im ganzen Körper und besonders im Gehirne hervorrufen, alsdann Erkältungen, plötzliche, heftige Schallerschütterungen und Fortleitung von Krankheitsprozessen der Paukenhöhle.

Behandlung: Ich will nicht behaupten, daß ich stets Erfolge von meinen Heilverfahren gesehen habe, sicher aber in den meisten Fällen. Ich bin allerdings überzeugt, daß in den wenigen nicht glücklichen Fällen in einigen noch Resultate hätten erzielt werden können, würde die Kur mit der nötigen Ausdauer fortgesetzt worden sein. Ist das Leiden ein von der Paukenhöhle her fortgeleitetes, so muß unter Bezugnahme der ursächlichen Momente dieselbe Behandlung wie beim akuten oder chronischen Katarrh des Mittelohres auf das allerenergischste eintreten. Ist es wahrscheinlich, daß das Leiden nur im inneren Ohre seinen Sitz hat, und ist es ursächlich aus einer Erkrankung des Gesamtkörpers, also z. B. aus Typhus, Erkältung, erschöpfenden Blutungen, herzuleiten, so wird wohl in allen Fällen eine dem Wesen der Grundleiden entsprechende Allgemeinbehandlung, wird sie mit Konsequenz durchgeführt, das Übel vollständig beheben können.

Glaubt man annehmen zu dürfen, daß das Leiden ein sogenanntes nervöses sei, daß infolge von Blutlaufstörungen im Gehirn, infolge heftiger Lufterschütterungen in Form von Schallwellen oder aus noch andern Gründen der Hörnerv und seine Ausbreitung krankhaft ergriffen seien, so muß man zur Herstellung eines normalen Kreislaufes im Gehirn durch Ableitung des Blutes nach anderen Körperstellen hin sorgen, bei gleichzeitiger konsequenter und energischer Applikation des „Lebensweckers" im Nacken und im Gesamtverlauf des Rückenmarkes.

E) Einige Fälle, die Baunscheidt selbst geheilt hat

Heinrich Faßbender zu Niederbachem, Bürgermeisterei Villip, Kreis Bonn, 20 Jahre alt, litt seit seinem 15. Lebensjahre an großer Schwerhörigkeit. Erste Anwendung am 10. Februar 1853 hinter beide Ohren, zweite am 22. Februar und die dritte am 5. März, wonach das Gehör trotz des schlechten Wetters fast gänzlich wiederhergestellt war. Die vierte, fünfte und sechste Anwendung, die letzte am 15. April, brachten totale Heilung.

*

Jakob B., 52 Jahre alt, Klempnermeister in Köln, litt an Gicht im ganzen Körper sowie an großer Schwerhörigkeit. Nach den ersten sechs Anwendungen vom 24. Juli bis zum 2. Oktober 1853 war Patient soweit hergestellt, daß er wieder geschäfts- und diskursfähig war. Weil der Patient durch sein Geschäft zur Verrichtung der einschlägigen Arbeit an verschiedenen Eisenbahnen genötigt war, oft durch Wind und Wetter zu reisen, so konnte die Kur nicht regelmäßig fortgesetzt werden, weshalb dieselbe auch fast eineinhalb Jahre gewährt hat. Am Schlusse derselben nahm sich der Patient den Befreier von seinen Leiden mit nach Hause.

*

Wilhelm Mager, Schustergeselle bei Herrn H. Wild in Bonn, 25 Jahre alt, wurde nach zehnmaliger Applizierung im Rücken und hinter den Ohren von seiner Schwerhörigkeit und ähnlichem Übel wie jenem seines Meisters im März 1853 wieder völlig hergestellt.

*

Helene B., 25 Jahre alt, Dienstmagd in Impekoven, Kreis Bonn, hatte acht Tage hindurch furchtbare Zahn- und Ohrenschmerzen, wodurch ihre rechte Kopfseite sehr angeschwollen und große Schwerhörigkeit eingetreten war. Eine einmalige Anwendung am 14. Oktober 1853 behob das ganze Leiden.

*

Margareta Müller zu Cuchenheim, 28 Jahre alt, litt längere Zeit an Schwerhörigkeit, Halskropf, überhaupt an Drüsenanschwellungen und seit sechs Jahren an Lähmung beider Arme und Hände, welche Übelstände bei veränderlichem nassem Wetter am heftigsten auftraten. In den letzten acht Tagen konnte die Kranke sich fast gar nicht rühren. Erste Anwendung am 15. März 1853 um Schultern und Oberarmmuskeln, wonach große Besserung eintrat, die so fortging bis zur fünften Anwendung am 29. April, wonach die Besserung komplett erfolgte.

*

Ohrenkrankheiten 187

Andreas Wallbröl, Ackerer zu Witterschlick, 46 Jahre alt, litt längere Zeit an Schwerhörigkeit, Schwindel, kalten Füßen usw. Zweimalige Anwendung hatte völlige Genesung herbeigeführt, sogar in der schlimmen Winterzeit von 1852 bis 1853. Das Übel hatte nach der Angabe des Patienten 20 Jahre gedauert.

*

Gerhard L., 17 Jahre alt, litt seit seiner Kindheit an Ohrenfluß, und als sich dieser stopfte, trat vor länger als fünf Jahren große Schwerhörigkeit ein, gegen welches Übel alles Angewandte erfolglos war. (Den Patienten habe ich bis zum März zurückgewiesen.) Erste Anwendung am 11. März, mit der zweiten am 21. März trat große Besserung und mit der fünften am 21. April 1854 radikale Heilung ein.

*

Anna Maria K., 39 Jahre alt, wohnhaft in Bonn, litt lange Zeit an großer Schwerhörigkeit. Vier bis zum 23. Dezember 1854 beendigte Applikationen stellten die Patientin wieder her.

*

Frau K., 44 Jahre alt, zu Bonn, litt an nervösem Kopfleiden mit steigender Blindheit und Schwerhörigkeit. In dreimonatiger Behandlung war dieselbe bis zum April 1856 hergestellt, und die zum Star geneigten Augen waren wieder lebensfrisch geworden.

*

Gerhard K., Kaufmann in Köln, 54 Jahre alt, berichtete mir am 22. Juli 1854 persönlich, wie er sich mit dem vor zwei Jahren von mir gekauften „Lebenswecker" von seiner langjährigen Schwerhörigkeit, die zuweilen an Taubheit grenzte, völlig befreit hätte.

*

Johann Joseph Schüller, 27 Jahre alt, aus Buschdorf, Kreis Bonn, war ein ganzes Jahr taub gewesen. Eine einzige Anwendung meines Heilverfahrens in der Osterwoche 1856 hatte, nach seinem heutigen Bericht am 28. Dezember, 1856 die volle Genesung zur Folge.

*

Gertrud D., 23 Jahre alt, zu Egidienberg, diente in Asbach als Ladengehilfin und hatte, wahrscheinlich durch den beständigen Einfluß der Zugluft, dort ihr Gehör verloren. Eine viermonatige Behandlung, vom Monat September 1854 ab, stellte sie wieder her. Dieselbe konnte seit Anfang dieses Jahres schon wieder einen Dienst in Bonn übernehmen.

*

Madame St., 42 Jahre alt, zu W. bei Ratingen, hatte vor längerer Zeit nach einem Nervenfieber das Gehör verloren, ließ sich im Jahr 1852 ein Heilinstrument von mir kommen und hat sich, nach dem Bericht vom 24. Februar 1854 des Herrn N. von dort, schnell und radikal damit geheilt.

*

Pastor Byns in Endenich, 62 Jahre alt, befreite sich sehr schnell von seinem Gehörübel.

*

Joseph Clemens, 32 Jahre alt, zu Lissingen, Kreis Daun in der Eifel, litt seit zwölf Jahren an rheumatischen Schmerzen im Körper und seit neun Monaten an großer Schwerhörigkeit. Zwei Anwendungen am 5. und 19. März 1854 schafften dem Kranken befriedigende Erleichterung. Merkwürdig war das Symptom, daß sich bei dem Kranken zwischen den Schultern im Rücken periodisch ein Ausschlag bildete und stets Jucken verursachte.

*

Pastor Martin Luther, Pfarrer der hochdeutschen Gemeinde zu Rotterdam, 46 Jahre alt, war der erste, der den Heilungsprozeß des wichtigen Instrumentes begriff und der im Jahre 1848 das erste Exemplar, das ich aus den Händen gab, kaufte, nachdem ich ihn binnen zehn Minuten von seinen seit sechs Wochen andauernden Zahnschmerzen befreit hatte. Der hochwürdige Geistliche besuchte mich den 24. August 1853 auf einer Rückreise aus Süddeutschland, teilte mir mit, wie er 14 Jahre lang mit einem Ohr taub gewesen und durch meine Erfindung vollauf geheilt worden sei, und schloß seinen Bericht mit anderweitigen großen Heilungsresultaten, worüber er jedem gerne Auskunft zu erteilen erbötig wäre.

*

Baumeister Cl., 27 Jahre alt, zu Mayen, hatte als Kind das Unglück, eine gar zu derbe Ohrfeige bekommen zu haben, und von der Zeit an (seit

Ohrenkrankheiten 189

mehr als 20 Jahren) war der Sehnerv des linken Auges lahm und das Gehör des linken Ohres rein verschwunden. Am 21. März 1854 wandte ich bei ihm mein Heilverfahren im Rücken und hinter dem linken Ohr an; der Patient kaufte sich sogleich ein Instrument, mit welchem er sich laut seiner Berichterstattung in kurzer Zeit geheilt hat.

F) Gute Heilerfolge auch in unserer Zeit

„Ende Oktober 1975 begann ich meine Augen nach der ‚Benjamin-Methode' zu üben. Zu dieser Zeit konnte ich ohne Brille keine Zeitung und keine Schreibmaschinenschrift lesen. Ich unterstützte die Übungen seit 1975 mit der Anwendung des ‚Lebensweckers' nach Baunscheidt (Einhandgerät Nr. 68070) durch tägliche Einschnellungen – ca. zehnmal – im Nacken und hinter den Ohren. Heute, am 10. Januar 1976 ist es mir wieder möglich, die Zeitung und Schreibmaschinen-Korrespondenz ohne Brille zu lesen. Meine Sehkraft erfuhr in den zweieinhalb Monaten eine hervorragende Stärkung." Herr G. K. aus Markgröningen

*

„Ich möchte Ihnen kurz mitteilen, daß ich bereits sieben Pferde baunscheidtiert habe, und das mit sehr gutem Erfolg. Sämtliche Behandlungen betrafen die Vorderbeine, und zwar die Beugesehnen tiefer und oberflächlicher. Meine Methode ist unterschiedlich. Gelegentlich mache ich erst Kantharidenpflaster. Die angeschwollene Stelle wird dann am nächsten Tag baunscheidtiert. Dabei entfernt sich eine bernsteinfarbene Flüssigkeit. Ein Watteverband, der zwei bis drei Tage angelegt wird, saugt diese Flüssigkeit auf. Mit dieser Methode habe ich u. a. einen Galopper geheilt. Was dem Tierarzt in solchen Fällen schulmedizinisch zur Verfügung steht, ist recht wenig, denn durch alle anderen Methoden werden die angesammelten Giftstoffe an den Sehnen nicht abgeleitet."
  Dr. med. vet. I. C., prakt. Tierarzt, in D.

*

„Meine Erwartungen wurden noch bei weitem übertroffen. Ich habe die Nadelpistole gleich ausprobiert. Die Behandlung ist leicht, mühelos und unproblematisch, für Rechts- sowie für Linkshänder. Was ich besonders hervorheben möchte: Man braucht wenig Zeit und keine Kraft. Ich sage Ihnen meinen allerherzlichsten Dank!" Frau Marta W., Berlin

*

„Ich bestellte Ihre neueste Ausführung des Baunscheidtgerätes mit dem starren Kopf. Heute nun möchte ich meine hohe Anerkennung für diese neue Schöpfung aussprechen, denn das Gerät funktioniert in wunderbarer Weise. Da in meiner Praxis sehr viel baunscheidtiert wird, bedeutet dieses Gerät eine sehr große Arbeitserleichterung, und es geht außerdem noch viel, viel schneller. Der Patient empfindet die Behandlung nicht mehr als unangenehm, weil man bei empfindlichen Stellen die Stärke der Behandlung sehr gut regulieren kann. Mit dem neuen Gerät ist es mir überhaupt erst möglich, bestimmte empfindliche Körperstellen zu behandeln. Auch meine Helferinnen in der Praxis bestätigen, daß sie mit dem neuen Gerät wesentlich schneller und mit weniger Kraftaufwand die vorgeschriebene Behandlung durchführen können." Heilpraktiker W. H., in S.

*

„Als Praktiker möchte ich Ihnen mitteilen, daß ich schon vor etwa 40 Jahren in meiner Praxis Baunscheidt-Behandlungen ausführte."
Heilpraktiker F. H., in W.

*

„Ich habe die Wirksamkeit dieser Methode am eigenen Leib erfahren und möchte zur privaten Benutzung ein solches Gerät besitzen."
Herr Paul Sp., St. Wendel

*

„Bei dreimaliger Behandlung mit Ihrem Lebenswecker zeigten sich bereits die ersten Erfolge." Frau K. H.-B., Son en Breugel, Holland

*

„Ich kann nur sagen, daß ich seit 1960 den ‚Lebenswecker' bei allen Erkrankungen wie Herz-, Leber-, Milz- und Prostata- und schweren Bandscheibenleiden mit großem Erfolg und ohne jede Schäden oder Nachfolgeerscheinungen negativer Art nur mit Trockennadelung bei mir, meinen Verwandten und Bekannten mit Erfolg und leichtem Einreiben mit reinem Olivenöl angewandt habe. Grippe, Erkältungen und Schnupfen treten kaum noch auf bzw. verschwinden in drei Tagen. Schlaf- und

Kopfschmerztabletten fallen fort. Blutergüsse durch Fall verschwinden in zwei Tagen. Muskelkater durch Sport verschwindet sofort nach der Nadelung. Wenn das seit Jahren keine einschlagenden Erfolge sind, dann weiß ich wirklich nicht, was man noch weiter will. Wenn ich nicht Ihren ‚Lebenswecker' hätte, seit 1967 wäre ich schon tot.

Ich habe Frau K. drei Wochen mit dem Nadelgerät behandelt. Sie hat keine Schmerzen mehr, wenn sie ein über den anderen Tag trocken genadelt wird. Dazu bisher ein einmaliger Erfolg: Sie kann seit der 8. Nadelung ohne Brille sehen. Ihr Gesamtzustand hat sich trotz schwerer Röntgenverbrennungen, Nervenschmerzen und Kopfschmerzen wie auch Schlaflosigkeit wesentlich gebessert. Sie nimmt keine Tabletten mehr.

Es ist wirklich eine Wohltat, die Nadelung mit diesem Gerät vorzunehmen. Keine Ermüdungserscheinungen und Handschmerzen nach zwei Körper-Ganznadelungen. Dadurch ist das Nadelgerät 68070 auch für ältere Menschen bestens geeignet."

Herr S. H., Kurdirektor a. D., in L.

*

„Seit 30 Jahren besitze ich schon ein Baunscheidt-Gerät, das mir immer sehr gut geholfen hat." Frau Ida Sch., Lemke

*

„Bereits vor 1939 habe ich das Baunscheidt-Verfahren mit Erfolg angewandt. Ich habe Nadelungen an meinem Mann vorgenommen, der nicht mehr in der Lage war, allein zu gehen. Der Erfolg war überwältigend, schon bei vier Nadelungen. Ich sehe keine andere erfolgreiche Hilfe außer dem ‚Lebenswecker'. Heute kann mein Mann wieder allein gehen und hat keine Schmerzen mehr." Frau M. L., Mannheim

*

„Meine Tochter leidet im Moment an einem Hautleiden an den Füßen. Vor 14 Tagen haben wir nun die Behandlung mit dem Lebenswecker angefangen. Schnell stellte sich der Erfolg ein." Frau Adda B., Hamburg

*

„Ihr neues Baunscheidt-Gerät hat gegenüber dem normalen den Vorteil, daß es auch möglich ist, eine Eigenbehandlung vorzunehmen – und dies an exponierten Stellen. Eine weitere positive Wirkung sehe ich im verhältnismäßig einfachen Auswechseln des Nadelkopfes. Dadurch wird eine rasche Arbeitsfolge gewährleistet. Ich werde Ihr Gerät im Kollegenkreis bestens weiterempfehlen."

Heilpraktiker F. M., in St.

*

„Ich benutze schon seit 1935 das alte Modell des Baunscheidt-Apparates. Jetzt, da ich über 75 Jahre alt bin und meine Heilpraxis aufgebe, möchte ich zur Selbstbehandlung Ihr neues Modell bestellen."

Heilpraktiker Ulrich Sch., in N.

*

„Herr F. J., Heilpraktiker in Garmisch-Partenkirchen, bestellte für mich bei Ihnen das Nadelgerät von Baunscheidt. Ich erinnere mich, daß wir bei der Kriegsmarine ein solches Gerät mit 40 Nadeln hatten."

Herr R. M., Michelstadt

*

„Da ich das Baunscheidtverfahren in Zukunft öfter anwenden möchte, bestelle ich ein weiteres Nadelgerät Nr. 68030 und zehn passende Ersatz-Nadelköpfe."

Dr. med. P. R., Facharzt für innere Krankheiten, in M.

Vierter Teil:
Heilende Wirkung durch Schröpfen

Vom Aderlaß zum Schröpfkopf

„Die Blutentziehung durch Aderlaß oder das Schröpfen", schrieb Christoph Wilhelm Hufeland (1762–1836), „ist das einzige Mittel, wodurch wir einen Teil des Lebens wegnehmen und die Summe der Lebenskraft selbst, und zwar in ihrer ersten Quelle, vermindern können. Denn das Blut ist belebt, ist ein flüssiges Lebensorgan! Des Menschen Leben steckt in seinem Blute! Es ist die Mutter, der Sitz alles Lebendigen; ohne Blut gibt es kein Leben der Nerven, des Gehirns, wohl aber ohne Nerven Leben des Herzens und des Blutes. Lebensschwächung ist daher die erste und Fundamentalwirkung der Blutentziehung; daher ist der Aderlaß das größte Mittel in allen Krankheiten, wo ein Übermaß des Lebens sich im Blute entwickelt, das ist in den echt entzündlichen."

Nach Hufeland ist die Blutentziehung also ein wichtiges entzündungshemmendes Mittel. Die Geschichte des Aderlasses ist so alt wie die Geschichte der Heilkunde selbst. Nach den verschiedenen Vorstellungen sollte die Blutentziehung der Entleerung verdorbener Säfte, Linderung des Schmerzes und der Beschwerden dienen, wobei die starke euphorische Wirkung des Blutverlustes bekannt war.

In späteren Zeiten wurde die „Fremdkörpertheorie", d. h. der Glaube, daß mit dem Aderlaß Krankheitsstoffe aus dem Körper hinausbefördert werden, als naiv abgetan. Die moderne Medizin steht diesem Heilverfahren jedoch wieder positiv gegenüber – wenn auch mit anderer Begründung und dem Hinweis, daß diese Methode kein Allheilmittel sein kann.

Der Begriff „Schröpfen" leitet sich vom althochdeutschen „screfan" ab und bedeutet soviel wie „ritzen", „einschneiden". Auf alten Ärztewappen und Grabsteinen finden wir den Schröpfkopf als Symbol für den Arzt. Zahlreiche Zeugnisse beweisen, daß dieses Heilverfahren bei allen Kulturen in allen Jahrhunderten gebräuchlich war. Ursprünglich mag es wohl eine Instinkthandlung gewesen sein, daß Wunden oder schmerzende Stellen oder Insektenstiche und Schlagenbisse ausgesaugt wurden – und zwar mit dem Mund ohne irgendeine zusätzliche Apparatur.

Dieses einfache Saugschröpfen wurde zur Zeit des Dämonenkultes damit erklärt, daß auf diese Weise der böse Geist der Krankheit ausgetrieben werde – wie das auch heute noch bei Naturvölkern der Fall ist. Bald ent-

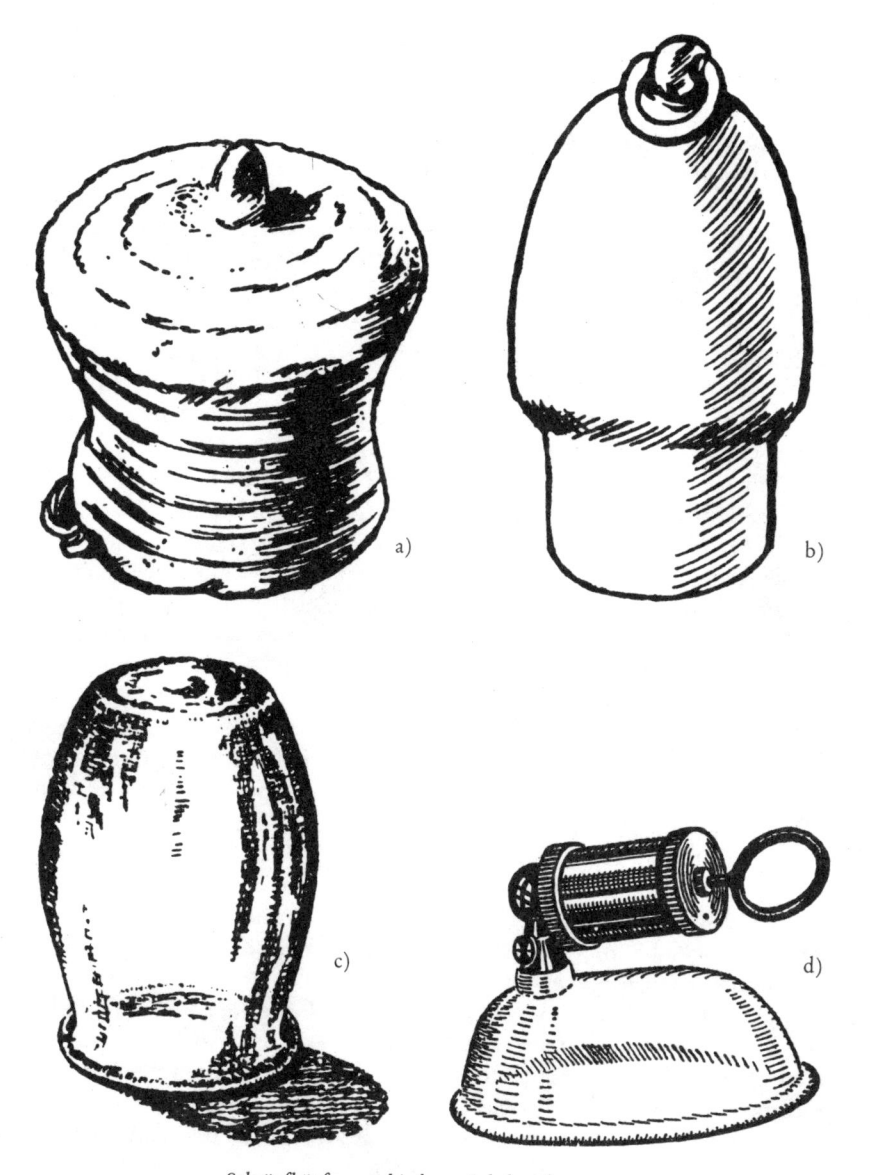

Schröpfköpfe verschiedener Jahrhunderte
a) Alter römischer Schröpfkopf aus Edelmetall
b) Bronzener Schröpfkopf des Hippokrates
c) Gläserne Saugglocke
d) Schröpfglocke aus Glas mit Unterdruckluftpumpe (20. Jhdt.)

deckte jedoch der findige heilkundige Mensch, daß das Absaugen des Blutes unter Anwendung eines Hohlkörpers weit besser war, und benutzte Hörner von erlegten oder geschlachteten Tieren. So verwenden die Ovambos an der Loangoküste noch heute Antilopenhörner, wobei sich an der Spitze eine Öffnung befindet, durch welche die Haut angesaugt wird. Der Unterdruck, der so innerhalb des Hohlkörpers entsteht und das Horn auf der Haut festhält, wird dadurch erhalten, daß der Medizinmann nach dem Ansaugen die Öffnung schnell durch einen Wachspfropf verschließt. Zuvor werden kleine Einschnitte in die Haut gemacht. Durch den herrschenden Unterdruck wird nun das „schlechte" Blut in den hörnernen Schröpfkopf gezogen und kann dann ausfließen, wenn der Pfropf entfernt wird. Inder und auch Hottentotten benutzten Kuhhörner, während die alten Germanen Bockhornspitzen vorzogen. In späteren Zeiten wurden Schröpfköpfe aus Bronze, Kupfer und Glas hergestellt.

Zum Ritzen der Haut wurden alle möglichen Instrumente benutzt: spitze Steine, Knochen, Fischgräten, Pfeilspitzen und Messer. Die entleerende Methode des Schröpfens basierte auf der Erkenntnis, daß man durch Aussaugen einer durch Pfeilgift verursachten Wunde einen solcherart giftig Verletzten retten konnte. Auf die gleiche Weise glaubte man, Krankheitsstoffe aus dem Körper ziehen zu können, wobei man rasch bemerkte, daß diese Prozedur auch eine schmerzstillende Wirkung zeitigte.

Eines der ältesten Dokumente für das Schröpfen stammt aus Mesopotamien aus der Zeit um 3300 v. Chr. Es ist das Siegel des Arztes Urlagaledinu, das drei Schröpfköpfe zeigt. Tempel-, Grabreliefs und Grabbeigaben zeigen deutlich, daß auch im alten Ägypten das Schröpfen sehr beliebt war. Der sogenannte „Veterinärpapyrus" aus der Zeit um 2200 v. Chr. empfiehlt u. a. das Schröpfen gegen Koliken.

Im indischen *Ajurweda*, einem medizinischen Lehrbuch, das dem Arzt Susruta zugeschrieben wird und dessen Urtext auf das 5. vorchristliche Jahrhundert zurückgehen soll, heißt es:

„Das durch in Unordnung geratenen Wind, Galle oder Schleimlymphe verdorbene Blut soll entsprechend mittels eines Hornes ausgesogen werden, ohne Rücksicht auf eine Begründung dieser krankhaften Blutkomposition, wann immer eine solche Blutsaugung notwendig erachtet wird."

Wie in Indien so war auch in China, Japan, Korea und bei den Indianern in Chile das Schröpfen ein beliebtes Heilmittel, bzw. ist es noch heute.

Bei den Griechen war der Schröpfköpf ein heiliges Symbol des Asklepioskultes, wobei das glockenförmige Instrument zum Gotte Telesphoros erhoben wurde und auf zahlreichen Münzen abgebildet ist. Ein Relief aus dem Asklepion (dem Arztgott Asklepios geweihtes Heiligtum) in Athen

Vom Aderlaß zum Schröpfkopf

zeigt zwei Schröpfköpfe mit einem Instrumentenetui, welches Ritzmesser enthält.

Hippokrates, der „Vater der abendländischen Heilkunde", beschreibt Schröpfköpfe, welche breit und dann in eine Spitze auslaufend hergestellt wurden, „um aus dem Fleische etwas herauszuziehen und an sich zu reißen". Im 7. Kapitel seines Buches *Der Arzt* schreibt er:

„Die Schröpfköpfe sind, behaupte ich, in zwei verschiedenen Fällen von Nutzen. An denjenigen Stellen nämlich, wo sich der Fluß fern von dem zu Tage liegenden Fleische festgesetzt hat, muß die Peripherie des Schröpfkopfes klein sein, er selbst hingegen weitbauchig, die Handhabe nicht vorn länglich zugehend und auch nicht schwer. Denn ein solcher Schröpfkopf zieht gerade heraus und befördert die entlegenen schädlichen Säfte leicht an die Oberfläche des Fleisches.

Wenn sich der Schmerz über eine größere Strecke Fleisches hin verbreitet, muß der Schröpfkopf dem eben beschriebenen in jeder Beziehung gleichen, seine Peripherie aber groß sein. Denn bei einer solchen Form wird man finden, daß er die Schmerz verursachende Materie aus vielen Teilen an den gehörigen Ort leitet, da seine Peripherie nur in dem Falle groß sein kann, daß eine umfänglichere Partie Fleisch durch ihn umfaßt wird. Ist er aber schwer, so wendet er sich mehr an die oberen Teile, während man eher in der Tiefe Blut entziehen muß. Beim Eintritt von Flüssen, die von den oberen Partien weit entfernt sind, ziehen die Schröpfköpfe mit weiter Peripherie viel aus dem übrigen Fleische an sich; da kann es denn vorkommen, daß die aus ihnen herausgezogenen Flüssigkeiten sich auf die aus der Tiefe hervorgezogenen Krankheitsstoffe legen und das, was Beschwerde macht, hingegen weggenommen wird.

Wieviel aber auf die Größe der Schröpfköpfe ankommt, kann man aus den Körperteilen erschließen, auf welche man sie aufzusetzen hat. Wenn man skarifizieren (die Haut oberflächlich einritzen) will, muß der Schröpfkopf Blut von unten aufnehmen, weil sich das Blut der chirurgisch behandelten Stellen zeigen muß; im anderen Falle wird man den emporgezogenen Kreis nicht skarifizieren, denn dann ist das Fleisch der kranken Stelle zu schlaff. Man verwende aber am Rande umgebogene, nicht zu schmale Messer, weil hier und da klebrige, zähe Flüssigkeiten herauskommen und dann die Gefahr eintritt, daß sie in den Schnittwunden, falls dieselben eng sind, stehenbleiben."

Heilung durch Schröpfen bei Hippokrates

„Wenn man bei einer Frau die *Menses* zurückhalten will, lege man einen möglichst großen Schröpfkopf auf den Brüsten an." *(Aphorismen V)*.

„Wenn einer heftige *Kopfschmerzen* hat, so lege man, welcher der oberen Teile auch erkrankt sein mag, einen Schröpfkopf auf." *(Die Krisen,* Kap. 59).

*

„Wenn man einem Kranken, der an *Angina, Fieber, Schmerzen* oder *Erstickungsanfällen* leidet, begegnet, so verfahre man in folgender Weise. Zunächst setze man Schröpfköpfe auf den ersten Halswirbel auf, hierauf neben den Ohren auf beiden Seiten des Kopfes, nachdem man die Gegend abrasiert hat, und wenn man dann Schnitte gemacht hat, lasse man den Schröpfkopf möglichst lange fest sitzen. Hierauf bereite man dem Kranken ein Dampfbad von Wein, Essig, Soda, Dosten und dem Samen der orientalischen Kresse." *(Die Krankheiten,* II, Kapitel 26).

*

„Wenn sich der Schmerz unter die Schulterblätter verzieht *(Lungenentzündung),* so setze man einen Schröpfkopf auf die Adern in den Händen." *(Die Krankheiten,* II, Kapitel 45).

*

„Wenn es einem angezeigt erscheint, aus der *Lendengegend* Blut abzuzapfen, so lege man einen Schröpfkopf auf und öffne die dicksten Adern im Scrotum (Hodensack). Wenn ein derart Erkrankter auf diese Weise behandelt wird, so wird er möglichst rasch wieder gesund." *(Die inneren Krankheiten,* Kap. 21).

*

„Bei akutem *Gelenkrheumatismus* sind warme Umschläge und Einreibungen mit Olivenöl zu machen, Abführmittel und alle sechs Tage Nieswurz als Brechmittel zu verabfolgen. Wenn sich irgendwo an den Gelenken eine Geschwulst zeigt, eine Ablagerung aber sich nicht einstellen will, so lege man einen Schröpfkopf auf und entziehe Blut, indem man mit einer dreieckigen Nadel in die Knie einsticht, wenn sich dort eine Geschwulst befindet; die anderen Gelenke dagegen steche man nicht an." *(Die inneren Krankheiten,* II, Kap. 41).

*

„Bei *Hüftweh (Ischias)* sind folgende Mittel angebracht: Abführmittel, Brechmittel, Blutreinigungsmittel, Dampfbad und Ätzung. Wenn die

Krankheit aber vom Blute herrührt, so verordne man ein Dampfbad, lege einen Schröpfkopf auf und öffne die Adern in den Kniekehlen." *(Die inneren Krankheiten, II, Kap. 51).*

*

„Bei *Ohrenschmerzen* und *Ohrenentzündung* verordne man Eingießung von erwärmten und in Bittermandelöl gelösten Arzneimitteln und lege einen Schröpfkopf am Hinterkopf an." *(Die Stellen am Menschen, Kap. 112).*

*

„Bei *Geschwülsten* und *Entzündungen* an den unteren Extremitäten zapfe man Blut ab, besonders aus den den Zufluß vermittelnden Blutadern, falls diese deutlich zu erkennen sind. Ist das nicht der Fall, so muß man auf den Geschwülsten ziemlich tiefe und zahlreiche blutige Schröpfungen vornehmen, und zwar mit möglichst spitzen und möglichst dünnen eisernen Instrumenten. Man spüle mit Essig ab, lasse auch keinen Blutklumpen an den Schröpfstellen zurückbleiben." *(Die Wunden und Geschwüre, Kap. 24).*

*

„Bei *Frauenkrankheiten,* namentlich Entzündungen und Menstruationsstörungen soll am Kreuz, an den Lenden und am Unterbauch in der Gebärmuttergegend geschröpft und möglichst viel Blut entzogen werden." *(Über die Frauenkrankheiten).*

Schröpfen im alten Rom
Auch im römischen Weltreich maß man dem Schröpfen eine besonders wirkungsvolle Heilkraft zu. Darüber berichten vor allem die beiden Ärzte Aulus Cornelius Celsus, der zur Zeit des Augustus lebte, und Claudius Galenos, der 130 n. Chr. in Pergamon in Kleinasien geboren wurde. Celsus berichtet, daß man bei Infiltrationen und Eiterungen schröpfen solle, nachdem man die betreffenden Einschnitte gemacht hat, „bis jedes Zeichen von Entzündung verschwunden ist".

In seinen Büchern *De re medica* und *De vexatis* empfiehlt er den Gebrauch von Schröpfköpfen besonders dort, wo der Fehler nicht im ganzen Körper, sondern in irgendeinem Teil desselben steckt. Dieses Verfahren sei besonders angebracht bei langwierigen Erkrankungen unklarer Natur, wobei er besonders betont, daß das Schröpfen auch auf einen schwächlichen Organismus nicht schädlich wirkt: „Das Mittel ist um so sicherer, je weniger vehement es angewandt wird; je langsamer, je allmählicher geschröpft wird, desto besser!"

*

Bei *septischem Fieber,* sofern es bei Kindern auftritt, und *Delirien* (Fieberträumen) empfiehlt Celsus die Anwendung von Schröpfköpfen am Hinterhaupt. Sie sind an den Nacken zu setzen, wenn *Nackenschmerzen* auftreten, deren Natur unklar ist. Ferner empfiehlt er die Anwendung bei *Angina,* zahlreichen *Augenerkrankungen, Auftreibung des Unterleibes, akutem Brechdurchfall, Ischias* und *Abszessen* sowie bei *Tollwut* und der allgemeinen *Wundbehandlung.*

*

Galenos beschreibt das Schröpfen in seinen Büchern *De methode curandi per sanguinis missionem* und *Methodus medendi* als eine entleerende Methode, die das Krankhafte beseitigt und die Schmerzen besänftigt. Er weist vor allem darauf hin, daß der Schröpfkopf immer über der schmerzhaften Stelle oder über dem erkrankten Körperteil angesetzt werden soll.

*

Bei *schwachem Magen* ist der Schröpfkopf darüber, bei *weißem Fluß* (Fluor) der Frau über den Hypochondrien (unterhalb der Rippenknorpel gelegene seitliche Teile des Unterleibs) anzulegen.

Vom Mittelalter zur Neuzeit
Der Arzt Oribasius zu Byzanz schreibt in seiner *Eignung der Schröpfmethode* (8. Peri Sikyoon):
„Das Schröpfverfahren kann der verderbten Materie, wenn sie sich im Kopfe befindet, einen Ausweg verschaffen, Schmerzen lindern, die Entzündung abdämmen, den Appetit wiedererwecken, einen schwachen, ausgelaugten Magen kräftigen, seelische Schwächen beseitigen, was in der Tiefe schlummert, hervorholen, Ausflüsse zum Versiegen bringen, Blutstürze verhindern, die menstruale Reinigung hervorrufen, Schärfen beseitigen, den Kreislauf freimachen, von der Schlafsucht aufraffen, Schlaf bringen, Schweregefühle aufheben – so wie alles, was diesen Symptomen ähnlich ist, durch die Applikation von Schröpfköpfen verbessert werden kann."

*

Vom Aderlaß zum Schröpfkopf

Der arabische Arzt Abulkasim gibt in seiner *Chirurgie* (Kap. 98) ein Verzeichnis der Krankheiten, die durch Schröpfen zu lindern bzw. zu heilen sind:
„Gegen Kopf- und Augenschmerzen setze man den Schröpfkopf an den Nacken, doch hüte man sich, ihn bei Erkältungskrankheiten anzuwenden, da er in diesem Falle nur schadet. Dagegen ist es angebracht, bei Bronchialasthma, Husten, Atemnot und allgemeiner Schwächung der Atmungsorgane Schröpfköpfe möglichst hoch zwischen den Schulterblättern anzusetzen, ansonsten sie Herz und Magen schädigen. Die gleiche Stelle ist auch geeignet bei hohem Blutdruck und solchen Krankheiten, über welche Frauen im Wechselalter [in den Wechseljahren] klagen.

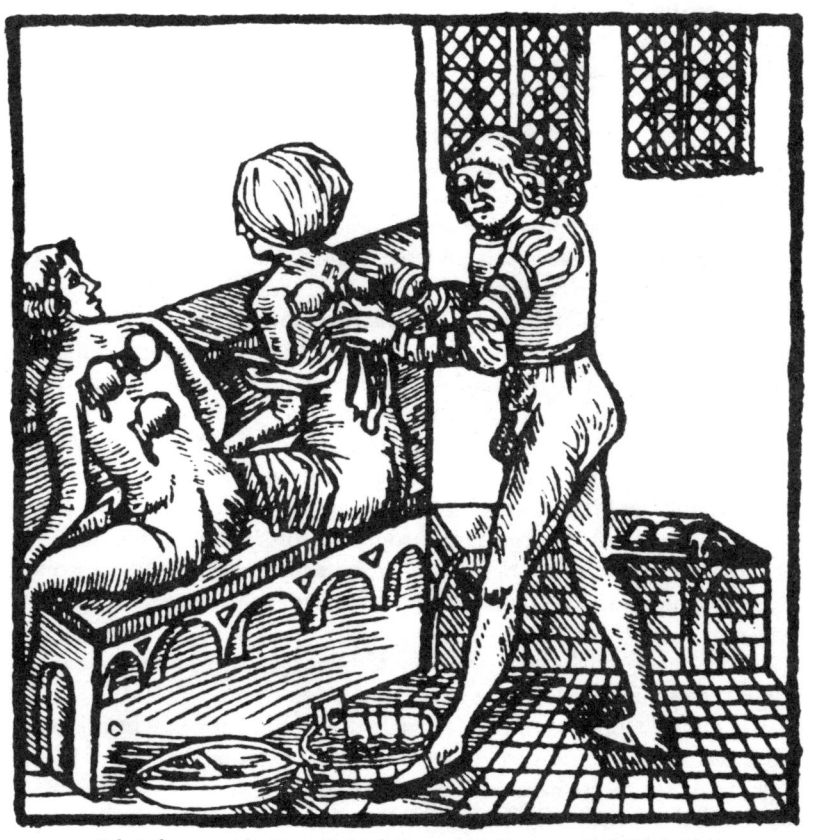

Schröpfszene nach einem Holzschnitt von Steffen Arends, Lübeck 1519

Gegen Kopfschmerzen, Migräne, Augenschmerzen, eitrige Augenerkrankungen und Zahnwurzelkatarrh sollen sie seitlich am Hals angesetzt werden. Am Kinn gebrauche man sie bei Ausschlag auf der Mutterschleimhaut, bei eitrigen Zahnfleisch- und Mundschleimhaut-Krankheiten.

Bei Hämorrhoiden, Geschwüren am Gesäß, Ruhr, allzu starken Regelblutungen, Nierenentzündungen, Ausscheidungen von Blut im Harn, Hodenentzündungen, außergewöhnlicher Vermehrung der Harnausscheidung, Jucken des äußerlichen weiblichen Genitales, scharf riechendem Scheidensekret, bei eitrigen Zellgewebsentzündungen und krätzeähnlichen Ausschlägen am Gesäß schröpfe man am Steißbein."

In diesem Zusammenhang ist besonders interessant, daß man „bei Leuten mit harter, trockner, engporiger Haut mit eröffnenden Ölen arbeiten" soll, wie Abulkasim angibt. Ein solches Öl wurde aus Veilchenöl, Kamillen und Narzissenöl bereitet und hatte eine ähnliche Funktion wie das Oleum Baunscheidtii.

✻

Der im 13. Jahrhundert wirkende italienische Arzt Lanfranchi stellte in seinem *Tractat III doctr.* (17. Kap.) folgende Schröpfregeln auf:

„Niemals schröpfe man bei Nebel oder bei Südwind. Am besten bei Vollmond, weil zu dieser Zeit ein Überschuß an Säften besteht. Besonders günstig ist die dritte Tagesstunde. Die Schröpfköpfe säubern die Hautgefäße und die anschließenden Gewebsschichten besser als der Aderlaß, da sie eher imstande sind, dünnes als dickes Blut an sich zu ziehen. Außer bei Leuten mit dickflüssigem Blut dürfen sie nach einem Bade nicht angewandt werden, höchstens eine Stunde nach dem Bade. Je tiefer die Skarifikation, desto mehr Blut kann der Schröpfkopf ziehen. Niemals setze man den Schröpfkopf in der Höhe der Brustwarze an, weil sich dieselbe hineinzieht und der Schröpfkopf dann nicht gut abgenommen werden kann.

Nach dem Hautschnitt ist der Schröpfkopf sofort aufzusetzen, wobei er je nachdem kürzer an der betreffenden Stelle belassen werden soll, so wie es der Kranke aushält. Dieser soll etwa eine Stunde nach der Prozedur etwas essen.

Jedem blutigen Schröpfen (mit Hautschnitt) soll ein unblutiges (Saugen ohne Hautschnitt) an der gleichen Stelle vorausgehen.

Am Hinterhaupt angewandt, bewirkt das Schröpfen Gedächtnisschwäche, weshalb davor zu warnen ist. Auch sollen Kinder unter zwei Jahren nicht in dieser Weise behandelt werden. Bei starrem und trockenem Gewebe soll das Schröpfen ebenfalls nicht angewandt werden, da diese Prozedur ja aus der Tiefe die Säfte hervorholen soll und in der Folge abküh-

lend und trocknend wirkt, wodurch die schlechte Säftemischung noch vermehrt wird. Es ist angezeigt, in manchen Fällen vor der Operation ein Abführmittel zu geben.
  Vor der Applikation soll die betreffende Hautstelle gewaschen und die Haare sollen abrasiert werden, bevor sie mit Salbe eingefettet wird."
  Bei folgenden Krankheiten rät Lanfranchi zum Schröpfen:
O Fisteln, Geschwüre: darüber anzusetzen.
O Blutungen aus der Nase und der Gebärmutter: über der Wurzel der Brustwarze.
O Wiedereinrichtung einer schlechtstehenden Gebärmutter: in der Nähe des Nabels. Steht diese zu weit rechts, so ist der Schröpfkopf links anzusetzen; bei Senkung des Uterus: hart am Nabel; bei zu hoch liegendem Uterus: unter oder über der Scham.
O Übermäßige Menstrualblutungen: über dem Nabel.
O Nasenbluten: am Rippenbogen.
O Bauchkoliken: über der schmerzenden Stelle.
O Steinbeschwerden: über der schmerzenden Stelle.
O Hämorrhoiden: über dem Gesäß oder über den Nieren.
O Flecken im Gesicht: unter dem Kinn.
O Geistesstörung: unter dem Kinn.
O Augenkrankheiten: unter dem Kinn oder zwischen den Schultern.
O Lippen, Kehlkopf, Zähne, Kiefer: unter dem Kinn.
O Herzschmerzen, Ohnmacht: zwischen den Schultern.
O Kopf- oder Augenschmerzen: zwischen den Schultern; die Behandlung darf aber nicht zu lange währen, weil dies dem Herzen, dem Magen und seinen benachbarten Organen schadet.
O Krätze an den Händen und Füßen: an der Ellbeuge.
O Krätze und Abszesse der Hüftgegend: über den Nieren.
O Fußgicht, angeschwollene Füße: über den Nieren.
O Harnverhaltung, Juckreiz im Rücken: über den Nieren.
O Gebärmutter- und Blasenschmerzen: an der Hüfte.
O Menstruationsstockung: an der Hüfte.
O Abszeß am Hoden, Wunden an Bein und Hüfte: an der Hüfte.
O Verstopfung, Nierenschmerzen: an der Hüfte.
O Rückenschmerzen: an dem Gesäßbacken.
O Geschwüre und Pusteln: seitlich der Hüfte.
O Nieren-, Uterus- und Hodenerkrankungen: in der Kniekehle, aber „die Entleerung ist dort eine sehr bedeutende und schwächt ebensosehr wie ein Aderlaß an der gleichen Stelle".
O Ischias und Gicht: an den Fußknöcheln, doch wird dabei die monatliche Blutung der Frauen zurückgehalten.

Nach Orazio Augenios *De ratione curandi per sanguinis missionem* (Über die Art, wie man durch Blutentziehung heilen kann; Buch 10, Kap. 12–24, erschienen 1575) ist das Ziel des Schröpfens: Entleerung – Ableitung – Schmerzlinderung – Anregung – Attraktion von Säften zur Körperoberfläche – Beseitigung eine Lageanomalie (von der normalen Lage abweichend) – Überleitung einer Schwellung von einem „edlen" Organ auf ein nicht edles.

Augenios Schröpftabelle lautet folgendermaßen:
- Vorne am Kopf anzusetzen: Hirnentzündung und Ohnmachten heilen die Schröpfköpfe nach Galenos; nach Avicenna (11. Jh.) betäuben sie Gefühl und Verstand.
- Unten am Hals angesetzt, nutzen sie bei Schmerzen am Oberarm, der Kehle, ferner bei Erkrankungen im Brustkorb; nach Avicenna kann das Schröpfen an dieser Stelle als Ersatz eintreten für den Aderlaß an der Vena basilica; bringt die Herzvene zum Erschlaffen und verursacht nach der Meinung Avicennas Herzzittern.
- In der Mitte am Hals angesetzt, nützen die Schröpfköpfe bei Schweregefühl an den Augenbrauen, bei Schweregefühl und Schwellungen der Augenlider, Krätze der Augen, unangenehmem Mundgeruch; nach Avicenna kann diese Prozedur Vergeßlichkeit hervorrufen.
- Ganz oben am Hals angesetzt, nützen sie bei Herzzittern, Erkrankungen der Zähne, des Zahnfleisches, der Augen, der Nase; nach Avicenna kann sich ein Zittern des Kopfes auf die Applikation einstellen.
- Am Oberarm: bei Erkrankungen im Brustkorb, verursacht durch krankhaften Blutfluß; nach Avicenna resultiert daraus ein schwacher Magen und Herzzittern.
- Über dem Hinterhaupt: bei Schwindel, Wahnsinn und Augenkrankheit, Pusteln; Schädigungen betreffen meist das Gehirn in Form des Verlustes des Gedächtnisses.
- Am Kinn angesetzt: bei Gesichts-, Zahn- und Kehlkopferkrankungen.
- Unter dem Rippenbogen angewandt, schränken sie die Blutung, sowohl von der Gebärmutter als auch von der Nase her ein.
- Auf der Nierengegend: bei Tumoren und Schwellungen, Pusteln, bei Gicht und Hämorrhoiden.
- An den Hüften: bei Abszessen und Wunden daselbst.
- An der Kniekehle nützen sie bei Erkrankungen der Gebärmutter, bei Ausbleiben der Menstruation, bei Erkrankungen der erwähnten Körperteile und benachbarten Organe, welche durch Erhitzen verursacht worden sind.
- An den Unterschenkeln können sie nach Galenos statt eines Aderlasses

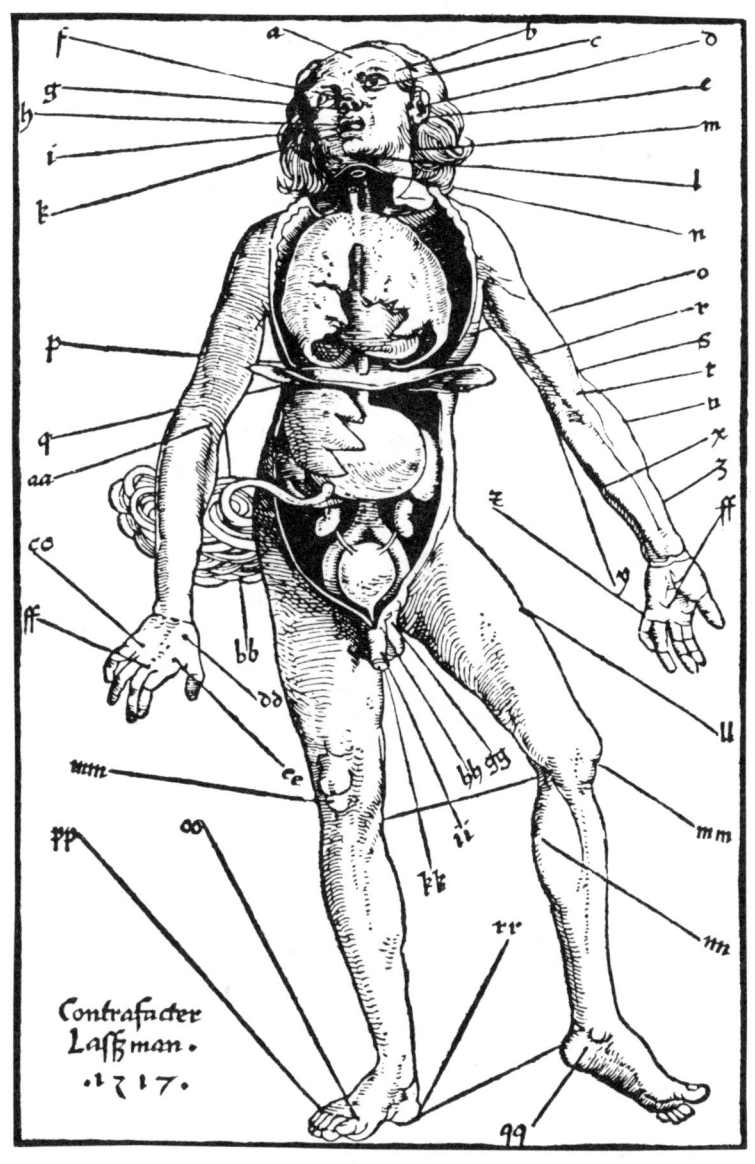

Wer sich purgieren will/ der merck Erwölung/dosis der artzney.
Erkenn vorab sein gstalt vñ sterck/ Der kranckheit würt er sunst nit frey.

*Aus dem „Feldbuch der Wundarznei" des Hans von Gersdorff, gestorben 1529:
der „Laßmann", d. h. Aderlaßmann*

daselbst angesetzt werden; sie reinigen das Blut und entleeren krankhafte Stoffe vom Uterus her.

○ An den Gesäßbacken wirken sie dadurch, daß sie den krankhaften Erscheinungen der kopfwärts gelegenen Körperteile einen Ausweg schaffen und das Krankhafte entleeren.

*

In ganz Europa schrieben Chirurgen und Wundärzte zahlreiche Bücher über die Kunst des Schröpfens. Kaum ein Arzt des 16. bis 19. Jahrhunderts kam ohne dieses Heilverfahren aus. Hufeland schreibt im zweiten Bande seines Werkes *System der praktischen Heilkunde*:

„Das Schröpfen – ein wirksames, jetzt zu sehr vernachlässigtes Hautreinigungsmittel. Die Wirkung scheint teils in dem kräftigen Hautreiz, teils in der Entleerung stockender und schadhafter Säfte zu liegen. Es paßt bei vollsaftigen oder zu Hämorrhoidalkongestionen geneigten Personen. Man läßt nach Verhältnis der Kräfte und Ausdehnung des Übels vier, acht, auch mehr Köpfe setzen und, wenn es nötig ist, dies nach einer Zwischenzeit von 14 Tagen wiederholen; auch öfter."

Die allgemeinen Heilanzeigen für das Schröpfen sind nach Hufeland folgende:

a) Bei örtlichen Entzündungen und Kongestionen (Blutandrang). Besteht aber daneben allgemein entzündliche Diathese (auf Stoffwechselgleichgewichtsstörungen beruhende Veranlagung zu gewissen Krankheiten), dann soll ein Aderlaß vorangehen.

b) Bei den Graden der örtlichen Sthenie und Blutanhäufung, wo ein allgemeiner Aderlaß zu schwächend sein würde. So ist der topische (örtliche) Aderlaß im zweiten Stadium der Entzündung das Hauptmittel.

c) Auch bei allgemeiner Sthenie und Plethora (Blutüberfüllung) in geringerem Grade, wo der allgemeine Aderlaß zu schwächend sein würde.

d) Bei allgemein entzündlicher Diathese, sofern ein allgemeiner Aderlaß schädlich sein würde. Aber ein höherer Grad von Asthenie (Schwäche) verbietet auch sie, sowie alle Ausleerungen.

Schröpfen in der modernen Medizin

Viel Erfahrung und große Geschicklichkeit im Umgang erforderten die alten Schröpfinstrumente. Heutzutage hat die schon erwähnte Firma Kirchner & Wilhelm ein wirkungsvolles Instrumentarium geschaffen (siehe Abbildung), das in jeder Weise sicher, leicht und zuverlässig funktioniert. Neben dem eigentlichen Schröpfkopf werden auch Schröpfmesser und Schröpfschnepper angeboten.

Ableitung und Ausleerung sind die hauptsächlichen Wirkungen des Schröpfens in der heutigen Medizin. Bei vollsaftigen Patienten, bei denen die Gewebsspannung erhöht ist, wird im allgemeinen blutig geschröpft, während man bei anämischen (blutarmen) und unterernährten Kranken das unblutige Verfahren anwendet. Die Entscheidung des trockenen oder blutigen Schröpfens sollte in jedem Fall dem Arzt überlassen bleiben. Unblutiges Schröpfen empfiehlt sich als Einleitung einer Reiztherapie mit Eigenblut.

Ein auf die Rückenhaut eines normalen Menschen angesetzter Schröpfkopf, den man etwa zwei Minuten lang stark saugen läßt, bewirkt eine kräftige helle Rötung mit vereinzelten, kaum wahrnehmbaren Blutpünktchen. Bei gleichzeitiger leichter Quellung der gereizten Hautstelle zeigt sich meist ein roter Hof in der Umgebung. Ein ganz anderes Erscheinungsbild tritt bei einer solchen Trockenschröpfung ein, die an einem Kreislaufkranken, dessen äußere Körpergebiete gestaute Blutmengen enthalten, vorgenommen wird. Dabei zeigt sich eine bläulichrote Färbung und nach Abnahme des Apparates vielfach sogar ein blauroter Fleck – ein Zeichen dafür, daß viel Blut in die Haut ausgetreten ist.

Die übliche Dauer einer Trockenschröpfung zu Heilzwecken beträgt etwa zehn Minuten, in denen das Gerät auf die Haut wirken soll. Bei unausgeglichenen Herzklappenfehlern, Kreislaufschwäche, bei Bluthochdruck durch Arterienverkalkung mit Minderung der motorischen Herzkraft und auch bei einfacher Erythrämie (Vollblütigkeit) zeigen sich nach Beendigung des Schröpfens dicke, tief blaurote Hautkissen, die beetartig über die Hautfläche erhaben erscheinen. Bei sehr starkem Saugdruck kommt es auch auf diesen blutunterlaufenen Hautschwellungen zu einer Blasenbildung von Linsengröße.

Fünf bis zehn Minuten sind erforderlich, bis sich beim blutigen Schröpfen eine entsprechende Menge Blut in der Saugglocke angesammelt hat. Bei einem mageren, blutarmen Patienten werden sich in dieser Zeit etwa 150 Kubikzentimeter, bei starken, vollblütigen Menschen rund 2 x 200 Kubikzentimeter ansammeln. Bevor die entsprechende Stelle skarifiziert, d. h. mit dem Messer geöffnet wird, ist es ratsam, diese vorher leicht anzusaugen. Ein vorheriges starkes Ansaugen würde unter der Haut ein Hämatom (eine Blutbeule) verursachen, in dem man dann schröpfen müßte. Patienten, die schwer Blut abgeben, sollten vorher in geeigneter Weise vorbehandelt werden, wobei die zu schröpfende Stelle angedampft oder durch heiße und feuchte Umschläge blutreich gemacht wird. Ritztiefe der Messerchen sollte je nach Beschaffenheit der Haut des zu behandelnden Patienten individuell eingestellt werden.

Außer der bereits beim Baunscheidtismus behandelten Hautreizwirkung hat Dr. med. Walter Ruhmann, Berlin, folgendes festgestellt:

„Der wichtigste der hippokratischen Säfte, das Blut, zeigt beim Geschröpften nachweisbare Veränderungen des Zellbildes; in der Umgebung des Schröpfbezirkes steht der Blutbefund im Zeichen akut gesteigerter Zellabwehr: die Leukozyten (weiße Blutkörperchen, die Polizei unseres Körpers) finden sich vermehrt und unter ihnen wiederum die eosinophilen und monokulären Zellen, während das Blut entfernter Teile – umgekehrt – eine Leukopenie (Verminderung der Zahl der weißen Blutkörperchen) zeigt, welcher jedoch nach Ablauf mehrerer Stunden bereits allgemeine Leukozytose (vorübergehende Vermehrung der weißen Blutkörperchen) nachfolgt. Gewebshormone, jene Gruppe von Säften der neuzeitlichen Humorallehre (Lehre der Körpersäfte), sind es nach heutiger Anschauung auch, welche die Vorgänge der Gewebsabwehr gegen reizbedingte Schäden, die Abschleppung und Aufsaugung lebensunfähiger Teile im Gewebe einleiten."

Zum Verfahren des blutigen Schröpfens teilt der Berliner Wissenschaftler weiter mit:

„Das blutige Schröpfen ist eine besondere Form der parenteralen (unter Umgehung des Verdauungsschlauches stattfindenden) Reizkörperbehandlung. Die kräftige Schröpfreaktion, und zwar gerade die in einem chronischen Stauungsbezirk, zeigt Gefäßaustritt von Blut und Serum ins Gewebe, zeigt Zellverfall bis zur Umwandlung in Pigment (Hautfarbstoff) und zur langsamen Aufsaugung der Blutergüsse in den Kreislauf. Es ist das körpereigene Bluteiweiß, das hier, vom Hautgewebe her, als zerfallender Fremdkörper und damit als Reizkörper wirksam wird. Man kann somit, nicht zu Unrecht, die derbe Trockenschröpfung als Eigenbluttherapie bezeichnen. Der umstimmende Eingriff in den Säftehaushalt, den

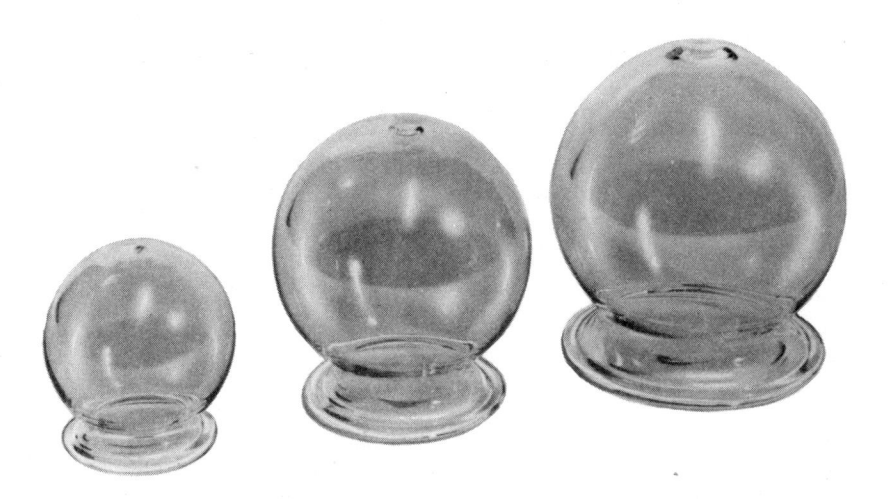

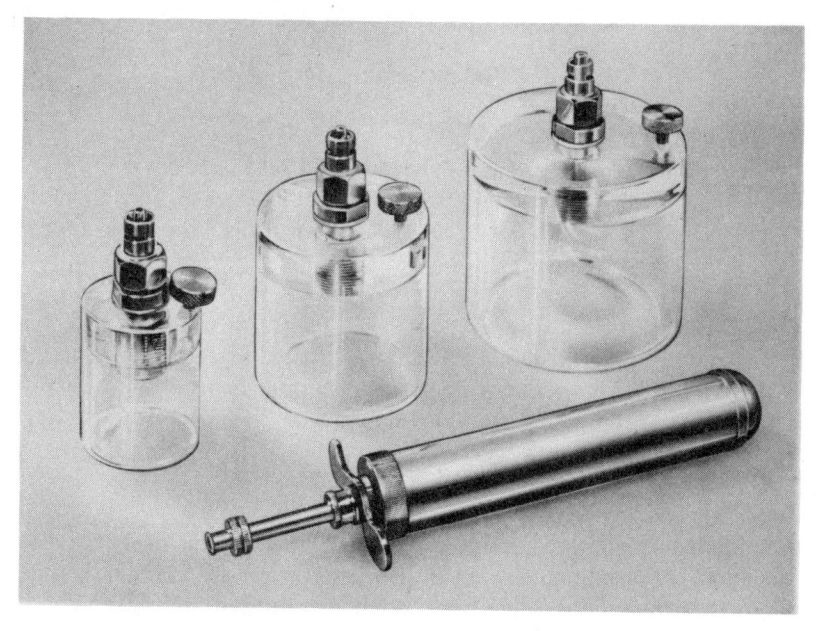

Schröpfköpfe alter klassischer Form (oben)
Moderne Schröpfglocken nach Georg Kirchner und Schröpfschnepper (unten)

die alte Heilkunst der Griechen mit dem Schröpfen bezweckte, war also schon vor mehr als 2000 Jahren in großen Zügen richtig gesehen. Was das neuzeitliche Laboratorium hier leistet, ist Ergänzung und Begründung dieser umfassenden Schau bis in die feinste Einzelheit. Findet man doch sogar die Geschwindigkeit der Blutkörperchensenkung nach dem Setzen von Schröpfköpfen leicht erhöht."

Die nachfolgende Übersicht zeigt, bei welchen Erkrankungen die moderne Medizin heute wieder das Schröpfverfahren als Heilmittel anwendet.

a) Krankheiten des Kopfes

Das Anlegen von blutigen und unblutigen Schröpfköpfen am Hinterhaupt, am Nacken und am Rücken hat sich bei quälenden Kopfschmerzen, Migräne, bei drohendem und erfolgtem Schlaganfall, bei Hirnhautentzündungen, aber auch bei Epilepsie und Geistesstörungen bewährt.

b) Augenkrankheiten

Schon die ältere Heilkunde verweist auf die wirkungsvolle Anwendung blutiger Schröpfköpfe bei allen entzündlichen Prozessen, grauem Star, Erkrankungen des Augenhintergrundes und der Sehnerven. Bei grünem Star und seltener bei Entzündung der Regenbogenhaut empfiehlt Dr. B. Aschner; New York, eine Blutentziehung durch Aderlaß.

c) Ohrenkrankheiten

Überraschende Erfolge zeigen sich auch bei schwer heilbaren Ohrenkrankheiten, Schwerhörigkeit, Schwindel, Ohrensausen und altersbedingter Schwerhörigkeit. Der Schröpfkopf wird hier hinter den Ohren und im Nacken angesetzt.

d) Halskrankheiten

Bei akuter und chronischer Kehlkopfentzündung, Halsentzündung (Angina), Drüsenschwellungen und Kropf werden Schröpfköpfe entweder nahe des erkrankten Ortes oder am Nacken, zwischen den Schulterblättern oder abwärts am Rücken angesetzt.

e) Herz-, Lungen- und Rippenfellerkrankungen

Beim Bronchialasthma findet sowohl das blutige wie auch das unblutige Verfahren Anwendung. Da solche Patienten meist sehr blutstark sind, empfiehlt sich die ausgiebige Anwendung über den ganzen Rücken. Beide Verfahren sind auch bei Lungenentzündung und Rippenfellentzündung angezeigt sowie bei Herzbeutelentzündung. Beklemmende, schmerzhafte und beängstigende Herzanfälle (Angina pectoris) werden mit Schröpfköpfen behandelt, die in Herznähe und am Rücken angesetzt werden (s. a. Kreislaufstörung).

f) Erkrankungen der Bauchorgane
Bei Gallen- und Nierensteinkoliken, Magen- und Darmkrämpfen sowie bei Eierstockentzündungen wird der Schröpfkopf jeweils in der Nähe des betroffenen Organs und außerdem noch am Rücken angesetzt. Auf diese ableitende Weise lassen sich zahlreiche chronisch-entzündliche Vorgänge in günstiger Weise beeinflussen.

g) Frauenkrankheiten
Bei entzündlichen Prozessen der weiblichen Brustdrüse kann man durch blutiges Schröpfen und gleichzeitige Verordnung lösender Mittel das kranke Gebiet erweichen. Durch reflektorische Wirkung auf den Uterus kommen heftige Menstruationsblutungen zum Stillstand bei Ansetzen des Schröpfkopfes auf die Brustdrüse. Empfehlenswert ist die Anwendung vor allem bei heftigem Gebärmutterbluten außerhalb der Regel.
Bei Aussetzen der Mensis, zu geringer oder seltener Menstruation ist unblutiges Schröpfen angezeigt. Dabei wird der Apparat 15 bis 20 Minuten lang an jeder Seite des Oberschenkels angelegt – wie es schon Hippokrates empfahl. Die Erfahrung hat gezeigt, daß manche Patienten besser reagieren, wenn der Schröpfkopf in der Leistengegend oder am Kreuzbein angesetzt wird.

h) Anwendung bei Kreislaufstörungen
Nach der Erfahrung von Dr. med. Walter Ruhmann kann eine derbe Oberrückenschröpfung zwischen den Schulterblättern lästige Beklemmungsgefühle, Atemnot, örtlichen Druck und Schmerz bei arteriosklerotischer Herzmuskelentartung bis zur Dauer von einer Woche und länger beheben. Bei gleichartiger Schröpfanwendung schwinden die Beschwerden von Kurzatmigkeit und Stauungskatarrh in einem Fall von Herzklappenfehler. Nach trockener Rückenschröpfung am Oberrücken zeigt sich in vielen Fällen bei Anfällen von Herzjagen Rückgang von Angstgefühl und Pulszahl. Auch bei Gefäßkrämpfen, abnormen Empfindungen an Armen und Beinen (Jucken, Ameisengefühl, Taubheit etc.), langsames Absterben von Gliedern unter Schwarzfärbung (Brand) ist ein unblutiges Schröpfen zu empfehlen.

i) Rheuma und Gicht

Blutiges und unblutiges Schröpfverfahren wird hauptsächlich mit Erfolg bei rheumatischen und gichtigen Erkrankungen angewandt. Aber auch Gelenkentzündungen und Nervenschmerzen, die sich in den Wechseljahren oder im höheren Lebensalter einstellen, können so wirkungsvoll bekämpft werden. Giftige Ablagerungen im Körper lassen sich am besten durch blutiges Schröpfen nach außen befördern.

Eine solche Behandlung ist angezeigt bei Hexenschuß, allen Kreuzschmerzen, sofern nicht schwere organische Veränderungen, z. B. Knochentuberkulose, vorliegen; bei Muskel- und Gelenkrheumatismus des Schulterbereichs, chronischer Gelenkentzündung der Wirbelgelenke und bei verunstaltenden Hüft- und Kniegelenksentzündungen.

Im Gegensatz zu Dr. Aschner ist Dr. Ruhmann der Ansicht, daß bei allen rheumatisch bedingten Leiden die Trockenschröpfung als Heilmittel der blutigen Schröpfung vorzuziehen sei, wobei er auf folgende Vorteile hinweist: Schmerzstillung, Steigerung des Durchblutungszustandes, die sich von der gereizten Hautstelle auf die Tiefe fortpflanzt, Förderung der biologischen Abwehrvorgänge durch gewebliche und humorale Mobilmachung eines Hautbezirks und anschließend Reizkörperwirkung bei Zerfall und Aufsaugung der ins Hautgewebe übergetretenen Blutmenge. Die betreffenden Schröpfstellen werden sorgfältig nach Feststellung von Druckschmerzpunkten und möglichst auch nach der Ertastung rheumatischer Verhärtungen in Muskulatur, Zellgewebe oder Gelenkumgebung bestimmt.

Wie beim Baunscheidt-Verfahren hat sich auch beim Schröpfen gezeigt, daß zahlreiche alte medizinische Heilverfahren, die in neuerer Zeit einmal abgelehnt worden sind, weil man ihre Wirkweise nicht erklären konnte, aufgrund neuer wissenschaftlicher Erkenntnisse und Begründungen der modernen Medizin durchaus als sinnvoll in ihrer heilenden Wirkung anerkannt werden.

Fünfter Teil:
Schmerzfrei durch Ya-Ya

Die Neuentdeckung
einer alten asiatischen Heilmethode

Ya-Ya, was so viel heißt wie „Druck + Druck" oder „Druck + Gegendruck", ist eine der ältesten Heillehren zur Schmerzbekämpfung aus Asien. Aus ihr entwickelte sich später die Akupunktur mit ihrer Lehre der Meridiane, der sogenannten Energiebahnen, die sich über den ganzen Körper hinziehen. Das Ziel aller ostasiatischer Heilmethoden ist, diese Lebensenergie zu erhalten; denn ohne sie ist der Mensch dazu verurteilt, krank zu werden und schließlich zu sterben. Die Energie aber fließt durch den ganzen Körper in Bahnen – über sie kann jeder Punkt des Körpers, jedes Organ erreicht und beeinflußt werden.

Im Gegensatz zur Akupunktur, bei der Nadeln in die Haut eingestochen werden, genügt bei der Ya-Ya-Methode ein einfacher, aber kräftiger Druck der Fingerspitzen und Fingernägel oder mit Hilfe von Klammern, welche bestimmte auf den Meridianen liegende Körperpunkte „ankneifen". Dieser Reiz wird über die Energiebahnen weitergeleitet und beeinflußt so auf einfache und unkomplizierte Weise Organe und Schmerzpunkte des gesamten Körpersystems. Die Wirkung ist verblüffend und tritt oft schon nach Sekunden ein.

Bevor wir uns nun den einzelnen Behandlungspunkten für die verschiedenen Leiden zuwenden, wollen wir näher die Hauptfunktionen der zwölf großen Meridiane im menschlichen Körper betrachten und erläutern. Wichtig dabei ist zu wissen, daß sie spiegelbildlich sowohl in der linken wie in der rechten Körperhälfte auf der Außenseite des menschlichen Organismus verlaufen.

a) Herz-Meridian

Dieser verläuft von der Spitze der Innenseite des kleinen Fingers über den Handteller an der Innenseite des Armes bis in die Achselhöhle. Ihm kommt eine psychische Wirkung zu, wobei folgende Störungen über ihn beeinflußt werden können:

Herzkrankheiten, Herzrhythmusstörungen, Herzklopfen und -schmerzen, niedriger Blutdruck, Ohnmacht, Schwindel, nervöse Erschöpfung, Angstzustände, Übelkeit, Sehstörungen, Hysterie, Vergeßlichkeit, Gliederlähmungen, Nasenentzündungen und -verstopfungen,

Fieber, Kopfschmerzen, Atembeklemmungen, Drüsenleiden, Krämpfe im Hals, Nacken und in den Armen, plötzlich auftretende Sprachstörungen.

b) Kreislauf-(Sexualitäts-)Meridian

Er beeinflußt die Kreislauffunktionen und wirkt stark aktivierend auf die Potenz und Sexualität. Er verläuft von der Spitze des Mittelfingers auf der Innenseite über den Handteller, die Mitte des Unter- und Oberarmes (Innenseite) und dann bogenförmig um die Achselhöhle. Kreislauf- und Potenzstörungen werden an den Zentral- und Endstellen behandelt. Aber auch verschiedene andere Störungen können hier durch die Ya-Ya-Behandlung behoben werden:

Ohnmacht, Bewußtlosigkeit, Delirium, Fieber, Kopfschmerz und hoher Blutdruck, Bronchitis und Brustschmerzen, Husten, Arm- und Beinlähmungen, nachlassende Sehkraft, Appetitlosigkeit, Erbrechen, Herzschmerzen, Schlaganfall, Masern, Druckfall, Sterilität, Gedächtnisverlust, Nasenbluten, Nervenschwäche, Wahnsinn, Menstrualstörungen, Schlaflosigkeit, Schwindel, Magengeschwüre, Müdigkeit, Hämorrhoiden, Depressionen und Gelenkschmerzen.

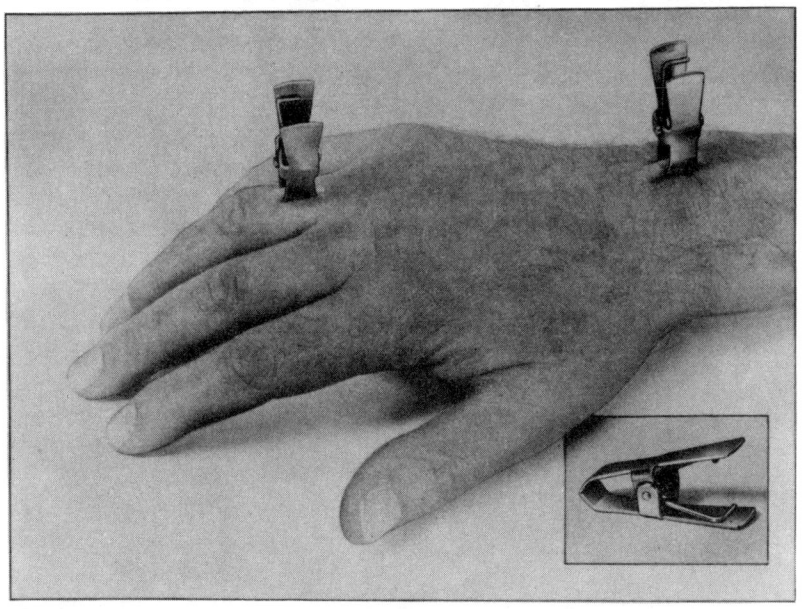

Speziell zur Behandlung mit der Ya-Ya-Methode entwickelte die Firma Kirchner & Wilhelm eine Klammer, mit der die einzelnen Punkte angekniffen werden können

c) Lungen-Meridian

Dieser verläuft außen von der Spitze des Daumens über den äußeren Handballen, den Unter- und Oberarm bis zum Schlüsselbein. Durch ihn können folgende Leiden beeinflußt werden:

Brustschmerzen, Kurzatmigkeit, Brustfell- und Lungenentzündung, Husten, Atemlosigkeit, Schüttelfrost, Schlaflosigkeit, Nachtschweiß, Bronchitis, Brustabszesse, übermäßiges Durstgefühl, geschwollener Hals, Angina, Halsentzündung, Erbrechen, Niesen, Gliederschmerzen, Akne, Kältegefühl in den Gliedern, Depressionen, Migräne, Kopfschmerzen, Fieber, Schulterschmerzen, Gerstenkörner, Herzschmerzen und Fieber.

d) Dünndarm-Meridian

Von der Spitze des kleinen Fingers (Oberseite, Nagelbett) verläuft er nach außen über den kleinen Finger und den Handrücken an der Armrückseite des Armes über den Ellbogen, das Schulterblatt und den Nacken um den Hals, unter das Auge, an die Schläfe (in einem geteilten Ast) und von dort in einem Knick zum Ohr hin. Folgende Störungen können durch diesen Meridian beeinflußt werden:

Diarrhöe, Unterleibsbeschwerden, Abmagerung bei fehlendem Hungergefühl, Schlaganfall, Hirnhautentzündung, Ohnmacht, Schwäche, Angstgefühle, Schüttelfrost, Herzödeme, Muskelkrämpfe im Nacken, Empfindungslosigkeit, Neuralgien, Arthritis in den Armen, Halsschmerzen, steifer Hals, Juckreiz, Sehstörungen, Schnupfen, Fieber, Stirnhöhlenvereiterung, Schwerhörigkeit, Ohrensausen, Lähmungen der Arme, Zahnfleischentzündung, Gesichtsschwellungen, Halsschmerzen, Heiserkeit.

e) Dickdarm-Meridian

Er verläuft von der Spitze des Mittelfingers über das Nagelbett und den Handrücken an der Außenseite des Armes über die Armbeuge zur Schulter, von dort oberhalb des Schlüsselbeines zum Hals, über den Unterkiefer zwischen Oberlippe und Nase zur Stirnhöhle. Durch ihn lassen sich folgende Störungen beeinflussen:

Gelbsucht, Diarrhöe, Abmagerungserscheinungen, Verdauungsstörungen, Blähungen, Darmkollern, geschwollene Glieder, Schüttelfrost, Neuralgien, Arm- und Beinlähmungen, Depressionen, Schlafstörungen, Fieber, Gliederschmerzen, Lymphknotenentzündungen, Brustfell- und Lungenentzündung, Muskelkrämpfe, Blutarmut, Gefühllosigkeit oder Schmerzen in den Extremitäten, Bluthochdruck, weiße und trockene Haut, Sprachstörungen und Sprachhemmungen, Nasenerkrankungen,

Taubheit, Ohrensausen, Hals- und Zahnschmerzen, Kehlkopfentzündungen, plötzlich auftretende Farbenblindheit, Augenschmerzen, schwarze Flecken vor den Augen, Kopfschmerzen, Migräne, Schleimhusten, Juckreiz.

f) Leber-Meridian

Vom Nagelbett des großen Zehs verläuft er innen über Unter- und Oberschenkel seitlich an der Scham vorbei bis unter die Brust. Über ihn werden folgende Krankheiten behandelt:

Kopf- und Magenschmerzen, Hexenschuß, Schlafsucht, Gelenkschwellungen, trockener Husten, Schwindelanfälle, Schlaflosigkeit, Nervosität, Lendenschmerzen, Hysterie, Bauch- und Lendenschmerzen, Verstopfung, Übelkeit, Erbrechen, Bleichsucht, geschwollener Leib, Impotenz, Schmerzen in der Vagina, allgemeines Kältegefühl, Menstruationsstörungen, Harnverhaltung, Aufstoßen, allgemeine Schwächezustände, Diarrhöe, Reizunempfindlichkeit der Haut, Halsentzündung, Rheuma, steife Gelenke, nicht bösartige Geschwulste, Muskelkrämpfe, Lähmungen beider Beine, Wahnsinn, Rückenschmerzen, Furunkel, Unfruchtbarkeit, hoher Blutdruck, Ödeme, Blähungen, Husten, übermäßiges Durstgefühl, Bauchfellentzündung.

g) Milz-Meridian

Er verläuft ähnlich dem Leber-Meridian, nur über die Brust hinweg bis zum äußeren Schlüsselbein:

Übelkeit, Magenübersäuerung, Hämorrhoiden, Lähmungserscheinungen der Füße, Hexenschuß, Sehstörungen, Verdauungsbeschwerden, Blähbauch, Schweregefühl, Verstopfung, Herz- und Darmschmerzen, hohes Fieber, Brustfellentzündung, innere Blutungen, schwere Träume, Bruch, Magenschmerzen, Nervosität, Depressionen, Genitalschmerzen, Harnbeschwerden, Untergewicht, geschwollene Knöchel, Ekzeme, Magenschmerzen, starkes Schwitzen, Darmgeschwüre, Blut im Stuhlgang, Entzündungen des Dickdarms.

h) Erwärmer-Meridian

Von der Spitze des Ringfingers verläuft er über den Fingernagel, den Handrücken und in der Mitte der Rückseite des Armes über den Ellbogen hinauf zur Schulter, an der Seite des Halses hoch und teilt sich unterhalb des Ohres, wobei ein Zweig hinter der Ohrmuschel verläuft, ein zweiter über das Ohrläppchen zum Kiefergelenk und von dort zur Augenbraue führt:

Fieber, Malaria, Kopfschmerzen, Sehstörungen, Zahnschmerzen, Zahnfleischentzündung, Taubheit, Konzentrationsschwäche, Kältegefühl in den Extremitäten, Schwindelanfälle, Rückenschmerzen, Fieber, Zuckerkrankheit, Schüttelfrost, Muskelkrämpfe, Depressionen, hoher Blutdruck, Erkältungskrankheiten, Brustschmerzen, Beklemmungsgefühle, Lungen- und Rippenfellentzündung, Ekzeme, Erbrechen, Herzbeschwerden, Nervosität, leichte Taubheit, Schlafsucht, Rachenentzündung, Bronchitis, Appetitlosigkeit, Ohrensausen, Mandelentzündung, steife und schmerzende Arme, Kopf-, Rücken- und Schulterschmerzen, mangelnde Fähigkeit zu schwitzen, Mumps, Kieferkrankheiten, Muskelkrämpfe, Mund- und Zahnkrankheiten, Halsschwellungen.

i) Gallenblasen-Meridian
Er verläuft vom kleinen Zeh über den Fußknöchel hinweg, seitlich außen am Knie vorbei über das Bein hoch zum Gesäß, dann im Zickzack den Rumpf hoch, an der Achselhöhle vorbei seitlich zum Hals, seitlich an der Kopfseite über das Ohr zur Stirn, von dort zurück hinter das Ohr, um dieses außen herum, um dann an der Schläfe zu enden. Er dient zur Behandlung folgender gesundheitlicher Störungen:

Kurzsichtigkeit, müde und schmerzende Augen, Bindehautentzündung, Farbenblindheit, Kopfschmerzen, Zahnbeschwerden, Ohrenfluß und Taubheit, grüner Star, Lichtempfindlichkeit, Schwindelanfälle, Rheuma, Schweißverhaltung, Nasenbluten, Fieber, Gesichtsschwellungen, Appetitlosigkeit, einseitige Kopfschmerzen, steifer Nacken, Übelkeit und Erbrechen, Krankheiten der Mundhöhle, Nackenschmerzen, Nasenverschluß, Kälteschauer, Schwächegefühl, Migräne, Vergiftungen, Magengeschwüre, Sprachstörungen, Gliederschmerzen, Blutandrang im Kopf, vorzeitig einsetzende Wehen, Schwächezustände, Menstruationsstörungen, Atembeschwerden, Schluckbeschwerden, Schluckauf, Kropfbildung, Verstopfung, Schmerzen im unteren Rücken. Nierenentzündung, Erkrankungen des Darmtraktes, Ödeme, Hexenschuß, Ischias, plötzlich auftretende Lähmungen, mangelnde Blutzirkulation, kalte Hände und Füße, Diarrhöe, Hämorrhoiden.

j) Blasen-Meridian
Vom inneren Schulterflügel verläuft er seitlich der Wirbelsäule abwärts über die hintere Mitte des Beines und die Kniekehle zum Fußgelenk, von dort seitlich zum kleinen Zeh. In der Kniekehle aber teilt er sich, führt aufwärts über Gesäß und Steißbein die Wirbelsäule hoch bis zum Ansatz des Schädelknochens. Durch ihn lassen sich folgende Störungen beeinflussen:

Zahlreiche Arten von Augenkrankheiten, Kopfschmerzen, Nasenerkrankungen, Heufieber, Sehstörungen, steifer Hals, Nervenschmerzen im Gesicht, Sodbrennen, Gedächtnisverlust, Versteifung des Rückgrats, Schwäche in den Beinen, Halsschwellungen, Arthritis in den unteren Gelenken, Knochenkrankheiten, Bronchitis, Rheuma, Sonnenstich, Hitzschlag, Herzvergrößerung, Herz- und Brustschmerzen, Asthma, Zwölffingerdarmgeschwür, Lebervergrößerung, Nervosität, Nierenerkrankungen, Bruch, Hautkrankheiten, Haarausfall.

k) Nieren-Meridian
Dieser Meridian verläuft von der Mitte der Fußsohle seitlich nach innen zur Ferse, in gewundenen Linien innen an der Wade hoch, kreuzt oberhalb des Knies auf den vorderen Oberschenkel, führt seitlich an der Scham und dem Bauchnabel vorbei, knickt am Rippenbogen leicht nach außen und endet schließlich auf dem inneren Schlüsselbeinknochen:
Bluthochdruck, Masern, Gelbsucht, Schwindelgefühle, Nasenbluten, Angstzustände, Melancholie, Verstopfung, Migräne, Müdigkeitsgefühl, zu viel oder zu wenig Schweiß, schlechtes Sehvermögen, starke Erregbarkeit und Ungeduld, Magensäure, Magenschleimhautentzündung, Zwölffingerdarmgeschwüre, Emphysem, Diarrhöe, Verdauungsstörungen, Polypen, Beklemmungsgefühle und Atembeschwerden, hoher Blutdruck, Schlaflosigkeit, Bronchitis, Husten, Brust- und Magenkrämpfe, Gehörfehler.

l) Magen-Meridian
Von der Spitze des mittleren Zehs über den Fußrücken steigt er über das Schienbein, etwas seitlich außen am Knie vorbei den Oberschenkel hoch, knickt am Hüftgelenk nach innen, verläuft dann hoch bis zum Brustbein, dann etwas seitlich über die Brust über die Mitte des Schlüsselbeins den Hals hoch über den Unterkieferknochen zum Mundwinkel, an der Nasenlinie hoch bis unterhalb des inneren Augenwinkels, steigt dann etwas seitlich abwärts zum Kiefergelenk, um dann wieder auf der Mittellinie zwischen Auge und Ohr aufzusteigen und dann auf dem Kopf zu enden:
Nachtblindheit, Lichtempfindlichkeit, Augenkrankheiten, Gesichtskrämpfe, Taubheit, Kopfschmerzen, Migräne, Schwindel, Gesichtslähmungen und -zuckungen, Kurzsichtigkeit, grüner Star, Kehlkopfentzündungen, Sprechstörungen, Fußschwellungen, Drüsenschwellungen, Akne, Zahnausfall, Ohnmachtsanfälle, Krätze, Asthma, Bluthusten, Lungenblähung, Kurzatmigkeit, Sodbrennen, Erbrechen, Schmerzgefühl in den Armen, Durchfall, Magenkrämpfe, geschwollener Leib, Zahnfleischentzündungen.

Den genauen Verlauf der Meridiane hat Hanns Kurth in seinem Buch *Ya-Ya* (Verlag Modernes Sachbuch A. Henn, Ratingen) zeichnerisch dargestellt. Die im folgenden Kapitel genannten 48 Druckpunkte findet der Leser in der Abbildung Seite 223 eingezeichnet.

Therapie durch Kneifen

Nach der grundsätzlichen Einleitung und der Beschreibung des Verlaufs der Meridiane wenden wir uns nun der Praxis zu. Dabei sollte beachtet werden, daß die genau beschriebenen Punkte nicht kürzer und nicht länger als drei Minuten mit den Fingern oder dem Ya-Ya-Kneifer gereizt werden.

Herz- und Kreislaufschwäche

Der Wirkpunkt liegt an der Innenseite des kleinen Fingers der linken Hand, gleich über dem obersten Gelenk (Punkt 1 – s. Abb. 223). Die Klammer soll dort fest zugedrückt drei Minuten angelegt werden. Ein zweiter wirksamer Kneifpunkt, den schon Baunscheidt als „Lebensretter" bei Herzkollaps kannte, liegt etwa zwei bis drei Fingerbreit unterhalb des vorderen linken Schlüsselbeins im mittleren Abschnitt dem Herzen zu (2). Bei Herzstörungen ist dieser Punkt stark druckempfindlich. Die Haut wird dort mit dem Kneifer ergriffen und im Uhrzeigersinn etwas gedreht, wobei die ganze Prozedur etwa eine halbe Minute dauern soll.

Darm- und Schleimhautstörung

An der Außenseite des kleinen Fingers der linken Hand, wenige Millimeter vom äußeren Nagelwinkel entfernt (3), wird der Kneifer für drei Minuten angesetzt, wobei sich der Patient auf das Ziel der Behandlung konzentrieren soll. Sofort nach Entfernung des Kneifers wird er Linderung verspüren.

Gelenkentzündung der Finger

Der Punkt liegt zwischen dem kleinen und dem Ringfinger der linken Hand auf dem Handrücken (4). Die angehobene Haut wird dort gekniffen, wobei die Schmerzen schon während des Kneifens nachlassen, während danach ein leichter Juckreiz zu verspüren ist.

Kopfschmerzen

Geht man vom letzgenannten Punkt in gerader Linie zum Gelenkspalt des Handgelenks (5), so trifft man den Punkt, der schwere Kopfschmerzen zu beeinflussen vermag.

Wetterfühligkeit

Vom letztgenannten Punkt geht man wiederum etwa drei Fingerbreit hoch über den Handgelenkspalt (6). Dieser Punkt hat Einfluß auf Beschwerden bei Wetterwechsel, u. a. auf Kopf-, Ohren- und Schulterschmerzen.

Potenzstörungen

Dieser Punkt liegt direkt über dem „Elektrisierknochen" des Ellbogens (7). Drei Minuten gekniffen, beseitigt er Nervosität und sexuelle Störungen.

Herzinfarkt – Kollaps

Neben dem Nagelwinkel des Mittelfingers der rechten Hand (dem Daumen zu) wird dieser Punkt stark gekniffen (8). Von hier aus lassen sich die Lebensgeister wieder erwecken; aber auch andere Beschwerden können so beeinflußt werden: hoher und zu niedriger Blutdruck, Störungen der Unterleibsorgane, Nervenschmerzen in den Oberarmen, Ameisenkribbeln in den Händen.

Bläschenbildung an Mund und Genitalien

Da, wo das Handgelenk in den Unterarm übergeht, wenn wir in gerader Linie vom letztgenannten Punkt der rechten Hand ausgehend hochfahren (9), wird die Haut drei Minuten lang gekniffen. Von hier aus lassen sich Bläschenausschlag (Herpes) an Mund und Genitalien günstig beeinflussen, aber auch Gürtelrose, sexuelle Störungen und Krampfvorgänge in den Händen.

Zahnschmerzen

Die Haut des Zeigefingers der linken Hand wird daumenseitig gekniffen (10).

Hautstörungen – Akne

Der betreffende Wirkpunkt liegt vom letztgenannten ausgehend in Richtung des Handgelenks, da, wo die Daumenfalte beginnt (11). Wenn man die linke Hand zu einer Faust ballt, wobei der Daumen eingeschlagen wird, entsteht in Richtung des Zeigefingergelenks eine Hautfalte, die gekniffen wird. Ein anderer Punkt mit gleicher Wirkweise läßt sich auf folgende Weise finden: Man spreizt Daumen und Zeigefinger der linken Hand ab, wobei man die Haut in der auf diese Weise entstandenen Kuhle kneift (12).

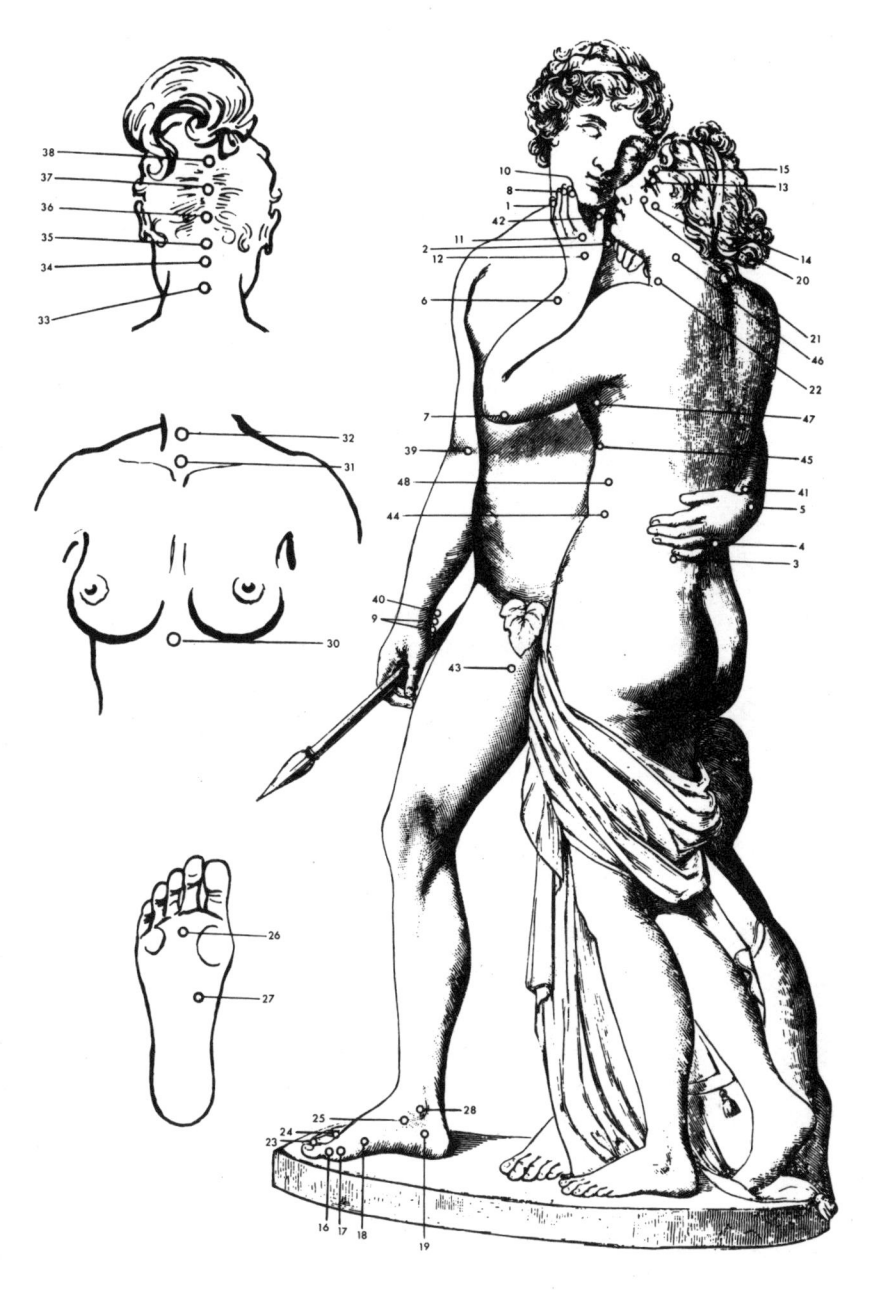

Die 48 Ya-Ya-Kneifpunkte nach Hanns Kurth

Migräne
   Diese Krankheit kann verschiedene Ursachen haben. Ein Wirkpunkt (13) liegt am Jochbein (Augenbraue) etwas unterhalb der Augenhöhle (oberhalb des Augenlides). Drei Minuten gekniffen, lassen sich so einseitige Kopfschmerzen beheben. Man kneife auf der Seite, wo die Schmerzen auftreten. Die angegebene Stelle ist meist sehr druckempfindlich. Durch diesen Kneifpunkt läßt sich auch Ohrensausen beheben. Sollte aber der Schmerz nicht nachlassen, so wähle man einen anderen Kneifpunkt, der in Höhe der unteren Ohrmuschel auf dem Hinterkopf gleich neben dem Halswirbel liegt (14).

Gallenstörungen
   Von der Mitte der Augenbraue, etwas oberhalb zur Stirn hin, liegt ein empfindlicher Schmerzpunkt, der gekniffen wird (15).

Allgemeine Müdigkeit
   Zur allgemeinen Belebung des Kreislaufs und Anregung des Gesamtorganismus, bei Streßsituationen, Müdigkeit, kalten Händen und Füßen, bei schlechter Blutzirkulation und Verkrampfungen im Unterleib wird folgender Punkt gekniffen: Am großen Zeh des rechten Fußes fährt man auf der Innenseite zum Gelenkansatz, genau da, wo unterhalb der Fußballen ansetzt (16). Von diesem Punkt aus werden die Lebensgeister aktiviert.

Nervenschmerzen in den Beinen
   Wenig höher vom letztgenannten Punkt liegt im Bereich des Grundgelenks des großen Zehs des rechten Fußes der Punkt (17), der in der Ya-Ya-Lehre „der Ursprung" genannt wird. Wenn man ihn drei Minuten lang kneift, lassen sich Nervenschmerzen der Beine mit Ameisenkribbeln und Krämpfe des Unterleibs wirkungsvoll bekämpfen.

Blähungen – Magenkrämpfe
   Etwas weiter oberhalb vom letztgenannten Punkt auf der Innenseite des rechten Fußes, an der Stelle, wo sich der Fuß wölbt (18), wird die Haut gekniffen. Auf diese Weise kann man Verkrampfungen des Unterleibs, Blähungen, Ermüdungserscheinungen und sogar Herzbeschwerden behandeln.

Krampfadern
   An der Ferse des rechten Fußes liegt auf der Innenseite ein Punkt (19), der bei Krampfadern und Kreislaufstörungen wirksam wird. Natürlich können mit dieser Behandlung die Krampfadern nicht weggezaubert wer-

Therapie durch Kneifen

den, doch lassen sich die dabei auftretenden Schmerzen erheblich vermindern. Mit diesem Punkt wird in Ostasien auch Zellulitis behandelt, eine Krankheit, bei der sich an den Oberschenkeln und Oberarmen eine sogenannte Apfelsinenhaut zeigt.

Gesichts-Tic
Unwillkürliches Zucken der Augenlider oder mit den Nasenflügeln wird durch einen Punkt behandelt, welcher am Jochbogen unterhalb der Schläfe zwischen Auge und Ohr zu lokalisieren ist (20).

Augenstörungen
Der Kneifpunkt liegt unterhalb der Augenhöhle, da, wo der Schädelknochen bereits zu fühlen ist (21). Augen- und Gesichtsfunktionen, besonders wenn diese durch einen Schlaganfall betroffen worden sind, können durch drei Minuten langes Kneifen beeinflußt werden, jedoch ist diese Stelle sehr empfindlich, da sich leicht blutunterlaufene Stellen entwickeln.

Sodbrennen
Aufstoßen und Sodbrennen werden durch Kneifen an dem Punkt behandelt, der auf der linken Seite des Halses, etwa zwei Finger breit oberhalb des Schlüsselbeins liegt (22).

Magenübersäuerung
Als „schmerzvoller Lohn" wird nach altchinesischer Überlieferung der Punkt bezeichnet, der gleich hinter dem Nagelbett oben auf dem zweiten Zeh des rechten Fußes liegt (23). Kneift man diesen verhältnismäßig schmerzempfindlichen Punkt, so kann man dadurch Übersäuerung des Magens, Störungen der Eingeweide beeinflussen und sogar eine Direktwirkung auf die Nasengänge erzielen.

Bettnässen
Die Haut zwischen dem zweiten und dritten Zeh (vom großen Zeh an gerechnet) des rechten Fußes (24) wird drei Minuten lang gekniffen. Kinder werden nach dieser Behandlung nachts wach, wenn sie einmal „müssen". Dieser Punkt wird aber auch zur Behandlung gegen Fußschmerzen, Fußarthritis und Alpträume gekniffen.

Fußschmerzen
Fahren wir mit dem Finger in gerader Linie vom letztgenannten Punkt den Fußrücken entlang bis zum Knöchel, so ertasten wir eine leichte Vertiefung direkt unterhalb des Knöchels (25). Dieser Punkt hilft gegen Fuß-

beschwerden, das sogenannte „Ameisenkribbeln", gegen Verdauungsbeschwerden und gegen Auftreibung des Unterleibs.

Asthma
Der Punkt liegt zwischen den Ballen des großen und des kleinen Zehs, etwa zwischen dem zweiten und dritten Zeh des rechten Fußes unter der Fußsohle (26). Über ihn können wir asthmatische Störungen und Blähungen behandeln. Nach asiatischer Überlieferung soll er aber auch die Entscheidungsfreudigkeit unentschlossener Personen aktivieren.

Anschwellungen der Fußknöchel
Zwischen großem und zweitem Zeh des rechten Fußes liegt unter der Fußsohle, etwa zwei Fingerbreit hinter dem Ballen des großen Zehs, ein Punkt (27), der angeschwollene Fußknöchel und rheumatische Beschwerden bis zum Oberschenkel günstig beeinflußt.

Depression
Direkt auf dem Fußknöchel (Innenseite) wird die dünne, über dem Knochen sich spannende Haut gekniffen (28). Auf diese Weise werden Depressionen behandelt und die Funktion der Blase aktiviert.

Hormonelle Störungen
Ein wichtiger Punkt liegt direkt unterhalb des Fußknöchels in gerader Linie vom vorgenannten Behandlungspunkt (29). Über ihn lassen sich vor allen Dingen hormonelle Vorgänge steuern. Er beseitigt aber auch Schlaflosigkeit, Regelstörungen und dadurch bedingte Migräne.

Herzangst
Unterhalb des Brustbeins, wo sich nach altchinesischer Lehre der Sitz der Seele befindet (Sonnengeflecht), liegt ein Alarmpunkt des Herzens (30). Wenn man ihn drei Minuten lang kneift, kann man Herzangst und Herzschmerzen zum Verklingen bringen.

Heiserkeit – Schilddrüse
Fährt man vom letztgenannten Punkt in gerader Linie über das Brustbein, so findet man im unteren Drittel des Halses zwischen Schlüsselbeinansatz und Kinn einen Punkt (31), der – wenn man ihn kneift (bei sehr empfindlichen Personen soll er mit dem Mittelfinger gedrückt und gerieben werden) – die Funktionen der Schilddrüse normalisiert und Heiserkeit behebt.

Speiseröhre
In der Kuhle des Schlüsselbeinansatzes zum Hals hin (32), wird die Haut drei Minuten lang gekniffen. Auf diese Weise werden Beschwerden im Bereich der Speiseröhre, Sodbrennen, Völlegefühl im Magen und psychische Störungen behandelt.

Schlaflosigkeit – Konzentrationsschwäche
Vielfältig sind die Behandlungsmöglichkeiten über sechs Punkte, die wir zusammenfassend behandeln. Alle Punkte liegen in einer Linie jeweils einen Fingerbreit übereinander, beginnend am letzten zu ertastenden Halswirbel im Nacken (Punkt 33) bis hinauf zum Hinterkopf (Punkt 38). Wie üblich werden die einzelnen Punkte jeweils drei Minuten lang gekniffen. Da in diesem Bereich normalerweise die Haut nicht mit dem Kneifer zu ergreifen ist, muß die Haut entweder mit Daumen und Zeigefinger gekniffen oder mit dem Zeigefinger stark gedrückt bzw. massiert werden (kreisende Bewegung).

Über Punkt 33 lassen sich schnelle Resultate bei Kopfschmerzen und Migräne erzielen, aber auch Unterfunktion der Schilddrüse und Drüsenschwäche behandeln. Bei Nackenverkrampfungen, z. B. bei langen Autofahrten, kann man sich ebenfalls über diesen Punkt Erleichterung verschaffen. Auch die sogenannte Reisekrankheit (Übelkeit) läßt sich auf diese Weise behandeln.

Nur wenig höher liegt Punkt 34, über den Entzündungen und Vereiterungen der Nebenhöhlen der Nase zu erreichen sind.

Bei Annäherung an das Hinterhauptsloch, da, wo die Wirbelsäule in den Schädel stößt, liegen die Punkte 35 und 36 übereinander. Über sie ist es möglich, Konzentrationsschwäche nach großer Anstrengung (oder aus Altersgründen bedingte Konzentrationsschwäche) nachhaltig zu beeinflussen. Ferner werden hier Migräne, langanhaltende Schlaflosigkeit, nervöse Überspannung und allgemeine Streßfolgen behandelt. Bei Schmerzen verursachenden Beschwerden (z. B. Migräne) ist der Behandlungspunkt meist stark druckempfindlich.

Über die Punkte 37 und 38 lassen sich folgende Störungen beeinflussen: phsychisch bedingte Verstimmungen, Depressionen, Schweregefühl im Kopf, Schlaflosigkeit, Schwindelanfälle, niedriger Blutdruck.

Hauterkrankungen im Gesicht
Wird die Beugungsfalte des Ellbogens zwischen Unter- und Oberarm (39) gekniffen, so lassen sich dadurch zahlreiche Hauterkrankungen des Gesichts günstig beeinflussen. Wissenschaftlich konnte noch nicht ergründet werden, welche Vorgänge dabei aktiv werden, doch scheint sicher

zu sein, daß Entzündungszonen von der Beugefalte aus erreicht werden können. Auch Verkrampfungen in den Schultern, der Halspartie und der Gesichtsmuskulatur können so behandelt werden, ferner gewisse Formen des Asthmas.

Erkrankungen der großen Eingeweide
Betrachten wir einmal unsere Handinnenfläche und den Unterarm, so finden wir etwa drei Fingerbreit vom Daumenballen entfernt an der Außenseite des Unterarms einen Punkt (40), der sich leicht über den Knochen des Handgelenks schieben läßt. Die Haut wird hier drei Minuten lang gekniffen. Störungen der großen Eingeweide, Asthma, Migräne und Verkrampfungen des Gesichts können von hier aus günstig behandelt werden. Die Erfahrung hat gelehrt, daß eine Behandlung am rechten Arm die linke Gesichtshälfte, am linken Arm aber die rechte Gesichtshälfte beeinflußt.

Nervenschmerzen
Die Haut in der Beugungsfalte des Handgelenks unterhalb des Daumenballens (41) wird in üblicher Weise gekniffen. Diese Stelle ist allgemein als Anregungspunkt bekannt und wirkt besonders auf die Bronchien und bei Neuralgien. Außerdem kann man über ihn allgemeine Erregungszustände beruhigen. In Ostasien wird mit diesem Punkt auch Bettnässen von Kindern behandelt.

Mittelohrentzündung
Häufig bei Kindern auftretende Mittelohrentzündung, Bronchitis, Heiserkeit und Halsentzündungen werden durch Kneifen eines Punktes behandelt, der auf der Rückseite des Daumens in der Nähe des Nagelwinkels gegenüber dem Zeigefinger liegt (42).

Durchblutungsstörungen der Beine
Auf der Innenfläche des Oberschenkels, etwa eine Handbreit von der Leiste entfernt (43), wird die Haut gekniffen. Dadurch lassen sich Durchblutungsstörungen der Beine und Migränezustände im Bereich der Augen, der Augenhöhle und der Schläfe behandeln. Es muß aber darauf aufmerksam gemacht werden, daß diese Behandlung an der empfindlichen Stelle einen blauen Fleck verursacht.

Bauchspeicheldrüse – Milz – Leber
An der linken Seite, oberhalb des Beckens am freien Ende des elften Rippenbogens (44) wird die Haut gekniffen. Von hier aus lassen sich

Therapie durch Kneifen

Stoffwechselerkrankungen, allgemeine Müdigkeitszustände, Störungen im Bereich der großen Eingeweide, Milz und Bauchspeicheldrüse günstig beeinflussen, aber auch Magenschleimhautentzündungen, Magengeschwüre und Leberstörungen.

Magen – Magenschleimhaut – Leber

Ein wichtiger Hebel in der Ya-Ya-Therapie ist der Punkt, der jeweils zweieinhalb Zentimeter zu beiden Seiten der Körpermitte und dreieinhalb Zentimeter unter der äußersten Spitze des Brustbeins liegt (45). Man kann von hier aus folgende Störungen erfolgreich behandeln: Auto-, See-, Bahn- und Luftkrankheit, Störungen des Verdauungstraktes vom Magen bis zum Dickdarm, Übelkeit, Kopfschmerzen bei gleichzeitigem Völlegefühl, Magenschleimhautentzündung. Dieser Punkt wirkt auch auf gestörte Leberfunktionen anregend bei gleichzeitiger Anwendung einer warmen Kompresse, die unter dem rechten Rippenbogen angelegt wird.

Gallenblase – Nieren

Im Kreuzpunkt von drei Meridianen liegt am Hals ein Punkt, etwa anderthalb Handbreit unter dem Ohrläppchen an der Außenseite des Halses in der Höhe der Oberkante des Schildknorpels (46), der bei der üblichen Kneifbehandlung sowohl bei Migräne als auch bei Organschäden im Bereich der Leber, der Gallenblase und der Nieren wirkt.

Bei plötzlich auftretenden Gallenkoliken ist ein anderer Punkt auf die gleiche Weise zu behandeln. Er liegt in Höhe der Brustwarze, etwa zwei Fingerbreit von der Achselhöhlenfalte entfernt (47).

Auftretende Schmerzen bei Nierenkoliken sind über einen weiteren Punkt zu behandeln, der in der seitlichen Weichzone zwischen Becken und unterem Rippenbogen liegt (48).

*

Alle in diesem Buch erläuterten Hautreizmethoden sind nach ärztlicher Erfahrung Hilfsmittel zur Bekämpfung von Krankheiten und akuten Schmerzzuständen. Es muß nachdrücklich betont werden, daß sie alle natürlich nicht den erfahrenen Arzt ersetzen können, doch werden sie unterstützend den Heilungs- und Genesungsprozeß vorantreiben und dem einzelnen Erleichterung ohne Tabletten verschaffen. Auf diese Weise soll dem Medikamentenmißbrauch wirkungsvoll begegnet werden, der vor allen Dingen Magen, Leber und Milz nachhaltig schädigen kann.

Sachregister

Aderlaß 194
Akatalepsie (Vergeßlichkeit) 65
Akne 73, 222
Alpdrücken 78
Asthma 91, 226
Atonie der Leber, Niere, Milz 84
Augenkrankheiten 122 ff.
  Augenentzündung 123
  – ägyptische 130
  – flechtenartige 128
  – gichtische 125
  – hämorrhoidale 126
  – krätzige 128
  – katarrhalische 124
  – menstruale 126
  – der Neugeborenen 127
  – rheumatische 125
  – rosenartige 128
  – skorbutische 129
  – skrofolöse 129
  – syphilitische 130
  – Tripper-A. 129
  – Wochenbett-A. 126
Augenschleimfluß 131
Augenstörungen 225
Auszehrung (Schwindsucht) 94

Bandscheibenschaden 115
Bandwürmer 108
Bauchgrimmen 77
Bauchspeicheldrüse 228
Bettnässen 225
Bienenstiche (Insektenstiche) 86
Bindegewebe 18
Blähungen/Blähsucht 77, 83, 224
Bläschenbildung
  (an Mund und Genitalien) 222
Blasenkatarrh 78
Blasen-Meridian 218
Blattern 113
Bleichsucht 93
Blutandrang 83
Blutbrechen 114
Blutgeschwüre 135

Blutergüsse im Auge 132
Blutsturz 114
Brand, kalter 115
Brandmale 67
Bräune (Diphtherie) 109
Brechruhr (Cholera) 102
Brustentzündung 108
Brustfellentzündung 108
Brustkrämpfe 82

Darmgicht (Kolik) 78
Darmstörung 221
Depression 226
Diarrhöe 78
Dickdarm-Meridian 216
Drüsen 18
  Talgdrüse 18
  Schweißdrüse 19
Drüsenanschwellung 68
Dünndarm-Meridian 216
Durchblutungsstörungen der Beine 228

Eiteransammlung im Auge 134
Eiterbläschen der Augenlider 134
Ekzem 73
Engl. Krankheit der Kinder
  (Skrofeln, Rachitis) 93
Erbrechen 78
Erkrankungen der großen Eingeweide 228
Erschlaffung der Eingeweide 84
Erwärmer-Meridian 217

Fallsucht 92
Fermente 21
Fettsucht 88
Finnen im Gesicht 78
Flechten 69
Flußrheumatische Schmerzen 52
Friesel 73
Frostbeulen 86
Fußknöchel, angeschwollen 226
Fußschmerzen 225

Sachregister

GA 301 (Hautreizöl) 34
Gallenblase 229
Gallenblasen-Meridian 218
Gallenfieber 91
Gallenstörungen 224
Gastrisches Fieber, gastr. Zustände 79
Gehirnentzündung 91
Geisteskrankheit 91
Gelbes Fieber 79
Gelbsucht 79
Gelenke, Steifigkeit der – 65
Gelenkentzündung der Finger 221
Gerstenkorn 79, 134
Gesichtsrose 115
Gesichtsschmerz 86
Gesichts-Tic 225
Geschwülste der Augen, bösartige (Krebs) 136
Geschwülste der Augen, gutartige 136
Geschwülste, besonders lymphatische 98
Geschwüre u. Geschwülste der Augen 134
Gicht 102
Glaskörper 141
Glieder, Einschlafen der – 78
Grippe 75

Haare 18
   Haarschaft 18
   Haarwurzel 18
Hämorrhoiden 87
Halsschmerzen, rheumatische 75
Harnruhr 113
Haut 18
   Lederhaut 18
   Oberhaut 18
Haut, Abwehrstoffe 21
Hauterkrankungen im Gesicht 227
Hautmuskulatur 19
Hautritzgeräte 24
Hautritzung 23
Hautstörungen 222
Heiserkeit 75, 226
Herzangst 226

Herzinfarkt (Kollaps) 222
Herz-Meridian 214
Herz- u. Kreislaufschwäche 221
Hormonelle Störungen 226
Hornhaut 138
Hornhautgeschwüre 135
Husten, rheumatischer 75
Hysterie beim weibl. Geschlecht (Hypochandrie) 67

Kahlköpfigkeit 67
Kantharide 33
Kehlkopfschwindsucht 93
Keuchhusten 75
Konzentrationsschwäche 227
Kopfschmerzen 221
Kopfweh (Kopfgicht, Migräne) 60
Kotbrechen 114
Krätze, zurückgetretene 69
Krampfadern 224
Krampf in den Fingern (Schreibkrampf) 66
Krankheitsfälle, allgemeine leichte 52 ff.
Krankheitsfälle, allgemeine schwere 89 ff.
Krebs 99
Kreislauf-(Sexualitäts-) Meridian 215

Lachkrampf 87
Lähmung nach Schlagfluß 96
Lebensweckeröl 34
Leber 228 f.
Leber-Meridian 217
Lungen-Meridian 216
Lymphe 20

Magen 229
Magenaffektionen 77
Magenkrämpfe 224
Magen-Meridian 219
Magenschleimhaut 229
Magenübersäuerung 225
Masern 73

Migräne 224
Milz 228
Milz-Meridian 217
Mittelohrentzündung 228
Monatsfluß, unterdrückter 112
Mondsucht 110
Müdigkeit, allgemeine 224
Mundklemme 79
Muttervorfall 112

Nachtwandeln 110
Nadelgurt 28
Nadelung mit Öl 40
Narbentätowierung 25
Nasenkatarrh (Schnupfen) 75
Nervenfieber (Typhus) 89
Nervenschmerzen 228
Nervenschmerzen in den Beinen 224
Nesselfieber 73
Nieren 21, 228
Nieren-Meridian 219

Oleum Baunscheidtii 32
Ohrenkrankheiten 161 ff.
   Krankheiten des äußeren Ohres (des äußeren Gehörganges und des Trommelfells) 171
   – Entzündung infolge mechanischer Reize 171
   – Entzündung infolge einfacher Erkältung 172
   – Rheumatische Entzündung 173
   – Gichtige Entzündung 173
   – Skrophulöse Entzündung 174
   – Skorbutische Entzündung 175
   – Entzündungen infolge akuter, fieberhafter Erkrankungen 176
   – Furunkel im äußeren Gehörgange 176
   – Polypen des äußeren Gehörganges und des Trommelfells 177
   – Spezielle Krankheiten des Trommelfells 177

Krankheiten des inneren Ohres 183 ff.
Krankheiten des Mittelohres 179 ff.
– Der akute Katarrh der Paukenhöhle 179
– Der chronische Katarrh der Paukenhöhle 181
Krankheiten der Ohrmuschel 167 ff.
– Die feuchte Flechte oder Honigflechte der Ohrmuschel 167
– Die einfache Flechte der Ohrmuschel 168
– Die fressende oder die kriechende Flechte der Ohrmuschel 168
– Blutaustritt zwischen Haut und Ohrknorpel 169
– Gefäßerweiterung der Ohrmuschel 169
– Entzündung des Knorpels der Ohrmuschel 170

Papille 18
Pocken 113
Potenzstörungen 222

Reizöl 32
Ruhr 110

Säure 86
Seekrankheit 85
Skorbut 109
Skrofeln 68
Sodbrennen 86, 225
Syphilis 113

Scharlachfieber 109
Scheintod 108
Schilddrüse 226
Schlaflosigkeit 66, 227
Schlagfluß 97
Schleimhautstörung 221

Sachregister

Schröpfen in der modernen
 Medizin 207 ff.
– bei Krankheiten des Kopfes 210
– bei Augenkrankheiten 210
– bei Ohrenkrankheiten 210
– bei Halskrankheiten 210
– bei Herz-, Lungen- und Rippenfellerkrankungen 210
– bei Erkrankungen der Bauchorgane 211
– bei Frauenkrankheiten 211
– bei Kreislaufstörungen 211
– bei Rheuma und Gicht 212
Schröpfkopf 194 f
Schweißabsonderung 20

Speiseröhre 227

Star, der graue 139
Steinbeschwerden 113
Stickhusten bei Kindern 75

Tabakmißbrauch 115
Tollwut 114

Trockennadelung 41
Tuberkulose 68

Urinabsonderung, fehlerhafte 111

Varioliden 113
Veitstanz 111
Verdauungsbeschwerden 77
Verhärtungen, alte 98

Wadenkrampf 66
Wärmehaushalt 20
Wasseransammlungen im Auge 132
Wasserbruch 115
Wassersucht 110
Wasserstoffwechsel 20
Wechselfieber 79
Wetterfühligkeit 222
Würmer 67

Ya-Ya-Methode 213 ff.

Zahnschmerzen 57, 222

Literaturhinweise

Dr. B. Aschner/Dr. F. Pecker: *Vom Schröpfen;* Ludwigstadt/Bayern, 2. Aufl. 1951
Prof. Dr. Dr. Heinz Baron: *Wundheilung als Problem der körpereigenen Abwehr;* Zentralblatt für Chirurgie, Leipzig, 96. Jahrgang, 1971
Carl Baunscheidt: *Der Baunscheidtismus;* Endenich b. Bonn, 18. unveränderte Aufl. 1923
Carl Baunscheidt: *Das Ohr – seine Krankheiten und deren Heilung;* Bonn, 5. unveränderte Aufl. 1937
Carl Baunscheidt: *Das Auge – seine Krankheiten und deren Heilung;* Bonn, 10. Aufl. 1940
Karl W. Boetticher: *Aktiv im Alter – Eine Studie zur Wirklichkeit und Problematik des Alterns;* Düsseldorf 1975
Johannes von Buttlar: *Der Menschheitstraum – Wissenschaftler auf den Spuren der Unsterblichkeit;* Düsseldorf 1975
J. v. Cerny (übersetzt von R. H. Foerster): *Akupunktur ohne Nadeln;* Freiburg/Br. 1975
Dr. W. Glück: *Die Hautleiden;* Falken-Bücherei Bd. 20, Berlin, o. J.
Elfriede Grabner (Hrsg.): *Volksmedizin – Probleme und Forschungsgeschichte;* Darmstadt 1967
Dr. Ulrich Erwin Hasler: *Ihr geistiges Kapital;* Genf 1975
Peter Kolb: *Vollständige Beschreibung des africanischen Vorgebirges der Guten Hofnung;* Nürnberg 1719
Hanns Kurth: *Richtig leben – länger leben;* Genf 1976
Hanns Kurth: *Ya-Ya – Die alte asiatische Kunst, Schmerzen wirksam zu bekämpfen;* Ratingen 1974
Georg Friedrich Most: *Enzyclopädie der gesamten Volksmedizin;* Nachdruck der Ausgabe von 1843, Graz 1973
Jean Palaiseul: *Gesund sein! – Erprobte Heilmethoden;* Zürich–Stuttgart–Wien 1973
Hermann Peters: *Der Arzt und die Heilkunst in alten Zeiten;* Düsseldorf – Köln 1969
Dr. Walter Ruhmann: *Schröpfen einst und jetzt;* Sonderdruck aus „Fortschritte der Medizin", Zeitschrift für den praktischen Arzt, 1936 Nr. 1 u. 2
Dr. Walter Ruhmann: *Rheuma und Hautreiz;* Mittenwald/Bayern 1937
Dr. Walter Ruhmann: *Drastische Hautreizbehandlung;* Leipzig 1938
Dr. Christian Scharfbillig: *Die Haut in der Therapie;* Stuttgart 1951
Dr. Christian Scharfbillig: *Irrte Äskulap?;* Ulm/Donau 1962
Ingeborg H. Schult: *Schönheit von A–Z;* Düsseldorf – Wien 1975
Raymond Silva: *Magie in der Medizin;* Genf 1973
Dr. Walter Stark: *Marah – Die Bibel weist modernster Wissenschaft den Weg;* Genf 1975
Dr. Eduard Strauß: *Medizinische Fachsprache verständlich gemacht;* Neuaufl. Frankfurt 1974
Dr. Dr. Georg Alfred Tienes: *Der Baunscheidtismus;* Stuttgart, 4. Aufl. 1970
Harry B. Wright: *Zauberer und Medizinmänner;* Zürich 1958

Die aktuelle Reihe unserer populären Sachbücher
in Balacron mit Goldprägung und cellophaniertem, farbigem Schutzumschlag
Lebenshilfe · Gesundheitshilfe · Wissenshilfe

Hans Hommel **IRISIDIAGNOSE LEICHTGEMACHT**
Aufgrund seiner großen Erfahrung schrieb der erfolgreiche Augendiagnostiker ein einzigartiges Sachbuch, mit Hilfe dessen jedermann lernen kann, wie man im Auge Krankheiten und Störungen des Organismus erkennt. Die Irisdiagnose ermöglicht die Früherkennung von Krankheiten! Mit Plastik-Lokalisationsschlüssel und vielen Abbildungen. 248 Seiten, 140 Abbildungen, Best.-Nr. 1137.

Hanns Kurth **RICHTIG LEBEN – LÄNGER LEBEN**
Dieser praktische Ratgeber informiert Sie über neue Methoden gegen das biologische Altern, über erfolgreiche Krankheitsvorbeugung, über mühelose Wege, schlank zu bleiben und die Widerstandskraft zu steigern. Dies gibt Ihnen die Möglichkeit, Ihre Vitalität und Ihre Lebensfreude in jedem Alter zu bewahren. 230 Seiten, 12 Abbildungen, Best.-Nr. 1131.

Kurt Tepperwein **GEISTHEILUNG DURCH SICH SELBST**
Neue Methoden wirksamer Selbsthilfe zur Vorbeugung und Heilung von Krankheiten, zur Entspannung und Befreiung von Streß, zur Steigerung der Leistung, auch der Schulleistungen von Kindern usw. Präzise Anleitungen, einfachste Methoden, erstaunliche Wirkungen. 230 Seiten, 16 Abbildungen, Best.-Nr. 1121.T

Dr. techn. chem. Walter Stark **MARAH: DIE BIBEL WEIST MODERNSTER WISSENSCHAFT DEN WEG**
In jahrzehntelanger Forschungsarbeit gelangte der ETH-Biophysiker zu umwälzenden Erkenntnissen (und Patenten): über den Einfluß der Luftionen und kosmischer Strahlung auf uns Menschen, über biologische Rhythmen, neue Vorbeugungs- und Heilmethoden (Krebs usw.). Aufregend. 260 Seiten, 26 Abbildungen, Best.-Nr. 1133.

Paul Uccusic **PSI-RESÜMEE**
Eine faszinierende Bestandsaufnahme der neuesten Forschungen der Parapsychologie und Paraphysik. Mit aktuellen Interviews, Register, 700stelligem Quellenverzeichnis, Katalog der parapsychologischen Institutionen und Zeitschriften – das Psi-Handbuch deutscher Sprache. 312 Seiten, 37 Abbildungen, Best.-Nr. 1135.

Dr. rer. nat. Milan Rýzl **ASW-TRAINING ZUR AKTIVIERUNG DES SECHSTEN SINNES**
Dr. Rýzls brillante Einführung in Wesen und Phänomene der ASW (außersinnliche Wahrnehmung) und PK (Psychokinese) mit einem regelrechten Übungsprogramm zur Weckung und Entwicklung der in jedem Menschen schlummernden psychischen Gaben. Ein Kursus zu lohnendem Selbststudium. 240 Seiten, 10 Abb., Best.-Nr. 1105.

Indra Devi **EIN NEUES LEBEN DURCH YOGA**
Yoga ist die beste natürliche Methode, um Sie psychisch und physisch im Gleichgewicht zu halten. Durch die Yogaübungen werden Ihre seelischen Fähigkeiten ebenso wie Ihre körperlichen Fertigkeiten erst voll entfaltet, was für ein gesundes und erfolgreiches Leben unentbehrlich ist. 246 Seiten, 65 Abbildungen, Best.-Nr. 1005.

Dr. phil. Josef Murphy **DIE MACHT IHRES UNTERBEWUSSTSEINS**
Unser Unterbewußtsein lenkt und leitet uns, ob wir wollen oder nicht. Dieses leichtverständliche Buch des dreifachen Doktors zeigt, wie wir die unermeßlichen Kräfte des Unterbewußtseins nach unserem Willen und für unsere Ziele nutzen und für uns schöpferisch einsetzen können. 245 Seiten, Best.-Nr. 1027.

ARISTON VERLAG · GENF
CH-1225 GENF · RUE PEILLONNEX 39 · TEL. 022/48 12 62